LEÇONS THÉORIQUES ET CLINIQUES

SUR LES

AFFECTIONS CUTANÉES

DE NATURE

ARTHRITIQUE ET DARTREUSE

Paris. — Imprimerie de L. MARTINET, rue Mignon, 2.

LEÇONS THÉORIQUES ET CLINIQUES

SUR LES

AFFECTIONS CUTANÉES

DE NATURE

ARTHRITIQUE ET DARTREUSE

CONSIDÉRÉES EN ELLES-MÊMES ET DANS LEURS RAPPORTS

AVEC

LES ÉRUPTIONS SCROFULEUSES, PARASITAIRES ET SYPHILITIQUES

PROFESSÉES

PAR LE DOCTEUR BAZIN,

Médecin de l'hôpital Saint-Louis, Chevalier de la Légion d'honneur, etc.

RÉDIGÉES ET PUBLIÉES

Par LUCIEN SERGENT,

Interne des hôpitaux.

REVUES ET APPROUVÉES PAR LE PROFESSEUR.

PARIS

ADRIEN DELAHAYE, LIBRAIRE-ÉDITEUR,

PLACE DE L'ÉCOLE-DE-MÉDECINE, 23.

1860

Droits de traduction et de reproduction réservés.

PRÉFACE.

Mes leçons sur les affections parasitaires, publiées il y a deux ans, ont fait sensation dans le monde médical.

Depuis l'époque de leur publication, toutes les vérités que nous annoncions ont été confirmées par l'expérience des praticiens qui se tiennent au courant de la science. Aujourd'hui, le groupe des affections parasitaires est irrévocablement constitué et a sa place marquée dans les cadres nosologiques. Je puis le dire avec la certitude de n'être démenti par personne, il n'en est aucun, en dermatologie, qui soit mieux connu dans ses causes, son diagnostic et son traitement.

Dans les leçons de 1859, j'ai traité des ARTHRITIDES et des HERPÉTIDES, deux mots nouveaux que je propose pour désigner deux groupes d'affections cutanées.

Les arthritides, que je viens signaler à l'attention des médecins, constituent un groupe d'affections cutanées, tout aussi obscur, disons mieux, tout aussi inconnu que l'était, avant mes recherches, le groupe des affections parasitaires.

Les rapports du rhumatisme et de la goutte avec les *maladies* de la peau n'avaient pas échappé à l'attention des auteurs, mais aucun effort n'avait été tenté pour circonscrire le groupe d'affections de peau qui précède ou accompagne la diathèse rhumatismale ou goutteuse.

Encore moins s'était-on appliqué à la recherche des caractères à l'aide desquels il serait permis de différencier les affections de peau faisant partie de ce groupe.

Pour moi, les affections cutanées d'origine arthritique constituent une famille tout aussi naturelle que celle des syphilides ou des affections parasitaires; et, malgré l'étonnement que va causer sans doute, dans le public médical, une pareille manière de voir, j'ai la certitude qu'avant peu mon opinion sur ce point de la science sera partagée par les hommes éclairés qui, de bonne foi et sans prévention, dans le seul intérêt de la science et de l'humanité, travaillent avec ardeur à la recherche de la vérité.

Considérer la dartre comme unité pathologique, et le groupe d'affections spéciales que j'appelle HERPÉTIDES, comme la traduction de celle-ci sur le tégument externe, est une idée neuve. C'est une sorte de réhabilitation du *vice dartreux* des anciens. Cette manière d'envisager les affections chroniques de la peau ouvre des voies nouvelles et plus larges à l'observation; elle aura d'immenses conséquences en thérapeutique et pourra éclairer d'un jour tout nouveau la science hydrologique.

Est-il toujours facile, sur la peau, de distinguer nettement les produits de l'arthritis des produits de la dartre? Assurément non; mais on peut en dire autant de toutes les maladies constitutionnelles, de la syphilis elle-même.

Dans les généralités, le lecteur trouvera un plan de classification dermatologique. Je n'ai indiqué que les bases de la classification et les divisions principales ; pour les détails, je renvoie à la deuxième édition de la scrofule cutanée, qui paraîtra prochainement.

Assurément, je n'ai pas la prétention de croire que mes doctrines vont être universellement adoptées sans protestation. Je m'attends à des objections nombreuses.

Le premier reproche qui nous sera adressé, sans doute, sera d'avoir négligé les procédés de vérification en matière scientifique. On nous objectera que nos opinions auraient besoin d'être étayées par un grand nombre d'observations. Nous répondrons que nous sommes loin de dédaigner la méthode numérique, mais que pour bien observer, il faut savoir d'abord ce que l'on observe, et que les statistiques n'ont de valeur qu'autant qu'elles sont faites sur une large échelle. Nous produirons des chiffres, quand ils seront assez élevés pour qu'il ne soit pas possible d'en contester la valeur.

D'autres objections, plus ou moins spécieuses, seront encore mises en avant ; et, comme on m'accuse de rester impassible et muet devant les recherches scientifiques qui contrarient les miennes, j'éprouve le besoin d'exposer ma profession de foi en matière de discussion scientifique.

La presse médicale est complétement libre et use largement de son droit. Les journaux acceptent toutes les élucubrations plus ou moins scientifiques, tous les écrits sur la médecine, quelle qu'en soit l'origine, sans discernement et sans choix.

Que d'excentricités, sans parler de la guérison de la

teigne en huit minutes, ne voit-on pas enregistrées chaque jour et fidèlement reproduites dans toutes les feuilles périodiques! La plupart du temps les critiques qui parlent de vos travaux ne les connaissent pas; ils parlent de vos livres sans les avoir lus. Qu'arrive-t-il, c'est que vos opinions sont étrangement travesties, ou que l'on vous prête des opinions que vous n'avez jamais eues.

Est-on tenu de répondre à tous les opuscules et articles de journaux, où l'on fait intervenir si légèrement votre nom et si inexactement vos travaux? Je ne le crois pas, car alors il faudrait avoir toujours la plume à la main et se résoudre à perdre un temps qui peut être mieux employé pour la science et pour l'art.

Dans mon opinion, on doit, avant de répondre, voir si le travail de l'adversaire est digne d'une réponse, et aussi prendre le nom de l'auteur en sérieuse considération.

Depuis deux ans, il a paru certains opuscules et articles de journaux où mes idées sur la mentagre et les affections parasitaires ont été attaquées. Je le dis sincèrement, ces attaques ne m'ont pas paru assez sérieuses pour mériter de ma part une réponse si courte qu'elle pût être.

Je dois des remercîments à M. Sergent, mon interne, pour les soins qu'il a apportés à la fidèle rédaction de ces leçons.

E. BAZIN.

25 janvier 1860.

LEÇONS THÉORIQUES ET CLINIQUES

SUR LES

AFFECTIONS CUTANÉES

ARTHRITIQUES ET DARTREUSES

CONSIDÉRATIONS GÉNÉRALES.

Il y a quatre ans, je vous ai exposé les principes généraux qui me guident dans l'étude des affections cutanées. J'ai dit ce qu'il fallait entendre par maladie, symptôme et affection, lésion, trois états morbides qu'on ne doit pas confondre. Après avoir donné ces notions indispensables de pathologie générale, je me suis occupé de la séméiotique cutanée.

En 1856, je vous ai communiqué sur la scrofule mes opinions basées sur les nombreux faits qui sont soumis à mon observation, je vous ai montré les analogies et les différences qui existent entre les quatre maladies constitutionnelles : scrofule, syphilis, dartre et arthritis.

En 1857, je vous ai fait part de mes recherches sur les affections cutanées parasitaires. Je crois que mes travaux n'ont pas été sans quelque influence sur les progrès de cette partie de la pathologie cutanée et sur le traitement de ces affections, qui, avant moi, était abandonné à un empirisme aveugle.

En 1858, j'ai étudié les syphilides; je me suis appliqué à les classer d'une manière méthodique, à les distinguer des éruptions dartreuses, scrofuleuses et parasitaires, avec lesquelles elles sont si souvent confondues. Cette année, je me propose d'examiner avec vous les affections de peau vulgairement désignées sous le nom de *dartres*.

Le mot *dartre* est un terme générique employé pendant longtemps par les pathologistes français. Il est certain que ce mot n'avait aucune signification précise, et que les anciens désignaient, sous cette expression, des affections cutanées chroniques ayant de la tendance à récidiver et à se généraliser. Comme ces affections chroniques sont très fréquentes, nous comprenons qu'elles aient été observées dès les temps les plus reculés. Hippocrate, Galien, Celse les ont décrites sous des noms différents : ψωρα, ψωρα ελκωδης, scabies, varus, lichen, impetigo, etc. Le terme qui paraît répondre avec le plus d'exactitude au mot dartre, tel que nous l'entendons, est l'expression d'*herpès* employée principalement par Lorry, à une époque plus rapprochée de nous. Cependant, quelques auteurs avaient donné au mot *dartre* une signification mieux déterminée. Mercuriali (1576), Turner (1714), divisaient les affections cutanées en deux classes : celles de la tête ou *teignes*, et celles du tronc ou *dartres*. Cette dernière dénomination s'étendait alors à une nombreuse classe d'affections de nature très différente. Plenck (1776), Willan et son école démontrèrent sans peine que le mot dartre avait un sens vague et indéterminé, et ils proposèrent sans hésitation de le rayer du vocabulaire nosologique.

Si les noms imposés aux affections cutanées variaient, les causes de ces affections ne variaient pas moins, suivant les théories professées par les auteurs. Ainsi, pour Galien, les dartres étaient dues aux altérations des humeurs, soit en quantité, soit en qualité. Les médecins iatrochimistes faisaient jouer un grand rôle à l'acidité ou à l'alcalinité du sang dans la production des maladies de la peau. Les descriptions des affections cutanées n'étaient pas plus claires que les causes et les dénominations qu'on leur attribuait. Il faut arriver, jusqu'à Mercuriali et à Turner, pour trouver un essai de classification fondée sur le siége plutôt que sur les caractères propres des affections. Plenck et Willan prirent, pour base de leur classification des maladies de la peau, les lésions élémentaires dans leur période d'état : les formes des affections cutanées furent décrites avec plus de soin, mais, d'un autre côté, les doctrines organiques professées par ces auteurs ont jeté de la confusion dans l'étiologie et la thérapeutique de ces affections. Jusqu'à Plenck et Willan, on étudiait des maladies dont les lésions cutanées étaient *symptômes*; au contraire, l'école de Willan élève *les lésions ou les symptômes au degré de maladies*. Il en résulte qu'on n'admet plus les *dartres*, affections variées quant à l'élément primitif, mais uniques par leur cause et par leur nature. La maladie est démembrée, puis niée complétement. Cette suppression de la maladie entraîne celle de l'étiologie, et la thérapeutique ne s'adresse plus à la maladie elle-même, mais à la lésion ou aux symptômes.

La doctrine de Willan a été importée en France par Biett, et, à part quelques modifications peu importantes, elle est encore aujourd'hui professée par la plupart des dermatologistes. Cependant aucun progrès ne s'est-il accompli depuis Willan ?

On ne peut nier que l'étude étiologique des affections cutanées n'ait progressé depuis les travaux de Plenck et de

Willan. En 1780, Pierre Lalouette, contemporain de Plenck, essaye de décrire les scrofulides bénignes, groupe naturel d'affections cutanées que j'ai réédifié, il y a cinq ans, et dont j'ai fait connaître les caractères propres. Plus tard, Joseph Frank indique d'une manière assez vague les caractères des dartres arthritiques, qu'il confond avec les dartres herpétiques; à la même époque, Biett donne les symptômes des syphilides. M. Rayer fait une bonne étude des éruptions artificielles, qu'il divise en *éruptions directes* et en *éruptions indirectes*. Les éruptions artificielles directes sont produites par le contact d'un agent irritant sur la peau; elles se trouvent dans tous les ordres de Willan. Parmi les érythèmes sont les éruptions déterminées par la moutarde, l'urtica urens, etc. Dans les affections vésiculeuses et ecthymatiques, se rencontrent les éruptions produites par l'huile de croton et le tartre stibié. Dans les affections bulleuses, on trouve celles qui résultent de l'action des cantharides, de l'ammoniaque et de l'huile de noix d'acajou. Vous connaissez tous l'éruption artificielle produite par les frictions répétées d'huile de cade : elle est caractérisée par des boutons pustuleux, durs à leur base, légèrement ombiliqués et traversés par un poil; elle constitue un véritable *sycosis cadique* qui est dû à une inflammation des follicules pileux, provoquée par l'action irritante de l'huile de cade déposée sur l'orifice du follicule pendant les frictions.

Certains agents produisent sur la peau des éruptions variées. Chez les ouvriers des fabriques de papiers peints et chez tous ceux qui se servent des composés arsenicaux, on voit apparaître des affections papuleuses, pustuleuses et ulcéreuses, qui ont la plus grande analogie avec des éruptions syphilitiques, à tel point que les hommes les plus versés dans la connaissance des affections spéciales de la peau ont pu commettre de funestes méprises. Je ne saurais trop vous engager à lire le travail que M. Beaugrand a présenté dernièrement à l'Académie de médecine, sur les dangereux effets des verts arsenicaux. Ce sujet est intéressant à connaître au point de vue de la dermatologie, de l'hygiène et de la médecine légale.

A côté des éruptions artificielles, je place une grande famille d'affections cutanées, les affections cutanées parasitaires. Vous savez qu'il y a deux sortes de parasites, l'un végétal et l'autre animal : de là deux sortes d'affections cutanées parasitaires, les *insecto-dermides* et les *phyto-dermides*. J'ai établi le rôle du parasite qui est la cause et non le produit de l'affection.

Les expériences de M. Pouchet ont-elles diminué l'importance du rôle du parasite? Je ne le crois pas. Cette doctrine, qui admet la possibilité du développement spontané des êtres inférieurs, animaux ou végétaux, est, suivant moi, une doctrine fausse qui repose sur des faits mal observés. Plusieurs fois j'ai soumis des amas de spores à une chaleur qui dépassait 100°, et la plupart de ces spores avaient encore la faculté de se développer. Il n'est donc pas exact de dire qu'une chaleur de 100° anéantit tout principe de vie dans les corpuscules reproducteurs des végétaux inférieurs.

Avant mes recherches, les affections phyto-dermiques étaient rangées au nombre des dartres ou des maladies idiopathiques de la peau; maintenant le groupe des affections cutanées parasitaires est irrévocablement constitué. Il se distingue des dartres par deux caractères fondamentaux : 1° la contagion, 2° la curabilité. Que sont, en effet, les dartres contagieuses des auteurs, sinon des affections parasitaires? L'herpès circiné n'est pas une dartre : c'est une affection produite par le trichophyton tonsurant. On a aussi rapporté des faits de contagion observés dans le pityriasis versicolor, le porrigo decalvans, le lichen circonscrit, etc. Mais toutes ces affections ne sont-elles pas engendrées par nos parasites cutanés?

Quant à la curabilité, il est facile d'apprécier à sa juste valeur ce signe distinctif. En interrogeant les malades du service, vous arriverez à établir deux catégories d'affections : dans l'une, vous trouverez les favus, les mentagres, les herpès circinés ou tonsurants, les pelades, admis à l'hôpital pour la première fois et guéris radicalement dans un espace de temps déterminé. Dans la seconde catégorie d'affections cutanées, vous rencontrerez les psoriasis, les eczémas, les lichens, qui disparaîtront ou auront déjà disparu sous l'influence d'un traitement approprié, mais qui ne tarderont pas à récidiver et à ramener le malade dans nos salles ou dans les autres services de l'hôpital.

Parmi les éruptions artificielles de M. Rayer, les éruptions indirectes correspondent à nos affections pathogénétiques. L'urticaria *ab ingestis*, la roséole qui est produite par l'administration du baume de copahu, les taches qui se montrent sous l'influence des préparations arsenicales, sont autant d'éruptions indirectes ou pathogénétiques.

Quand on élimine des affections apyrétiques de la peau les difformités et les affections artificielles, parasitaires, scrofuleuses et syphilitiques, il reste encore une classe très nombreuse d'affections : ce sont les *dartres*.

Les *dartres* forment-elles un groupe naturel? Se montrent-elles toutes sous l'influence d'une même cause, la diathèse dartreuse? La plupart des auteurs répondent par l'affirmative.

Je ne puis adopter cette opinion, qui est celle de notre excellent collègue M. Hardy.

Le groupe des affections dartreuses des auteurs est un assemblage incohérent d'affections cutanées qui diffèrent et par la forme et par la nature. Déjà J. Frank avait entrevu la diversité des dartres, qu'il partageait en plusieurs groupes naturels et parfaitement distincts : il admettait des impétigines arthritiques, gastriques et scorbutiques. Ces dernières sont rarement observées de nos jours; elles étaient, à ce qu'il paraît, beaucoup plus fréquentes, il y a cinquante ans. Quant aux *impétigines gastriques*, qui sont placées sous l'influence d'une diathèse gastrique, je ne vois dans cette expression que l'indication du rapport des affections viscérales (de l'estomac, du foie, etc.) et des affections cutanées qu'on trouve dans la dartre pure.

J'ai déjà dit que Pierre Lalouette avait entrevu le groupe des scrofulides bénignes.

En définitive, il n'existe pas, pour nous comme pour M. Hardy, une famille naturelle d'affections cutanées que l'on puisse appeler *dartres*. Ces dartres se rattachent à trois principes, à trois maladies constitutionnelles, et forment trois groupes différant et par les caractères objectifs des affections qui les composent, et par le traitement qu'ils réclament. Nous avons appelé l'un de ces groupes *scrofulides bénignes;* nous proposons de nommer les deux autres *arthritides* et *herpétides*, groupes qui répondent aux impétigines arthritiques et gastriques de Frank. S'il fallait absolument donner la définition de l'expression *dartres*, qu'il est préférable de ne pas employer dans l'état actuel de la science, je dirais : Les *dartres sont des affections cutanées, non contagieuses, pyrétiques ou apyrétiques, récidivant avec opiniâtreté, survenant sous l'influence de trois maladies constitutionnelles, l'arthritis, la dartre et la scrofule.*

Pour se comprendre, il faut exactement définir les termes qu'on emploie, surtout quand on les emploie dans un sens différent de celui qui est généralement adopté. Il est indispensable de vous dire tout d'abord ce que j'entends par *diathèse* et par *maladie constitutionnelle*; puis, dans un dernier paragraphe, je chercherai à vous indiquer la place que les dartres doivent occuper dans une bonne classification dermatologique.

Le mot *diathèse* (διάθεσις) est aussi ancien que la médecine elle-même; à lui seul il contient toute une doctrine. Aussi peut-on dire qu'il a changé de sens chaque fois qu'une nouvelle doctrine a paru en médecine. Employé par le plus grand nombre des auteurs pour exprimer la nature de la cause prochaine, le terme *diathèse* a servi pour désigner une modification hypothétique dans la constitution matérielle d'une partie ou de la totalité de l'organisme. D'autres auteurs n'ont donné aucune explication sur la nature intime de la *diathèse*, et l'ont confondue avec la prédisposition latente. Parmi ces derniers, quelques-uns ont restreint la signification du mot diathèse en ne l'appliquant qu'à la disposition du corps qui provoque le retour du même état morbide, ou bien à la seule prédisposition qui fait éclater la maladie sans le secours de la cause occasionnelle.

Ainsi, dans la théorie galénique, la diathèse n'est autre chose que l'intempérie des humeurs qui amène la maladie.

Dans les théories dichotomiques de Thémison, de Brown, de Rasori et de Broussais, la diathèse consiste dans le laxum et dans le strictum, dans l'asthénie et la sthénie, dans le stimulus et le contro-stimulus, etc.

Pour les humoristes modernes, la diathèse n'est que l'altération du sang.

Les auteurs contemporains adoptent presque tous la définition de Chomel. Je crois que, pour ce motif, il est intéressant de nous arrêter quelques instants sur les doctrines de ce pathologiste.

« La maladie est un désordre notable survenu, soit dans la disposition matérielle des parties constituantes du corps vivant, soit dans l'exercice des fonctions.

» Quelques auteurs ont cherché à établir une distinction entre l'affection et la maladie... Cette distinction doit être rejetée comme contraire à l'acception commune, et comme propre à porter de l'obscurité dans le langage sans répandre aucune lumière sur les choses... Dans le langage médical, on emploie comme synonymes, les mots *maladie* et *affection* (1). Les *causes éloignées* sont celles qui préparent ou déterminent l'altération intime qui forme l'*essence* ou la *cause prochaine* de la maladie... La cause *prochaine* n'est autre chose que l'essence même de la maladie, que la modification intime de l'organisme qui la constitue, et ne peut pas être comptée parmi les causes qui la produisent (2).

» Toutes les fois qu'une maladie se montre sans cause évidente, et c'est ce qui a lieu dans la plupart des cas qui sont du ressort de la pathologie interne, on est obligé, pour en expliquer la production, de recourir à une *prédisposition latente* qui elle-même semble devoir consister en une modification spéciale, mais entièrement inconnue dans son essence,

---

(1) Chomel, *Éléments de pathologie générale*, 3º édition, p. 16.
(2) *Id.*, p. 30 et 31.

soit de toute l'économie, soit d'une ou de plusieurs des parties qui la constituent...

» L'observation a fait connaître que, chez un certain nombre d'individus, un organe est beaucoup plus fréquemment affecté que les autres, ou même est le siége exclusif de presque toutes les maladies qui se montrent pendant le cours entier de la vie, ou du moins pendant une ou plusieurs de ses grandes périodes, comme l'enfance, la jeunesse, l'âge mûr : chez l'un, c'est le poumon; chez l'autre, c'est l'estomac ou les intestins; chez un troisième, c'est le cerveau qui, suivant l'expression vulgaire, est l'organe *faible*, c'est-à-dire le plus disposé à recevoir l'action des causes morbifiques. Les partisans de la doctrine de l'irritation ont proposé de désigner par le mot *diathèse* cette disposition d'un organe à être affecté de maladies quelconques, et ils ont admis ainsi des diathèses pulmonaire, gastrique, cérébrale, utérine, etc.; mais dans les écrits de la plupart des médecins et dans le langage usuel de la science, ce mot a une acception différente.

» La *diathèse* est une disposition en vertu de laquelle plusieurs organes ou plusieurs points de l'économie sont à la fois ou successivement le siége d'affections spontanées dans leur développement et identiques dans leur nature, lors même qu'elles se présentent sous des apparences diverses. En effet, si plusieurs phlegmasies, une péritonite, par exemple, une pneumonie, une ophthalmie, se montrent simultanément chez un même sujet, et si chacune d'elles est produite par une cause extérieure manifeste, il n'y a point là de diathèse; mais si les mêmes affections viennent à se développer sans causes évidentes, on dit alors qu'elles sont dues à une disposition commune, qu'on nomme diathèse *inflammatoire* (1). »

(1) Chomel, *Éléments de path. gén.*, 3ᵉ édition, p. 89 et 90.

Telle est la doctrine de Chomel, admise par la plupart des médecins contemporains. En quoi cette doctrine diffère-t-elle de la nôtre? Le voici.

Chomel confond le symptôme, qui est aussi un désordre fonctionnel, et la lésion, qui est un désordre dans la constitution matérielle des parties, avec la maladie, qui peut être l'un ou l'autre; tandis que, pour nous, la maladie est l'état du corps qui produit ces désordres. De ce que nous ne connaissons point la cause prochaine des maladies, il ne s'ensuit point qu'elle n'existe pas : c'est comme si l'on voulait supprimer le signe représentant l'infini d'une formule algébrique, parce qu'il n'est pas donné à l'homme de comprendre l'infini. Est-il réellement nécessaire d'admettre deux sortes de causes internes, toutes deux inconnues dans leur essence, la prédisposition latente et la diathèse? Pourquoi multiplier ainsi le nombre des inconnues étiologiques? En quoi la diathèse diffère-t-elle de la prédisposition latente dans la doctrine de Chomel?

La diathèse présente cette seule différence qu'elle est commune à plusieurs maladies. Mais ne voyez-vous pas que toutes ces maladies, identiques dans leur nature, qui existent ensemble ou se développent successivement sur le même sujet, qui procèdent de la même disposition inconnue dans son essence, ne voyez-vous pas que toutes ces maladies ne sont que des symptômes ou des lésions que Chomel prend pour des maladies? En réalité, il y a une prédisposition latente, une et indivisible pour chaque espèce morbide, et il n'y a point de prédisposition latente commune à plusieurs maladies. Il est donc inutile d'admettre la diathèse comme une cause interne de maladie, distincte de la prédisposition latente.

J'aurais bien d'autres objections à adresser à cette doctrine des diathèses, considérées comme causes communes de maladies de nature identique. Et d'abord, je demanderais ce qu'est l'identité de nature; notre auteur n'en dit rien. « La diathèse est une disposition du corps qui donne lieu à des affections spontanées dans leur développement, identiques dans leur nature, lors même qu'elles se présentent sous des apparences diverses. » Mais à quels caractères reconnaîtra-t-on que ces affections sont identiques dans leur nature? Il y a là une lacune que la lecture du livre de pathologie générale tout entier ne saurait parvenir à combler.

La définition que Chomel donne de la diathèse ne permet pas de rattacher aux maladies diathésiques celles qui ne se traduisent que par une seule affection. Le cancer du sein, s'il est seul, ne reconnaîtra pas pour cause une diathèse; mais s'il coexiste avec un cancer de matrice, il sera le produit d'une diathèse. Si l'on voit dans les différentes manifestations d'une même cause interne autant de maladies différentes, on méconnaît l'unité pathologique; on perd de vue les évolutions successives, les rapports et la marche des affections qui la composent; on n'étudie qu'une partie de la maladie, au lieu de la considérer dans son ensemble.

M. Baumès (de Lyon) définit la diathèse « un besoin anormal de la vie végétative, très souvent héréditaire, quelquefois acquis, devant nécessairement, fatalement, spontanément, se produire au dehors par des manifestations morbides qui paraissent, puis disparaissent dans un point, pour reparaître là ou ailleurs, à des époques séparées par des intervalles plus ou moins longs, qui affectent partout une forme identique ou revêtent des formes diverses, mais toujours dérivant d'un même principe et étant, par conséquent, de la même nature (1). » Dans le langage imagé de M. Baumès, *besoin de la vie végétative* veut dire *état morbide* bien établi. En effet, un peu plus loin, il attaque la définition de Chomel… « La diathèse, dit-il, n'est pas seulement une disposition, mais un état morbide réel. » Quel est cet état morbide bien établi? M. Baumès cherche à satisfaire sur ce point la curiosité du lecteur. Nous lisons à la page 59 : « Ainsi, d'un côté, quelque chose de spécial dans le sang, modifiant vicieusement les solides, les ganglions ou centres nerveux, dans la sphère de la vie végétative ; d'un autre côté, tendance spontanée, qui en résulte, aux décharges fluxionnaires ; voilà, dans l'hypothèse précédente, quels seraient les deux éléments inséparables de tout état diathésique, de toute diathèse.

» Mais, comme nous ignorons complétement ce qu'il y a de spécial dans le sang, etc…, il nous semble plus naturel, plus rationnel, de nous en prendre avant tout à une disposition vicieuse, native ou acquise de l'organisation de certains tissus, qui fait que ceux-ci, sous l'influence des mouvements fluxionnaires qu'ils contribuent à provoquer et qu'ils appellent plus particulièrement sur eux, en vertu de cette disposition, sécrètent dans les deux diathèses dont il est question, par exemple des produits hétérogènes, ou se transforment en ces produits hétérogènes, dont tous les éléments leur sont fournis par le sang. »

Concluons de cette lecture que M. Baumès est plutôt solidiste qu'humoriste ; que, pour lui, le mot diathèse est synonyme de cause prochaine, et que la cause prochaine réside dans une altération du sang ou des liquides de l'économie. Se laissant guider par ses tendances organopathiques plutôt que par l'observation des malades, M. Baumès a pris ses divisions

(1) *Précis théorique et pratique sur les diathèses.* Lyon, 1859, p. 42 et 43.

des diathèses dans l'anatomie. Il partage les diathèses en trois groupes :

1º Diathèses d'organes ;

2º Diathèses de tissus ;

3º Diathèses d'ensemble.

Cette doctrine tout organique nous explique pourquoi l'auteur a souvent morcelé l'unité pathologique, et donne, comme espèces morbides distinctes, de simples phases de maladies constitutionnelles ; je n'en veux citer qu'un exemple. On lit à la page 278 du *Précis des diathèses* :

« Un client, sujet à une assez forte migraine depuis l'âge de la puberté, commença à se plaindre, à vingt-deux ans, de maux d'estomac, de mauvaises digestions. La migraine disparut. L'année suivante, une bronchite avec expectoration et oppression se montra, et la gastralgie cessa. Le printemps qui suivit, des dartres squameuses, par plaques circulaires, apparurent sur différents points, en même temps que la bronchite cessait. Les dartres durèrent l'espace de trois années.

» A cette époque, le malade revint me consulter pour une douleur forte, avec léger gonflement, qui s'était manifestée dans le genou droit, et qui avait été précédée d'une douleur et d'un gonflement semblables dans le genou gauche. Le malade m'avoua qu'il avait consulté, en même temps que moi, un praticien distingué de Lyon, qui ne s'était jamais expliqué sur la nature des affections différentes qui se produisaient dans diverses régions. Mais dernièrement il avait revu ce médecin, qui lui avait déclaré reconnaître actuellement que toutes les affections successives qu'il avait présentées étaient dues à un *rhumatisme*.

» C'était aussi mon avis, mais je me demandais sur quoi

pouvait se baser l'opinion autrefois si incertaine, maintenant si positivement exprimée par ce praticien, et comment ce rhumatisme avait pu tour à tour se faire migraine, gastralgie, bronchite, dartres et gonflement de l'articulation du genou. »

Nous sommes loin de partager l'embarras de M. Baumès; nous voyons dans toutes ces affections autant de phases successives d'une même maladie : l'arthritis. Les diathèses muqueuses et dartreuses de M. Baumès ne sont que des symptômes de plusieurs maladies constitutionnelles que nous avons souvent nommées. Cet auteur a inauguré un langage différent de celui qu'on emploie dans les écoles, mais il n'en reste pas moins organicien.

Notre collègue M. Hardy est resté, comme Chomel et le plus grand nombre des auteurs contemporains, sous le joug de la tradition. La diathèse, pour lui, est une cause interne commune à plusieurs maladies, ce qui l'a conduit à établir une classe de maladies avec les symptômes de trois maladies constitutionnelles : la scrofule, la dartre et l'arthritis.

« Le mot *dartres*, dit M. Hardy, est resté dans le langage populaire, et c'est à tort qu'il a été rayé du cadre nosologique dans lequel il doit reprendre sa place. Il existe une diathèse dartreuse : c'est cette diathèse qui produit les maladies appelées *dartres*. Les dartres forment une famille naturelle composée de quatre espèces morbides : l'eczéma, le lichen, le pityriasis et le psoriasis. »

On pourrait demander à M. Hardy pourquoi il n'admet que quatre espèces de dartres, au lieu d'en reconnaître cinq, six et un plus grand nombre. Le pemphigus ne devrait-il pas figurer parmi les dartres? J'avoue que j'aimerais mieux en faire une dartre qu'une lésion accidentelle de la peau. Ce reproche ne s'adresse pas seulement à M. Hardy, mais à Alibert, qui avait aussi rayé la dartre phlycténoïde, pour en faire une dermatose eczémateuse. Pourquoi ne trouve-t-on pas l'urticaire et le prurigo sur la liste des affections dartreuses ?

Selon M. Hardy, les caractères communs des affections qu'il compte au nombre des dartres sont les suivants : l'hérédité, la récidive, la tendance à se propager sur la surface du corps, l'existence de démangeaisons, la marche chronique, enfin la guérison sans cicatrice.

Mais l'urticaire et le pemphigus ne présentent-ils pas tout l'ensemble des caractères communs des maladies dartreuses ?

Les quatre affections cutanées qui jouissent du privilége, dans le livre de M. Hardy, d'être nommées *dartres*, reconnaissent une cause interne commune, la *diathèse dartreuse*. Mais cette diathèse ne se révèle que par un petit nombre de phénomènes qui sont, pour ainsi dire, les prodromes des maladies dartreuses : la sécheresse de la peau, le prurit et une organisation spéciale de la membrane tégumentaire, qui la rend apte à recevoir l'action pathogénétique de certains aliments, comme les moules, le homard, etc. En vérité, peut-on admettre que les sujets prédisposés à l'une de ces quatre maladies dartreuses, seuls soient capables d'éprouver ces trois phénomènes ?

Si l'eczéma, le lichen, le pityriasis et le psoriasis sont quatre maladies différentes, bien qu'elles soient toutes le produit d'un même vice, comment expliquer les transformations si ordinaires de ces affections les unes dans les autres ?

Je viens de vous exposer les motifs qui m'empêchent

d'admettre la diathèse dans le sens que la tradition et l'usage, selon Chomel, ont réservé à ce mot ; maintenant il faut préciser ce que nous entendons par ces expressions, *diathèse* et *maladie constitutionnelle*.

Eh bien ! ces deux expressions, pour nous, ne sont autre chose que deux termes génériques, par lesquels nous désignons deux classes de maladies dans le tableau nosologique.

Une *diathèse* est une maladie aiguë ou chronique, pyrétique ou apyrétique, continue ou intermittente, contagieuse ou non contagieuse, caractérisée par la formation d'un seul produit morbide qui peut avoir son siège indistinctement dans tous les systèmes organiques. (Exemple : diathèses tuberculeuse, cancéreuse, etc.)

Une *maladie constitutionnelle* est une maladie aiguë ou chronique, pyrétique ou apyrétique, continue ou intermittente, ordinairement à longues périodes, contagieuse ou non contagieuse, caractérisée par un ensemble de produits morbides et d'affections très variées, sévissant indistinctement sur tous les systèmes organiques. (Exemple : scrofule, syphilis, etc.)

Les classifications dermatologiques sont nombreuses ; cependant toutes peuvent se rapporter à trois méthodes principales, selon M. Cazenave. (*Introduction à l'étude des maladies de la peau.* — Schedel et Cazenave, *Maladies de la peau*, 3ᵉ édit.)

Première méthode. — La première méthode consiste à diviser les affections de la peau en deux groupes principaux, suivant qu'elles se manifestent à la tête (*teignes*), ou sur le tronc (*dartres*). Mercuriali (1576), Turner (1714), Alibert (1806) ont tour à tour adopté cette méthode pour base de leur classification.

Deuxième méthode. — La seconde méthode est celle de Joseph Frank. Cet auteur divise les maladies de la peau en aiguës et chroniques : les premières comprennent les exanthèmes, et les secondes renferment les impétigines. La division des maladies en aiguës et chroniques est mauvaise en nosologie, la marche des maladies n'en changeant pas la nature. Bien que éloigné de Frank sur le terrain des doctrines médicales, je me rapproche singulièrement de ce pathologiste dans les divisions dermatologiques ; aussi n'est-il pas sans intérêt de vous les faire connaître.

Les exanthèmes de Frank se partagent en deux groupes :

1° Exanthèmes symptomatiques ;

2° Exanthèmes primitifs.

Les premiers comprennent les éruptions pestilentielles (anthrax, charbon), et les éruptions fébriles (sudamina, miliaire fébrile, etc.).

Les exanthèmes primitifs répondent aux pseudo-exanthèmes, aux fièvres éruptives, aux phlegmasies et aux hémorrhagies.

Les impétigines sont primitives ou locales, secondaires ou symptomatiques. Les impétigines locales sont constituées par les difformités et infirmités congénitales ou acquises, et par les affections de cause externe. Quant aux impétigines secondaires ou symptomatiques, elles ne sont que les manifestations cutanées des maladies constitutionnelles et des diathèses. Frank admet des impétigines :

1° Inflammatoires ;

2° Gastriques ;

3° Arthritiques ;

4° Carcinomateuses ;

5° Scrofuleuses ;

6° Scorbutiques ;
7° Vénériennes ;
8° Nerveuses.

Enfin il existe un dernier groupe d'impétigines composées ou compliquées.

Les impétigines inflammatoires rentrent évidemment dans la classe des impétigines qui dépendent de la diathèse arthritique, appelée par quelques auteurs diathèse *congestive* ou *inflammatoire*.

Dans les impétigines gastriques et arthritiques, nous retrouvons nos herpétides et nos arthritides. Toutefois, il est bon d'ajouter que Frank n'a fait qu'entrevoir cette distinction des manifestations cutanées de la dartre et de l'arthritis; en effet, dans le chapitre où il est question de l'herpès, il dit que la plupart des dartres sont arthritiques; et il oublie de mentionner l'herpès gastrique.

Je n'ai aucune remarque à faire sur les impétigines carcinomateuse, scrofuleuse, scorbutique et vénérienne, dont les dénominations donnent une idée suffisante des affections cutanées auxquelles Frank a appliqué ces expressions. Toutefois je ne puis m'empêcher de vous faire observer, à propos des impétigines scrofuleuses, que Frank ne connaissait que les scrofulides malignes, et, à propos des impétigines scorbutiques, que celles-ci étaient plus communes de son temps et dans son pays, qu'elles ne le sont aujourd'hui dans les contrées que nous habitons.

Les impétigines *nerveuses* du pathologiste allemand rappellent les névroses cutanées de M. Cazenave, mais elles en diffèrent complétement. L'habile dermatologiste français désigne sous ce nom les affections des papilles, qu'il considère comme formées presque exclusivement par l'élément nerveux.

C'est détourner, pour le dire en passant, de son sens traditionnel le mot *névrose*, qui signifie affection sans lésion matérielle, et non affection qui a son siége dans les nerfs. Le pathologiste allemand entend par impétigines nerveuses celles qui se lient aux affections des nerfs ou du système nerveux central. Quand la sensibilité et la myotilité sont troublées, la nutrition et les sécrétions, dit-il, sont également troublées, et de là résultent des éruptions et des squames à la surface de la peau.

Mais, évidemment, ces lésions cutanées sont des symptômes de symptômes, et ne sauraient constituer un groupe particulier d'affections cutanées reconnaissables à des caractères propres comme les autres groupes naturels que nous avons établis. L'histoire de ces affections consécutives appartient à la séméiotique de la peau et à la description des maladies auxquelles elles se rapportent. Je citerai comme exemple le prurigo ictérique, dont l'étude est inséparable de celle de l'ictère.

Troisième méthode. — La troisième méthode prend pour base de classification l'élément anatomo-pathologique, la lésion cutanée élémentaire. Plenk en 1789, Willan en 1798, sont les deux premiers auteurs qui ont formulé cette classification, dans laquelle les affections cutanées sont rapportées par le second de ces auteurs à *huit ordres* : 1° exanthèmes, 2° vésicules, 3° bulles, 4° pustules, 5° papules, 6° tubercules, 7° squames, 8° macules.

Cette classification est celle qu'ont adoptée MM. Schedel et Cazenave dans leur *Traité des maladies de la peau;* ils ont ajouté une neuvième classe, composée de maladies qui, par leur nature, ne peuvent se rapporter à aucun des ordres ci-dessus : lupus, pellagre, bouton d'Alep, syphilides, purpura, éléphantiasis des Arabes, kéloïde.

Pour nous, l'affection cutanée n'étant qu'un symptôme, une bonne classification dermatologique ne doit être, s'il m'est permis de m'exprimer ainsi, que l'empreinte, sur le tégument, du cadre nosologique. Or, dans l'état actuel de la science, il n'existe pas, il faut bien le dire, une bonne classification nosologique; par conséquent, il n'y a pas de classification des affections de la peau exempte de reproches.

Voici celle qui me paraît la meilleure.

J'établis trois catégories d'états morbides :
1° Difformités;
2° Maladies chirurgicales;
3° Maladies internes.

A chacun de ces groupes d'états morbides correspondent des groupes d'affections cutanées, ainsi qu'on peut s'en convaincre en jetant les yeux sur le tableau ci-joint :

CLASSIFICATION NOSOLOGIQUE.	CLASSIFICATION DERMATOLOGIQUE.
1° *Difformités congéniales ou acquises.*	1° *Difformités congéniales ou acquises.* Nævi, ichthyose, vitiligo congénital ou acquis.
2° *Maladies chirurgicales* (de cause externe).	2° *Affections cutanées chirurgicales* (de cause externe) : A. Mécaniques : plaies, déchirures, brûlures, ecchymoses. B. Artificielles : directes, indirectes ou pathogénétiques. C. Parasitaires : phyto-dermiques, insecto-dermiques.
3° *Maladies internes.*	3° *Affections cutanées de cause interne :*
A. Pestes.	A. Éruptions pestilentielles (anthrax malin, charbon, etc.).
B. Fièvres.	B. Éruptions fébriles (taches rosées lenticulaires, sudamina, miliaire fébrile).

C. Exanthèmes.	C. Éruptions exanthématiques (rougeole, scarlatine, variole, varioloïde, varicelle).
D. Pseudo-exanthèmes.	D. Éruptions pseudo-exanthématiques (roséole, urticaire, pityriasis rubra aigu, pemphigus aigu ou fièvre bulleuse, herpès phlycténoïde, zona).
E. Phlegmasies.	E. Érysipèle.
F. Hémorrhagies.	F. Purpura.
G. *Maladies constitutionnelles* :	G. *Éruptions propres aux maladies constitutionnelles*, ou *impétigines* de Frank :
a. Scrofule.	a. Scrofulides.
b. Syphilis.	b. Syphilides.
c. Dartre.	c. Herpétides.
d. Arthritis.	d. Arthritides.
e. Scorbut.	e. Éruptions scorbutiques.
f. Pellagre	f. Éruptions pellagreuses (1).
H. Diathèses.	H. *Éruptions diathésiques* (épithélioma, carcine, cancroïde, mycosis, etc.).

Les affections cutanées marquent une période, une phase d'évolution de l'unité pathologique, dans les maladies constitutionnelles ; cette phase elle-même offre différents degrés d'intensité, qui sont en rapport avec l'ordre chronologique. Ainsi, dans les syphilides, nous avons trois groupes d'affections, qui marquent les trois degrés de la syphilis cutanée :

1° Syphilides exanthématiques ;

2° Syphilides circonscrites ;

3° Syphilides ulcéreuses.

---

(1) Les progrès de la science pourront apporter quelques changements à cette classification, mais ils ne sauraient en ébranler les bases. Ainsi, d'après les intéressantes recherches de M. le docteur Costallat (de Bagnères), la pellagre serait produite par un parasite analogue à l'ergot de seigle. Si ces recherches se confirmaient, la pellagre ne pourrait plus figurer parmi les maladies constitutionnelles ; sa place naturelle serait dans les affections artificielles indirectes ou pathogénétiques.

Dans la scrofule, nous trouvons de même trois ordres de scrofulides, qui correspondent à ces trois ordres de syphilides :

1° Scrofulides bénignes, superficielles et étendues;
2° Scrofulides malignes, circonscrites;
3° Scrofulides ulcéreuses.

Dans la dartre, nous rencontrons également ces trois groupes :

1° Les herpétides pseudo-exanthématiques, superficielles; aiguës et rapides dans leur marche;
2° Herpétides circonscrites;
3° Herpétides généralisées, invétérées.

Dans l'arthritis, nous n'aurons que deux ordres d'éruptions marquant deux degrés de l'arthritis cutanée.

J'ai une autre remarque à vous faire, c'est que dans ces groupes naturels d'affections cutanées, il y a tantôt simple analogie, et tantôt identité de cause. Ainsi, dans les exanthèmes, chaque éruption appartient à une individualité pathologique distincte, tandis que, dans les impétigines constitutionnelles, tout le groupe éruptif dépend de la même diathèse, c'est-à-dire qu'il fait partie de la même unité pathologique.

L'étude des dartres doit être précédée de l'étude des deux maladies constitutionnelles dont elles ne sont qu'une des nombreuses manifestations, et de la connaissance de la séméiotique cutanée. J'ai déjà traité cette dernière en 1858 et en 1855; je n'ai donc à m'occuper cette année que de l'histoire comparative des deux unités pathologiques, l'arthritis et la dartre.

PREMIÈRE PARTIE

DE L'ARTHRITIS ET DE LA DARTRE CONSIDÉRÉES COMME UNITÉS PATHOLOGIQUES.

Dans quatre chapitres séparés, j'étudierai successivement les symptômes, les causes, la séméiotique et le traitement de l'arthritis et de la dartre.

CHAPITRE PREMIER.

ÉTUDE NOSOGRAPHIQUE DE L'ARTHRITIS ET DE LA DARTRE.

Afin de mettre autant d'ordre que possible dans cette étude, et de bien séparer les caractères qui sont communs à toutes les maladies constitutionnelles de ceux qui sont propres à chacune d'elles, et en particulier à l'arthritis et à la dartre, je veux appeler votre attention successivement : 1° sur la symptomatologie des maladies constitutionnelles en général ; 2° sur les symptômes propres de l'arthritis ; 3° sur les symptômes propres de la dartre ; 4° enfin sur les affections communes à l'arthritis et à la dartre, et sur les phénomènes généraux de ces maladies constitutionnelles.

§ Iᵉʳ. — Symptomatologie des maladies constitutionnelles en général.

C'est assurément l'observation qui nous fait connaître les symptômes des maladies constitutionnelles; mais l'observation a besoin d'un guide, et ce guide ne peut être que la doctrine médicale à laquelle nous nous rattachons sciemment ou à notre insu.

La plupart des auteurs contemporains, je vous l'ai déjà dit, sont galénistes en ce sens qu'ils confondent la maladie avec l'affection. Comment pourraient-ils arriver, avec cette doctrine, à la connaissance d'une maladie qui consiste précisément dans les rapports d'un certain nombre d'affections entre elles?

Les anatomo-pathologistes adoptent la doctrine de Pinel, qui confondait si bien la lésion avec la maladie, que la cinquième classe de maladie admise par cet auteur est dite celle des *lésions organiques*. Cette doctrine est aussi impuissante que celle de Galien; elle ne saurait nous servir de flambeau pour l'étude des maladies constitutionnelles.

Hufeland reconnaît des groupes de maladies modifiées par une diathèse, espèce de constitution morbide intermédiaire à la santé et à la maladie. Cette doctrine ne vous conduira pas davantage à la connaissance des maladies constitutionnelles, parce que votre attention ne sera appelée que sur les évolutions successives d'une seule et même affection, quelque modifiée qu'elle soit d'ailleurs par la diathèse, et non sur les évolutions de la série des affections qui représente l'état symptomatologique de l'unité morbide.

Notre doctrine est la seule qui conduise à l'étude des rapports des affections. Nous définissons la maladie : *un état accidentel et contre nature du corps, qui produit et développe un ensemble de désordres fonctionnels ou organiques, isolés ou réunis, simultanés ou successifs.*

D'après cette définition, on voit que la maladie est la source commune des symptômes, des lésions, la cause des évolutions successives de tous les phénomènes morbides. Nous devons donc nous attacher à découvrir la succession et les rapports des affections ou des symptômes, les évolutions successives de ces accidents. L'ordre constant que suivent dans leur apparition les différents phénomènes des maladies constitutionnelles, ainsi que leur physionomie spéciale, prouvent incontestablement qu'ils procèdent du même état morbide.

A. Prodromes des maladies constitutionnelles. — Dans les maladies chroniques, aussi bien que dans les maladies aiguës, on peut trouver des prodromes. La maladie n'existe pas encore, elle n'est pas déclarée, et déjà les fonctions sont plus ou moins dérangées.

Les maladies constitutionnelles présentent-elles des prodromes ?

J'ai déjà fait connaître l'ensemble des caractères prodromiques qu'on rencontre chez les scrofuleux. On est convenu d'appeler cet ensemble de caractères prodromiques la *constitution scrofuleuse ou écrouelleuse*.

Dans les autres maladies constitutionnelles, souvent on trouve également un ordre de phénomènes qui peuvent être considérés comme des prodromes ; ce sont des troubles physiologiques qui se montrent avec persistance : dérangements des fonctions digestives, chaleur de la face, amaigrissement, etc., ou certaines modifications de la constitution.

B. Symptômes. — La symptomatologie commence dès qu'une affection propre vient à se déclarer. Pour n'omettre aucun des accidents si variés que représente le tableau symptomatique des maladies constitutionnelles, nous ferons l'histoire séparée des affections propres et des phénomènes communs. Ce tableau correspond à l'ancienne division des auteurs, *symptômes locaux* et *symptômes généraux*.

a. *Affections propres*. — Les affections propres des maladies constitutionnelles se succèdent-elles dans un ordre déterminé ? Oui, dans l'immense majorité des cas.

Les accidents procèdent de l'extérieur à l'intérieur, de la périphérie au centre. Ils débutent par les surfaces tégumentaires, se propagent aux tissus cutanés, aux lymphatiques, aux cordons nerveux, et envahissent en dernier lieu les os et les viscères. Toutefois, à cette règle, on trouve de nombreuses exceptions. Sous l'influence d'une cause physique, la maladie constitutionnelle pourra commencer indistinctement par l'un des accidents des trois dernières périodes : un coup sur le genou provoque le développement d'une tumeur blanche chez un scrofuleux, qui n'a présenté jusqu'alors aucune manifestation de la maladie constitutionnelle.

D'un autre côté, il est important de distinguer les troubles sympathiques des affections proprement dites. Au début de la maladie constitutionnelle, celle-ci ou l'affection tégumentaire qui en est la première manifestation, peut réagir sur les viscères ; vous ne devez pas confondre ces réactions sympathiques avec les affections viscérales, qui constituent les accidents de la dernière période de l'état morbide. Je n'en veux citer qu'un exemple : l'ictère, dans la syphilis, peut se montrer au début de la deuxième période et coïncider avec les syphylides, c'est un ictère sympathique ; ou il apparaît dans la cachexie syphilitique, et il devient alors le signe de la dégénérescence du parenchyme hépatique.

L'ordre dans lequel se succèdent en général les accidents des maladies constitutionnelles m'a permis de partager la marche de ces dernières en quatre périodes. Cette division anatomo-nosographique, à laquelle je n'attache d'ailleurs qu'une médiocre importance, revient à la division traditionnelle : période de *début*, période d'*augment*, période d'*état* et période de *déclin*.

La peau est donc ordinairement le siége des premières manifestations des maladies constutionnelles, qui se portent ensuite sur le système lymphatique. Toutefois remarquons que le système lymphatique, qui peut être affecté lymphatiquement dans toutes les maladies constitutionnelles, ne présente comme affections propres que celles de la scrofule et de la syphilis : il y a des adénopathies syphilitique et scrofuleuse, tandis qu'il n'existe pas d'adénopathies dartreuse et arthritique. Dans la dartre et l'arthritis, les vaisseaux et les glandes lymphatiques s'irritent consécutivement aux affections des surfaces tégumentaires.

Après les affections tégumentaires, viennent celles des cordons nerveux, du tissu cellulaire et des membranes séreuses, des os et des viscères.

Voilà ce que nous avons à dire du siége, en général, des affections dans les maladies constitutionnelles. Il nous reste à parler de la modalité pathogénique de ces affections.

Dans les diathèses, la maladie commence par des affections identiques. Quel que soit le système primitivement atteint, vous observez toujours du cancer dans la diathèse cancéreuse, du tubercule dans la diathèse tuberculeuse. Les maladies constitutionnelles se comportent d'une manière bien différente : on peut observer tous les modes pathogéniques, l'hypercrinie, la congestion, l'inflammation et la dégénérescence.

La différence du tissu modifie seulement l'affection, mais n'en change pas l'essence ; quand une affection passe d'un système sur un autre, elle conserve toujours, en quelque sorte, la même modalité pathogénique. Je vais rendre cette pensée plus claire, en lui donnant des développements.

L'hypercrinie se traduit à la peau par une augmentation de la sécrétion épidermique dans les affections squameuses, de la sécrétion sébacée dans certaines variétés d'acné et dans les flux sébacés, de la sécrétion sudorale dans quelques eczéma et pempholix. Or, on observe souvent dans les maladies constitutionnelles les phénomènes suivants : si l'hypersécrétion aqueuse de la peau vient à être supprimée subitement, elle est remplacée par une ascite ou une anasarque, c'est-à-dire par une hypersécrétion du système séreux. D'autres fois, l'hypercrinie aqueuse de la peau fait place à un asthme humide, c'est-à-dire à une hypersécrétion de la muqueuse bronchique. Cependant il n'existe pas là de règle absolue. Tous les jours, on voit une affection sécrétante cesser brusquement, pour être remplacée par une affection essentiellement inflammatoire, ou du moins, par une affection dont la modalité pathogénique est différente : ainsi, sur la peau, une sécrétion épidermique peut succéder à une sécrétion aqueuse qui a duré un certain temps.

Pour arriver à la connaissance d'une maladie constitutionnelle, la réunion d'un ensemble d'affections n'est pas indispensable. L'existence d'une seule de ces affections, avec les caractères objectifs qui lui sont propres, vous permet de reconnaître la maladie. Pour vous donner un exemple, je prendrai une affection syphilitique : si vous l'avez bien constatée, n'êtes-vous pas en droit d'annoncer que le malade est placé sous l'influence de la diathèse syphilitique?

b. *Symptômes communs*. — Pour faciliter l'énumération des affections propres, et afin de les exposer dans l'ordre chronologique, j'ai divisé la marche de la maladie en quatre périodes. De même, dans le but de simplifier l'étude des symptômes communs de la maladie constitutionnelle, je l'ai partagée en deux temps : une *première époque*, pendant laquelle les symptômes communs sont intermittents et placés sous la dépendance exclusive des affections propres; une *deuxième époque*, pendant laquelle les symptômes communs sont continus et procèdent tout à la fois des affections et de la maladie. On a donné le nom de *cachexie* à l'ensemble des phénomènes communs qui caractérisent les dernières périodes des maladies constitutionnelles.

Dans la première *époque*, les accidents généraux sont en rapport avec les affections locales. L'état fébrile ne se rencontre que rarement : on peut citer comme exemples de pyrexies constitutionnelles placées sous la dépendance de l'affection locale, la pyrexie du rhumatisme articulaire aigu dans l'*arthritis*, celle de la bronchite capillaire ou *peripneumonia notha* dans la *dartre*. Nous rencontrons encore d'autres phénomènes sympathiques des affections locales. Ainsi, à la suite des hémorrhagies, si fréquentes dans certaines maladies constitutionnelles, nous trouvons les troubles occasionnés par la chloro-anémie.

L'appétit vénérien peut être augmenté par une éruption qui a son siège sur les parties génitales et sur la muqueuse génito-urinaire ; il est quelquefois diminué par la même éruption qui provoque des pertes séminales et de l'affaiblissement.

Dans la seconde *époque* des maladies constitutionnelles, la fièvre devient continue, avec des exacerbations vers le soir ; c'est l'*hectique* constitutionnelle. Les symptômes communs qu'on observe alors, procèdent et de la maladie et des affections ; ils constituent par leur ensemble l'état cachectique.

La cachexie est le syndrome de la maladie, et non d'une affection en particulier. Elle n'est pas plus l'expression symptomatique d'une lésion du sang, qu'elle n'est la traduction d'une altération d'organes ou d'un système de tissus. Toutes les fonctions concourent, chacune dans la mesure qui lui a été assignée, à la destruction progressive de l'individu (1).

Lorsque la maladie est arrivée à la seconde époque, c'est-à-dire à la cachexie, la terminaison est presque toujours fatale. La cachexie est bien différente, selon les maladies constitutionnelles dans lesquelles elle est observée. Nous allons énumérer succinctement les divers phénomènes qui la caractérisent et qui sont observés successivement dans les fonctions animales, vitales et naturelles. Voici cette énumération résumée : 1° intégrité des fonctions intellectuelles ; 2° état variable des fonctions respiratoire et circulatoire ; 3° diminution graduelle de l'appétit, diarrhée, lientérie ; 4° sécheresse de la peau ou sueurs colliquatives ; 5° altération constante et plus ou moins grande de l'urine ; 6° amaigrissement, émaciation, marasme ou infiltration séreuse ; 7° état de souffrance plus ou moins grande ; 8° dépression des forces ; 9° fièvre hectique ; 10° mode particulier d'agonie.

D'après ce court exposé des phénomènes de la cachexie, on voit que toutes les fonctions, à l'exception des fonctions intellectuelles, présentent des altérations plus ou moins pro-

---

(1) Bazin, *Leçons sur la scrofule*, 2ᵉ édition.

fondes. J'ai déjà dit que la cachexie différait dans les diverses maladies constitutionnelles.

En effet, dans la cachexie arthritique, nous remarquons une dyspnée progressive, une grande anxiété, souvent une infiltration séreuse. La fièvre hectique est peu marquée, et la mort a lieu ordinairement par le cerveau ou par le poumon.

Dans la cachexie dartreuse, l'amaigrissement est porté à ses dernières limites, à moins qu'il ne soit masqué par une infiltration séreuse passagère. La souffrance se traduit sur toute la peau couverte d'exfoliations et d'exsudats inflammatoires. La fièvre hectique peut se montrer sous les types des fièvres tierce, quarte, quotidienne : elle devient continue dans les derniers jours. La syncope est un genre de mort fréquent dans la dartre.

Les cachexies scrofuleuse et syphilitique présentent aussi des caractères particuliers; mais je ne veux pas m'étendre davantage sur ce point intéressant. On trouvera une description plus complète de chaque cachexie dans l'étude des différentes maladies constitutionnelles.

c. *Marche et durée des maladies constitutionnelles.* — La marche des maladies constitutionnelles est ordinairement intermittente pendant les premières périodes; plus tard elle est continue.

La durée de la maladie est en général très longue, et souvent elle se mesure par la durée de l'existence elle-même.

Dans le plus grand nombre des cas, les affections des maladies constitutionnelles ont une marche chronique; quelquefois, mais par exception, elles présentent une marche aiguë et foudroyante. Dans les intervalles qui séparent ces affections, les malades jouissent d'une santé plus ou moins parfaite, sauf quelques accidents passagers : des névralgies, des congestions passagères surviennent à la suite de la plus légère infraction aux règles de l'hygiène.

Les maladies constitutionnelles, à l'instar des maladies aiguës, subissent-elles une évolution dans la série générale des affections qui les composent? Cela ne fait aucun doute. Ont-elles, comme les maladies aiguës, des crises et des jours critiques? Bordeu le pensait, et de nombreuses considérations pourraient nous porter à considérer comme phénomènes critiques les furoncles et les anthrax qui se montrent parfois dans le cours de la dartre et de l'arthritis. Mais gardons-nous de faire des hypothèses, et contentons-nous d'exposer les faits avec une exactitude scrupuleuse.

d. *Terminaisons.* — Après une durée plus ou moins longue, les maladies constitutionnelles se terminent par la mort ou par la guérison.

La guérison peut avoir lieu dans toutes les périodes de la maladie. Mais il ne faudra pas confondre la guérison des affections qui se reproduisent à des époques fixes ou indéterminées, sur les mêmes systèmes anatomiques ou sur des systèmes différents, avec des modalités pathogéniques semblables ou dissemblables, il ne faudra pas confondre, dis-je, la guérison de ces affections avec la guérison de la maladie qui comprend la série entière de ces mêmes affections.

Le praticien est souvent placé dans un grand embarras, quand il est requis de se prononcer sur la guérison radicale d'une maladie constitutionnelle.

La scrofule, la dartre, la syphilis surtout, ont-elles suspendu leur marche d'une manière définitive, ou le malade se trouve-t-il seulement en présence d'un ajournement plus ou moins long? Ces questions sont d'une importance extrême dans la pratique; elles intéressent au plus haut point la santé des personnes qui en font l'objet et la sécurité des familles. Nous nous promettons de revenir sur ce sujet intéressant à propos du pronostic.

La mort peut avoir lieu également dans toutes les périodes de la maladie. Elle arrive le plus souvent, dans la période quaternaire comme le terme nécessaire de toutes les évolutions successives des affections propres de la maladie constitutionnelle. Elle est le résultat de l'épuisement produit par l'abondance des sécrétions morbides et par l'altération graduelle de la fonction digestive.

Toutefois la mort ne survient pas toujours dans ces conditions; elle peut être déterminée par un accident ou une complication qui met un terme prématuré aux souffrances du malade. Les phlegmasies ultimes, les hémorrhagies, les lymphites et les phlébites, l'artérite sont des complications fort ordinaires dans la période cachectique des maladies constitutionnelles.

e. *Complications.* — Les complications des maladies constitutionnelles sont nombreuses, et je citerai, parmi les plus fréquentes, les hémorrhagies et les hydropisies. Or, nous savons que ces affections peuvent être symptomatiques dans quelques maladies constitutionnelles. Nous devrons donc rechercher si elles se rattachent à l'essence de la maladie, ou si elles se montrent à titre de véritables complications.

Les maladies constitutionnelles ne sont point incompatibles; souvent elles se compliquent et se développent simultanément sur le même malade. Cependant, s'il existe deux maladies, l'une l'emporte habituellement sur l'autre qui est arrêtée dans sa marche, au moins pendant quelque temps.

Une diathèse peut compliquer une maladie constitutionnelle : ainsi la diathèse tuberculeuse, ou phthisie essentielle, coexiste quelquefois avec la scrofule. Vous la reconnaîtrez à son évolution propre. Dans la scrofule, les tubercules sont disséminés dans le cerveau, les muscles, les ganglions, etc. Dans la diathèse tuberculeuse, la lésion a pour siége le poumon, le larynx et l'intestin. Outre le siége, il faudra prendre en considération la marche et le développement du produit morbide, l'ensemble et l'évolution des symptômes. Toutefois il ne faut pas se dissimuler les difficultés qu'on éprouve à reconnaître une diathèse qui vient compliquer une maladie constitutionnelle, lorsque la diathèse est caractérisée par un des produits que l'on trouve dans l'autre état morbide.

Une des complications les plus intéressantes des maladies constitutionnelles, c'est le *parasite*. Tantôt le parasite précède et tantôt il suit le développement des premières manifestations constitutionnelles : la psore éveille la dartre, le trichophyton provoque l'apparition du sycosis arthritique, la pelade se montre souvent chez les sujets syphilitiques.

f. *Variétés des maladies constitutionnelles.* — La maladie ne présente pas toujours la même évolution ni la même gravité. Les modifications observées dans le tableau nosographique des maladies constitutionnelles dépendent soit de certaines conditions physiologiques, soit de la nature même de la maladie.

1° *Variétés suivant les conditions physiologiques.* — La maladie présente un aspect différent suivant l'âge, le sexe et divers états physiologiques.

2° *Variétés selon la nature de la maladie.* — Les variétés dues à la nature ou au génie de la maladie constituent les *formes,* dont nous reconnaissons quatre espèces dans les maladies constitutionnelles : 1° *forme commune ;* 2° *forme bénigne ;* 3° *forme maligne ;* 4° *forme fixe primitive.*

Dans la *forme commune*, qui est la plus fréquente, la maladie suit une marche simple. Les affections ne possèdent pas le caractère de bénignité qu'on retrouve dans la forme suivante, mais elles n'ont pas non plus la gravité qui se montre dans la forme maligne.

Dans la *forme bénigne*, les affections ne sont graves ni par la durée, ni par le siége. Souvent la maladie suit une évolution incomplète, et quelquefois elle se borne à une seule manifestation.

Dans la *forme maligne*, il y a une gravité insolite que le génie seul de la maladie peut expliquer. Les affections présentent une évolution rapide et marchent presque fatalement vers une terminaison funeste.

Enfin, dans la forme *fixe primitive*, on observe une manifestation unique qui appartient souvent à une période avancée de la maladie constitutionnelle, et qui n'est précédée d'aucune affection de même nature.

Une forme fixe primitive de la scrofule est la tumeur blanche, qui quelquefois apparaît d'emblée, sans qu'on puisse trouver antérieurement d'autres accidents de la maladie constitutionnelle.

§ II. — Symptômes propres de l'arthritis.

Une bonne définition comprend en substance toute l'histoire symptomatologique de la maladie, de sorte que l'exposé des symptômes n'est en réalité que la déduction et le développement des termes de la définition.

L'arthritis est une maladie constitutionnelle, non contagieuse, caractérisée par la tendance à la formation d'un produit morbide (le tophus), et par des affections variées de la peau, de l'appareil locomoteur et des viscères, affections se terminant généralement par résolution.

On pourrait m'objecter que je réunis sous le nom d'arthritis la goutte et le rhumatisme, cependant je considère ces maladies comme deux entités morbides qui sont, à la vérité, très rapprochées dans le cadre nosologique. D'ailleurs elles ont été confondues par des hommes d'un incontestable mérite. Chomel a cru à l'identité des deux maladies, et il a créé un rhumatisme goutteux qui participerait à la fois de la goutte et du rhumatisme. Si la distinction est si difficile à établir entre la goutte et le rhumatisme, quand on a sous les yeux les manifestations articulaires, il n'est pas étonnant que nous n'ayons pu saisir les caractères qui distinguent les affections cutanées rhumatismales de celles qui sont de nature goutteuse. En attendant que nous connaissions les caractères propres des affections cutanées rhumatismales et goutteuses, nous les décrirons sous la dénomination commune d'*arthritides*.

a. *Prodromes.* — L'arthritis, comme la scrofule, présente un ensemble de phénomènes qu'on peut considérer comme les prodromes de la maladie.

On observe différents troubles dans les fonctions de la peau : ainsi la transpiration est exagérée, surtout dans certaines régions, la tête, les aisselles, les pieds, les mains et les organes sexuels. La chute prématurée des cheveux précède et accompagne souvent les manifestations de l'arthritis.

Les sujets arthritiques ont une tendance à l'obésité, bien qu'ils aient un appétit modéré. Ils sont habituellement constipés, tandis que les dartreux sont souvent atteints de diarrhée.

Une complication fréquente, qui peut être considérée presque à titre de prodrome, ce sont les hémorrhoïdes.

Nous mentionnerons encore comme des accidents prodromiques de l'arthritis, des migraines, des congestions de la tête, des épistaxis, des fluxions et caries dentaires, des troubles de la vue et de l'ouïe, tels que des éblouissements, des tintements et des bourdonnements d'oreille.

Enfin, comme il existe une constitution écrouelleuse, il y a aussi une constitution arthritique, caractérisée principalement par le développement du système musculaire.

b. *Première période.*— La première manifestation de l'arthritis est quelquefois une attaque de rhumatisme articulaire aigu avec tous les symptômes des phlegmasies franchement inflammatoires. Toutefois, sachons que cette affection se montre de préférence dans la seconde période de la maladie constitutionnelle. Elle est rarement observée avant l'âge de la puberté, bien que je l'aie rencontrée quelquefois chez des enfants âgés de deux à trois ans.

En l'absence du rhumatisme articulaire, on trouve un grand nombre d'autres affections qui sont légères, superficielles et temporaires, et portent particulièrement sur la peau et les membranes muqueuses.

Nous signalerons d'abord un eczéma du cuir chevelu, qu'il ne faut pas confondre avec l'eczéma scrofuleux que nous avons décrit parmi les gourmes. Quelques formes particulières d'acné et certaines angines aphtheuses se montrent assez souvent chez les enfants. Enfin n'oublions pas de mentionner l'érythème noueux qu'on pourrait nommer *érythème arthritique.*

Après la puberté, on observe les affections suivantes :
1° l'érythème des parties sexuelles, 2° l'érythème œdémateux des articulations, 3° l'urticaire, 4° le zona, 5° l'herpès, 6° la fièvre bulleuse, 7° les furoncles et les anthrax.

Du côté des muqueuses nous rencontrons aussi divers accidents : des coryzas, des bronchites, des ophthalmies spécifiques et ces éruptions aphtheuses dont nous avons parlé plus haut. On voit quelquefois une affection de la peau alterner avec une affection des muqueuses, et réciproquement, une affection cutanée succéder à une affection catarrhale.

Dans l'intervalle des affections de la peau et des muqueuses, il existe un ordre d'accidents plus simples. On constate, alternativement ou simultanément, des migraines, de la dyspepsie arthritique, des douleurs musculaires vagues, des épistaxis et des hémorrhoïdes.

c. *Deuxième période.* — Dans cette période, on trouve deux symptômes prédominants : des attaques de goutte ou de rhumatisme articulaire aigu, et des affections cutanées persistantes. Ces deux ordres d'accidents peuvent coexister et alterner ; souvent il y a une sorte de balancement entre le rhumatisme et les affections cutanées. Plus l'attaque de rhumatisme ou de goutte est intense, moins les arthritides sont prononcées ; au contraire, les affections cutanées sont tenaces et opiniâtres, lorsque le rhumatisme articulaire n'existe pas ou se montre à un faible degré. Chez nos malades, vous verrez souvent que des dartres rebelles sont survenues vers l'âge de quarante ans, après des atteintes légères de rhumatisme ; dans ce cas, on rencontre toujours des dyspepsies antérieures.

Les arthritides, comme le rhumatisme articulaire aigu, ont

une durée temporaire et une marche forcée ; aussi, recommandons-nous de n'avoir aucune confiance dans les moyens perturbateurs employés pour abréger la durée de ces affections.

Dans l'intervalle des manifestations arthritiques de la seconde période, ou pendant ces manifestations, on trouve encore un grand nombre d'accidents que nous allons énumérer.

Des douleurs vagues, des crampes, des contractures, se produisent avec la plus grande facilité chez les sujets arthritiques. On observe fréquemment des congestions cérébrales répétées, des formications dans les membres, des troubles de la vue, des angines, des coryzas remarquables par leur durée et par l'abondance de leurs sécrétions qui enflamment les parois de l'arrière-bouche. Un accident qui se montre souvent, c'est la dyspepsie, qui diffère beaucoup de celle qui est symptomatique de la dartre : la dyspepsie arthritique s'accompagne de chaleur à l'épigastre, de pyrosis et de constriction de l'œsophage.

De temps en temps, il existe du prurit général ou limité à certaines régions. Le prurit localisé à l'anus, aux narines, aux parties génitales, présente une plus grande valeur que celui qui est étendu à toute la surface du corps. La fissure anale, avec constriction spasmodique du sphincter, coïncide souvent avec le prurit anal.

d. *Troisième période*.—Dans cette période, les affections articulaires se généralisent et deviennent fixes ; c'est alors qu'on voit autour des jointures des dépôts de matière tophacée. Les lésions articulaires peuvent revêtir un caractère de gravité plus grand ; on observe quelquefois la destruction des cartilages, l'ankylose ou la pseudo-ankylose, et même la carie des os. Pendant l'existence de ces affections profondes, la peau reprend ses caractères normaux.

Dans la forme herpétique de l'arthritis, les accidents sont peu nombreux du côté des articulations; mais alors des désordres graves se produisent vers les viscères.

e. *Quatrième période.* — Dans la dernière période de la maladie constitutionnelle que nous étudions, on rencontre des affections viscérales graves et nombreuses.

Les affections organiques du cœur sont presque toujours de nature arthritique. M. Senac, dans sa thèse inaugurale (1859), rattache toutes les affections organiques du cœur à deux maladies ; la diathèse arthritique et la diathèse herpétique.

Au nombre des manifestations de l'arthritis, il faut placer certaines congestions et apoplexies, l'asthme catarrhal, différentes lésions du foie et des reins. Quant à la cataracte, aux calculs biliaires et aux calculs rénaux, malgré la fréquence de leur production dans le cours de l'arthritis, je ne puis les regarder que comme des complications, et non comme des affections propres de la maladie constitutionnelle.

La cirrhose, le cancer du foie, celui de l'estomac, la gastrite chronique, le cancer de l'utérus, des ovaires, surviennent souvent comme affections ultimes de l'arthritis.

Les diathèses anévrysmale et variqueuse, qu'on rencontre assez souvent dans le cours de l'arthritis, ne font pas partie de cette maladie constitutionnelle ; elles sont des complications qu'on observe fréquemment.

Formes de l'arthritis. — Nous admettons cinq formes dans l'arthritis :

1° Une *forme bénigne*, caractérisée par la bénignité des accidents;

2° Une *forme commune*, qui est celle qu'on trouve le plus souvent; elle présente des affections à marche moins rapide, mais plus grave que dans la forme précédente;

3° Une *forme maligne*, dont les affections ont une gravité insolite; les lésions organiques viscérales se montrent prématurément;

4° Une *forme fixe primitive*, qui est caractérisée par la localisation du rhumatisme ou de la goutte sur une ou plusieurs articulations, et qui se borne à cette seule manifestation;

5° Une *forme herpétique*, qui est une forme fixe primitive dans laquelle toutes les affections se montrent sur la peau et sur les muqueuses, tandis que les articulations sont respectées par la maladie.

§ III.— Symptômes propres de la dartre.

Définition. — La dartre est une maladie constitutionnelle, à longues périodes, à marche lente, continue ou intermittente, non contagieuse, constituée par des affections spéciales, qui ont pour siége les membranes tégumentaires, les nerfs, les viscères, et caractérisée par la fréquence des récidives et la persistance des manifestations cutanées.

a. *Prodromes.*—Chez les sujets prédisposés à la dartre, la transpiration est rare et peu abondante. La peau est souvent le siége de démangeaisons et d'affections pathogéniques qui se montrent avec la plus grande facilité : ainsi des éruptions variées et éphémères seront occasionnées par l'ingestion de certains aliments, comme le homard, les écrevisses, la moule, etc., ou par l'excès des boissons alcooliques. Nous signalerons la maigreur, qui est un état presque constant. Sous ce rapport, le dartreux est loin de ressembler au sujet arthritique, qui est, au contraire, remarquable par un embonpoint plus ou moins considérable. La diathèse herpétique s'annonce encore par des névroses diverses : la gastralgie, la névralgie des espaces intercostaux ou des autres régions, la migraine franche, caractérisée par des douleurs lancinantes et des vomissements. Le dartreux présente ordinairement un caractère irascible et porté à la mélancolie.

Tels sont les phénomènes qui doivent être considérés comme les signes précurseurs de la dartre ; celle-ci pourra se manifester, dans un temps plus ou moins éloigné, par des affections spéciales, dont nous allons étudier les différents caractères.

b. Première période. — Nous signalerons, en premier lieu, les pseudo-exanthèmes que nous avons décrits depuis longtemps : la roséole, l'urticaire, le zona, le pityriasis rubra aigu, l'herpès et la fièvre bulleuse ou pemphigus aigu. Ces affections ne sont pas propres à la dartre ; elles peuvent être encore idiopathiques ou arthritiques. La première question à s'adresser ici consiste à se demander s'il existe des caractères propres aux pseudo-exanthèmes dartreux et arthritiques.

L'urticaire arthritique apparaît et augmente sous l'influence du froid, diminue et disparaît à la chaleur du lit, s'accompagne de cuisson, de picotements, et subit l'influence des variations de température. A ces caractères on peut opposer ceux de l'urticaire dartreuse : apparition sous l'influence des émotions morales, augmentation de l'éruption par la chaleur et démangeaisons très vives. Le zona dartreux est précédé, accompagné et suivi de douleurs lancinantes, intenses, ayant leur siège dans les nerfs et persistant souvent après la disparition de l'éruption. Le zona arthritique présente une douleur dont les caractères sont bien différents; elle est continue, plus sourde, d'une durée moins longue, et réside dans les muscles. Le premier existe dans l'âge mûr ou la vieillesse, le second dans l'enfance ou l'âge adulte. Il y a donc quelques différences dans les caractères des pseudo-exanthèmes, suivant qu'ils appartiennent aux diathèses arthritique ou herpétique. Nous insisterons davantage sur ce sujet, lorsque nous étudierons les affections propres de la dartre et de l'arthritis.

Dans la première période, après les pseudo-exanthèmes viennent d'autres affections cutanées qui possèdent des caractères propres et sont conséquemment plus faciles à distinguer. L'eczéma est, à cette époque, une des herpétides les plus fréquentes; lorsqu'il siége au cuir chevelu chez l'enfant, il est souvent confondu avec l'impétigo ou l'eczéma scrofuleux, collectivement décrits sous le nom de *gourmes*. Cependant, l'eczéma dartreux présente chez l'enfant les mêmes symptômes objectifs que chez l'adulte ou le vieillard : démangeaisons très vives, sécrétion séro-plastique abondante, croûtes jaunes, ou brunes si elles renferment du sang résultant du grattage, absence d'adénopathie, de kératite, etc. Dans l'eczéma scrofuleux, nous trouvons d'autres caractères : démangeaisons peu vives ou nulles, sécrétion séro-purulente, croûtes épaisses et jaunâtres ou verdâtres, ophthalmies et otites strumeuses. Pendant l'année, nous avons eu l'occasion d'observer, chez un enfant de trois ans, un exemple évident d'eczéma dartreux qui existait sur le cuir chevelu, la face, plusieurs parties du tronc et les membres. On voyait çà et là des plaques rouges couvertes d'un liquide clair et visqueux, des croûtes jaunes ou brunâtres, des déchirures de la peau et des traînées noirâtres qui attestaient l'existence d'un prurit très intense; on ne trouvait ni ophthalmies, ni engorgements ganglionnaires, ni aucune affection scrofuleuse. Il faut noter l'absence d'adénopathie dans cet eczéma qui durait depuis plusieurs mois, et quelques antécédents importants ; ainsi le père du petit malade est tourmenté par des migraines, des éruptions boutonneuses et des démangeaisons atroces qui mettent obstacle au sommeil.

Dès les premières manifestations de la diathèse herpétique, les muqueuses présentent un certain nombre d'affections : c'est ainsi qu'on peut trouver des ophthalmies légères avec prurit du bord libre des paupières, des attaques répétées de coryza accompagné d'angine granuleuse, des diarrhées glaireuses, des bronchites, des leucorrhées ou des blennorrhées se montrant ordinairement à la puberté et quelquefois dans l'enfance.

Pendant la première période de la dartre, les phénomènes sympathiques sont peu nombreux et n'ont aucune importance. Nous pourrons constater l'existence d'un léger mouvement fébrile dans les angines et les pseudo-exanthèmes, ou l'insomnie qui est occasionnée de temps en temps par des démangeaisons plus ou moins intenses. Ainsi, la santé ne semble pas altérée durant les manifestations précoces de la diathèse herpétique.

c. *Deuxième période.* — Les affections revêtent des caractères qui ne permettent plus de les méconnaître; elles sont à la fois plus étendues, plus fixes et plus exposées à la récidive. Elles peuvent se montrer sur une ou plusieurs des parties suivantes : 1° sur les téguments externes; 2° sur les téguments internes; 3° sur le système nerveux ; 4° sur le système séro-cellulaire. Les affections de la peau se présentent sous deux états différents dont il faut tenir compte, soit pour le pronostic, soit pour le traitement.

Dans un premier cas, la dartre est caractérisée par l'existence de squames ou papules, et l'absence de sécrétion humide : psoriasis, pityriasis, lichen, etc. Ces herpétides sèches ont une longue durée et exigent un traitement énergique. Les dartres qui se montrent dans le second état, s'accompagnent au contraire d'une sécrétion séreuse ou séro-purulente plus ou moins abondante : l'eczéma, l'impétigo dartreux ou mélitagre, etc. Ces dartres, qu'on peut appeler herpétides humides, disparaissent plus facilement que les herpétides sèches, mais elles offrent aussi des récidives plus fréquentes. Elles ont pour caractère de se transformer souvent de l'une dans l'autre, de donner lieu quelquefois, par leur suppression trop prompte, à des métastases sur le tissu cellulaire ou les muqueuses; enfin elles amènent l'état cachectique plus rapidement que les herpétides sèches, dont le pronostic sous tous les rapports offre de moindres dangers.

Les affections des membranes muqueuses, telles que les catarrhes pituiteux, les blennorrhées ou les leucorrhées, les diarrhées rebelles, qu'on observe dans la seconde période de la dartre, ne sont pas moins graves que les herpétides précédentes. En effet, nous savons et nous voyons tous les jours quelles difficultés on rencontre dans le traitement curatif de ces différentes affections!

Comme manifestations dartreuses sur le système nerveux, je signalerai les névralgies franches avec élancements : névralgie intercostale, cubitale, sciatique, etc.

Le grand sympathique lui-même peut être affecté ; ainsi il

n'est pas rare d'observer des coliques sèches, des douleurs névralgiques utérines et lombaires chez la femme.

Vers la fin de la seconde période apparaissent les affections du tissu cellulaire ou séreux, et l'on peut voir l'anasarque, l'ascite, l'hydropéricarde ou d'autres hydropisies. Ces collections de sérosité ont pour caractère de se résorber rapidement, et souvent d'alterner avec les affections de la peau ou des muqueuses.

Dans l'énumération des signes prodromiques de la dartre, nous avons signalé l'irascibilité ou la mélancolie. Dans la seconde période, les désordres intellectuels sont plus considérables; ils peuvent aller jusqu'à l'aliénation mentale, qui, toutefois, se rencontre plus souvent dans la période suivante.

d. *Troisième période.* — Les herpétides tendent à envahir toute l'étendue de la peau et à devenir fixes; elles ne disparaissent généralement que sous l'influence des moyens appropriés. Cependant elles entraînent fréquemment par leur disparition diverses affections métastatiques, même après avoir été combattues par un traitement rationnel. On a vu maintes fois survenir à la suite de la guérison des dartres étendues, l'ascite, l'hydropéricarde, l'œdème pulmonaire, l'apoplexie séreuse ou l'aliénation mentale. D'autres fois nous avons observé quelques herpétides coexistant ou alternant avec une névralgie périodique, des accès d'asthme, des vomissements, un ictère, des catarrhes pulmonaires ou vésicaux.

Nous pouvons nous résumer en disant que, dans la troisième période, nous trouvons des herpétides qui tendent à se généraliser, et des affections viscérales nombreuses dont la disparition peut encore être obtenue.

e. *Quatrième période.* — Les herpétides couvrent toute

la surface du corps, qu'elles n'abandonnent plus d'une façon complète; elles se transforment et se confondent à tel point qu'il est souvent impossible de reconnaître la lésion primitive.

On observe un amaigrissement extrême qui est quelquefois masqué par une infiltration du tissu cellulaire : la peau plissée, accolée aux os, couverte de squames, de croûtes et d'exsudats inflammatoires, est le siége d'une sécrétion abondante qui contribue à épuiser le malade. Souvent les organes internes ont subi une atteinte profonde ; tantôt on reconnaît les signes évidents d'un cancer de l'estomac, du foie, des ovaires ou de l'utérus, tantôt les accès d'asthme se rapprochent et ne laissent aucun repos au malade. Enfin l'agonie se déclare et la mort ne tarde pas à survenir.

En effet, lorsque la dartre est arrivée à cette période, elle marche nécessairement vers une terminaison fatale.

Nous devons nous demander comment nous distinguerons, des lésions viscérales de la scrofule et de la syphilis, celles qui sont symptomatiques de la diathèse herpétique. En ce moment, nous ne possédons pas les éléments suffisants pour répondre à cette question intéressante; mais je suis convaincu qu'en donnant une bonne direction aux recherches ultérieures, on arrivera à connaître les caractères anatomiques et nosographiques des cancers dartreux, arthritiques, scrofuleux et syphilitiques.

Formes ou modifications de la dartre. — Dans la dartre, comme dans les autres maladies constitutionnelles, nous reconnaissons quatre formes : 1° *la forme commune*, 2° *la forme bénigne*, 3° *la forme maligne*, 4° *la forme fixe primitive*.

La *forme bénigne* est caractérisée par la simplicité et la courte durée des affections des quatre périodes.

La *forme maligne* est remarquable par la gravité et l'évolution rapide des affections. Ainsi, dès le début, les herpétides arrivent à se généraliser ; les lésions viscérales se montrent bientôt avec une marche foudroyante, et la mort vient terminer la maladie d'une manière aussi prompte qu'inattendue.

La *forme fixe primitive* n'est pas rare, et, disons-le, elle est loin de présenter la même gravité que la forme précédente. Elle est souvent constituée par le psoriasis ou l'une des autres herpétides sèches, que nous avons considérées comme étant moins dangereuses que les dartres humides.

La *forme commune* est la plus fréquente. Ses affections ne sont ni aussi simples que celles de la forme bénigne, ni aussi graves que celles de la forme maligne, caractérisée le plus souvent par des dégénérescences fibreuses ou cancéreuses des organes internes.

§ IV. — Symptômes communs ou généraux.

Nous examinerons les phénomènes communs dans la dartre et l'arthritis, à deux époques de ces maladies constitutionnelles. Pendant une première époque, marquée par une sorte d'intermittence entre les manifestations morbides, les phénomènes communs paraissent indépendants les uns des autres ; dans une seconde époque, il s'établit une sorte de solidarité entre eux, comme cette solidarité existe entre les affections elles-mêmes.

a. *Première époque.* — La santé générale semble parfaite dans les intervalles qui séparent l'apparition des différentes affections ; la maladie ne se traduit, pour ainsi dire, que par l'état local.

Cependant on observe, dans un grand nombre de cas, quelques dérangements dans la santé ; les phénomènes que l'on rencontre peuvent être propres ou communs aux deux maladies constitutionnelles que nous étudions.

1° *Symptômes communs à l'arthritis et à la dartre.*—Un accident fréquent de l'arthritis et de la dartre, c'est la dyspepsie qui offre des caractères différents, suivant qu'elle appartient à l'une ou à l'autre de ces maladies. Si la dyspepsie s'accompagne de pyrosis, de constriction œsophagienne et subit l'influence des variations de température, elle est arthritique. Celle qui est de nature herpétique a pour caractères de présenter des douleurs vives, lancinantes, ou térébrantes, d'être produite et augmentée par les émotions morales.

La migraine est une affection qu'on peut aussi rencontrer dans l'arthritis et la dartre. La céphalalgie arthritique se manifeste par une lourdeur ou une pesanteur de la tête, par des tintements d'oreille et des éblouissements. Au contraire, la migraine dartreuse présente une douleur vive, lancinante, limitée à la moitié du crâne (hémicrânie), ou à une partie de la tête, le front, les tempes, etc., souvent précédée de fourmillements et de sensations diverses dans une région voisine; enfin, cette affection est encore caractérisée par des nausées et des vomissements, dont l'apparition annonce généralement la terminaison des accidents névralgiques.

On peut trouver, dans les deux diathèses arthritique et herpétique, des troubles semblables dans les fonctions génitales.

Rien n'est plus commun que de rencontrer dans ces maladies le prurit des parties sexuelles. Ce symptôme provoque parfois des pertes séminales, qu'il ne faut pas rapporter à une dépression des forces, ni considérer comme une conséquence immédiate de la maladie constitutionnelle.

Voilà les phénomènes que l'on peut dire communs à la dartre et à l'arthritis, quoiqu'ils présentent déjà un certain nombre de caractères propres à en établir la nature. Il nous reste à étudier d'autres symptômes généraux, qui appartiennent en particulier à chacune des diathèses dartreuse et arthritique, et qui sont plus faciles à reconnaître.

2° *Phénomènes généraux propres à la dartre et à l'arthritis*. — Dans la première maladie la transpiration est difficile et rare, dans la seconde elle est abondante et fréquente : l'une présente une coloration variée des téguments externes, due à la présence des produits excrétés ; dans l'autre, on trouve parfois des plaques de vitiligo sur différentes parties de la peau. Dans la dartre, les urines se troublent rapidement après leur émission et contiennent beaucoup de phosphates ; dans l'arthritis, elles sont peu abondantes, rouges, chargées d'urée et d'acide urique. Chez l'arthritique, la nutrition subit des atteintes peu sensibles, et souvent l'embonpoint persiste jusqu'aux périodes avancées de la maladie ; chez le dartreux, on trouve de bonne heure l'amaigrissement, qui fait plus tard des progrès très rapides. Enfin, je signalerai un dernier phénomène, la chute prématurée des cheveux, qui existe fréquemment dans l'arthritis, et que l'on n'observe pas dans la dartre.

b. *Seconde époque*. — On donne le nom de cachexie à cette époque des maladies constitutionnelles. Les phénomènes qui la composent sont placés dans une sorte d'équilibre qui fait augmenter l'un, quand l'autre vient à diminuer ; ils sont l'expression directe de la maladie parvenue à son dernier période. Nous allons les passer en revue dans l'arthritis et la dartre.

Dans l'arthritis, les affections ont quitté la peau qui a repris l'état normal; dans la dartre, cette membrane tégumentaire est couverte de squames, de croûtes et d'exsudats inflammatoires.

L'émaciation se montre dans les deux maladies, mais elle est plus prononcée dans la diathèse herpétique. De part et d'autre, elle peut être masquée par une infiltration séreuse du tissu cellulaire; mais celle-ci, due souvent à la métastase des affections cutanées, disparaît et reparaît dans la dartre plus promptement que l'hydropisie causée, dans l'arthritis, par des lésions cardiaques ou vasculaires. Ces mêmes lésions déterminent souvent des troubles de la circulation.

La température du corps est plus élevée dans la diathèse herpétique que dans l'arthritis. Cette dernière présente une dépression des forces plus considérable dès ses premières manifestations.

Dans la dartre, on rencontre la mélancolie et quelquefois une exaltation cérébrale qui peut aller jusqu'à la folie; dans l'arthritis, on observe la démence et le délire qui se montrent souvent à la suite des congestions cérébrales répétées, des apoplexies et des ramollissements.

L'albuminurie est une affection commune aux deux maladies, mais elle n'est qu'un symptôme passager.

La diarrhée colliquative, l'anorexie sont presque constantes dans la dernière période de la dartre; elles manquent ou sont très-rares pendant l'existence des affections avancées de l'arthritis.

La fièvre hectique, dans l'arthritis, est peu marquée et continue; celle qu'on observe dans la cachexie dartreuse, peut se montrer sous les différents types des fièvres intermittentes, et ne devient continue que pendant les derniers temps de la quatrième période.

Il n'est pas jusqu'à l'agonie, dont le mode ne soit différent dans les deux maladies constitutionelles. Dans l'arthritis, la dypsnée est le symptôme prédominant : les malades sont emportés, soit par des apoplexies et des catarrhes pulmonaires, soit par des congestions cérébrales. Au contraire, l'agonie n'a pas toujours le temps de se déclarer chez les dartreux, qui succombent souvent à une syncope ou à une apoplexie nerveuse.

Les phlegmasies ultimes sont beaucoup plus fréquentes dans l'arthritis, qui se complique dans un assez grand nombre de cas, de péricardite, de pleurésie et de la formation de caillots dans le cœur ou les autres organes vasculaires.

Anatomie pathologique. — Déjà nous avons dit que nous ne connaissions pas les caractères anatomiques propres des lésions viscérales arthritiques et dartreuses. Espérons que, dans un avenir prochain, des recherches nouvelles nous dévoileront ce qui est encore mystérieux pour nous dans l'histoire des lésions viscérales des maladies constitutionnelles.

CHAPITRE II.

ÉTIOLOGIE DES MALADIES CONSTITUTIONNELLES.

Nous avons à examiner deux ordres de causes : 1° la cause interne ou prédisposition, 2° les conditions extérieures ou propres à l'individu, qui favorisent le développement de la maladie. Quand nous aurons élucidé ces deux questions, une troisième se présentera naturellement, c'est la question pathogénique, qui comporte la solution des problèmes suivants : 1° faire connaître la nature de la maladie, 2° démontrer l'existence de l'unité pathologique, 3° déterminer la place que la maladie doit occuper dans le cadre nosologique.

§ I. — **Prédisposition ou cause interne.**

J'admets la prédisposition dans toutes les maladies. Je lui reconnais trois modes d'action, et de cette manière il existe : 1° une prédisposition spontanée, 2° une prédisposition héréditaire, 3° une prédisposition éveillée par la contagion.

Si une maladie est transmise par les aïeux ou les parents plus proches, elle se développe sous l'influence de la cause interne appelée *prédisposition héréditaire*. Les diathèses qui présentent ce mode de développement sont dites *diathèses héréditaires* : la scrofule, la dartre et l'arthritis sont très souvent des maladies héréditaires.

Si une maladie, la scrofule, la dartre, etc., se manifeste chez un sujet dont les parents n'ont pas présenté ce même état morbide, elle dépend de la prédisposition spontanée. Celle-ci naît avec l'organisme, et n'attend qu'une cause occasionnelle pour se traduire par une maladie qui aura ses évolutions successives.

Enfin, la contagion est le troisième mode de transmission des maladies. Dans ce cas, je reconnais encore l'existence d'une cause interne, nécessaire au développement de l'état morbide. Dans les maladies contagieuses, la syphilis, la variole, etc., les virus ou autres agents ne sont que des causes déterminantes dont l'action serait impuissante à développer la maladie, s'il n'existait préalablement une cause interne ou prédisposition.

Examinons successivement chacune de ces causes internes ou prédispositions.

1° *Hérédité.* — L'hérédité ou la prédisposition héréditaire ne saurait être mise en doute par personne : elle s'exerce directement des parents aux enfants, ou bien elle saute une génération. Elle a ordinairement un mode d'action croisé : le fils apporte en naissant la prédisposition aux maladies maternelles, la fille hérite des maladies paternelles. Plusieurs diathèses héréditaires peuvent se montrer chez le même sujet : la scrofule et l'arthritis, la dartre et la scrofule existent souvent d'une manière simultanée. Tantôt les deux maladies sont transmises par le même parent, tantôt l'une est donnée par le père, et l'autre par la mère.

L'hérédité est certainement le mode de transmission le plus fréquent dans les maladies constitutionnelles. Si son existence n'est pas plus souvent constatée, il faudra quelquefois s'en prendre à l'ignorance des observateurs, qui méconnaissent, par exemple, les relations de nature entre la tumeur blanche et la phthisie, entre les dartres et les névralgies.

L'hérédité a-t-elle le pouvoir de transformer les maladies? La syphilis peut-elle engendrer la scrofule? Selon nous, les unités pathologiques ne s'altèrent et ne se transforment pas plus par l'hérédité, qu'elles ne s'altèrent ou ne se transforment par leur durée.

2° *Contagion.* — Les auteurs, qui ont cherché à pénétrer l'essence de la contagion, ont admis plusieurs hypothèses sur lesquelles il faut donner des explications. Ainsi, ils ont institué un *virus*, un *agent toxique*, qui contient tous les éléments de la maladie et qui se multiplie par une sorte de *fermentation*. Mais pourquoi ne tiendrait-on aucun compte de l'organisme, dont le rôle actif nous est démontré tous les jours ? Ne voyons-nous pas à chaque instant des sujets résister à l'action des virus ou des agents contagieux ? Nous croyons que, s'il est nécessaire de reconnaître l'action des virus, il faut admettre préalablement une cause ou prédisposition interne, sans laquelle la maladie ne saurait se produire. Pour nous, le virus n'est pas plus un agent toxique qu'un ferment ; c'est une cause déterminante spéciale qui, pour déterminer l'état morbide, a besoin d'un terrain favorable sans lequel elle reste impuissante.

3° *Prédisposition spontanée.* — Si une maladie n'est ni héréditaire, ni contagieuse, on admet qu'elle est spontanée, c'est-à-dire qu'elle se développe sous la seule influence de la cause interne.

De tout ce qui précède, il résulte qu'il n'existe pas de diathèses acquises : une diathèse dépend toujours d'une prédisposition héréditaire, d'une prédisposition spontanée, ou d'une prédisposition mise en action par une cause spéciale, l'agent contagieux.

§ II. — Conditions extérieures ou propres à l'individu, qui favorisent le développement de la maladie.

Les causes qui résultent des conditions extérieures sont les causes *déterminantes* et *prédisposantes*. Il faut bien se garder de confondre ces dernières avec la prédisposition ou cause interne. On peut ranger ces deux ordres de causes dans trois catégories : 1° influences physiologiques, 2° influences pathologiques, 3° influences hygiéniques.

a. *Influences physiologiques.*—Nous étudierons successivement l'influence de l'âge, du sexe, du tempérament et des révolutions physiologiques, telles que la puberté, l'âge critique, sur le développement et l'aspect des maladies constitutionnelles.

Age. — L'âge exerce une certaine influence sur les manifestations diathésiques : ainsi, le zona qui apparaît dans l'enfance est arthritique, celui qui se montre dans l'âge mûr ou la vieillesse est herpétique. Dans l'enfance, la scrofule est plus fréquente que la dartre et l'arthritis.

Sexe. — La dartre semble plus commune chez la femme, et l'arthritis chez l'homme. Cependant j'avoue que cette proposition aurait besoin d'être appuyée sur un plus grand nombre de faits, pour être admise comme une vérité incontestable. Le sexe exerce encore une influence sur les formes des affections : les dartres humides sont plus fréquentes chez la femme, et les dartres sèches se remarquent plus souvent chez l'homme.

Les névralgies franches et les migraines appartiennent particulièrement au sexe féminin, dans lequel on observerait aussi plus souvent la transformation des affections.

Tempérament, constitution. — Les éruptions dartreuses se développent de préférence chez les sujets qui ont une constitution sèche et le tempérament bilieux ou nerveux. Dans l'arthritis, on rencontre le plus ordinairement une constitution forte avec prédominance du système musculaire et adipeux, et le tempérament lymphatico-sanguin. Cependant nous n'accordons point au tempérament, dans la production des maladies, une importance aussi grande qu'on le fait généralement ; il n'en existe pas un seul qu'on ne puisse trouver dans toutes les maladies constitutionnelles.

Mais si, dans la détermination des maladies, les tempéraments n'ont pas toute l'influence qu'on leur a reconnue, on ne saurait leur refuser une certaine action dans la production des formes des affections. En effet, les éruptions acnéiques, pustuleuses et vésiculeuses se montrent habituellement dans le tempérament lymphatique, les affections érythémateuses et tuberculeuses dans le tempérament sanguin, celles qui sont bulleuses dans le tempérament bilieux, enfin les névralgies arthritique et herpétiques, les éruptions papuleuses dans le tempérament nerveux.

Révolutions physiologiques. — Les révolutions physiologiques ont une influence évidente sur la production et l'aspect des affections constitutionnelles. Ainsi, les gourmes apparaissent ordinairement à l'époque de la première dentition, la couperose est fréquente à la puberté et à l'âge critique. Pendant la grossesse et l'allaitement, on observe souvent des éruptions, qui étaient désignées autrefois sous le nom de *dartres laiteuses*.

b. *Influences pathologiques*. — La dysménorrhée, l'aménorrhée, les hémorrhoïdes, la constipation sont plutôt des effets que des causes de maladies. Mais il est une classe d'affections qui peuvent jouer le rôle de causes déterminantes dans la production des maladies constitutionnelles : je veux nommer les affections parasitaires.

Les dartreux des hôpitaux accusent presque toujours la gale, comme étant le point de départ de leur affection. Ils n'ont pas tort complétement ; les parasites sont souvent des causes occasionnelles qui font éclater des diathèses latentes. De la même façon agiront quelquefois l'érythème produit artificiellement par la sueur ou la malpropreté, certaines maladies spontanées, comme les fièvres éruptives et autres maladies *totius substantiæ*.

c. *Influences hygiéniques, ou influences communes exercées par le milieu qui entoure le malade.* — Des excès de table, l'usage de certains ingesta (moule, homard, café, boissons alcooliques, etc.), déterminent souvent des manifestations cutanées.

Les localisations et les formes des affections constitutionnelles sont influencées d'une manière évidente par les applicata et les circumfusa, comme la chaleur, le froid, les variations de température, le retour des saisons, les phénomènes météorologiques, etc.

Les professions sont importantes à considérer dans leurs rapports avec les affections diathésiques. On sait que les épiciers, les boulangers, dont les mains sont continuellement irritées par différentes substances, sont sujets à une forme particulière de dartres qui disparaissent facilement par le simple repos, à moins que la diathèse ne soit déjà parvenue à une période avancée.

Les émotions morales (percepta) occasionnent fréquemment des éruptions cutanées de nature herpétique.

§ III. — Pathogénie.

Les anciens, recherchant avec ardeur et ne pouvant pénétrer l'essence de la maladie, avaient créé les *virus* et les *vices*, qu'ils considéraient comme les causes premières des états morbides. Mais le virus syphilitique, les vices herpétique et arthritique ne sont pas plus connus dans leur nature, que la syphilis, l'arthritis et la dartre, dont ils sont les causes productrices. On voit donc que la question proposée par les premiers auteurs n'a reçu qu'une solution illusoire; celle-ci, pour être complète, exigerait la connaissance intime des virus et des vices qui furent admis à titre de simples hypothèses. Cependant ces hypothèses avaient un mérite, celui de conserver intactes les unités pathologiques. Plus tard, elles furent remplacées par une autre hypothèse, la diathèse, qui ne peut nous expliquer davantage la nature des maladies. Nous ne reviendrons pas ici, sur ce que nous avons dit des diathèses dans les considérations générales.

La science moderne a tout à fait abandonné la recherche des essences morbides, pour ne s'occuper que des rapports des affections. Aussi, toutes les questions de nature consistent aujourd'hui à limiter et à classer les unités pathologiques.

Quelles sont les preuves de l'unité pathologique? Elles ne résident pas dans l'existence des *virus* ou des *vices*, dont nous ignorons complétement la nature. L'observation seule peut nous conduire à la détermination de l'unité pathologique. En effet, elle nous montre la relation des affections d'un système anatomique avec celles des autres systèmes; elle nous fait connaître les caractères objectifs propres aux différents groupes de ces affections; enfin elle nous indique le médicament sous l'influence duquel les phénomènes morbides disparaîtront, quels que soient leur siége et leur mode pathogénique. Ainsi, l'étude du malade et l'observation doivent guider le vrai nosologiste pour limiter et classer les maladies par une méthode simple et naturelle. Si l'on part de la physiologie ou de l'anatomie pathologique, on ne considère que des lésions, des symptômes et des affections, dont on fait autant de maladies; on arrive à démembrer l'unité morbide.

Cette doctrine traditionnelle démontre-t-elle l'existence de la dartre et de l'arthritis? Nous répondons par l'affirmative. En effet, les affections dartreuses coïncidentes ou successives disparaissent sous l'influence des préparations arsenicales, tandis que les manifestations arthritiques guérissent par l'administration des alcalins. D'un autre côté, nous reconnaissons des groupes d'affections qui présentent des relations invariables, des caractères objectifs propres et une évolution particulière dans chacune des diathèses.

Il reste à nous demander quelle place occupent dans le cadre nosologique la dartre et l'arthritis. La multiplicité des lésions et des symptômes, les longs intervalles qui séparent quelquefois les périodes, la durée de ces dernières, font ranger ces deux états morbides dans la classe des maladies constitutionnelles. Nous ne saurions nous dissimuler que le terme *maladie constitutionnelle*, employé pour désigner une classe dans le cadre nosologique, est défectueux, en ce sens que la plupart des maladies chroniques finissent par attaquer la constitution. Mais il suffit de donner une définition précise de l'expression dont on se sert, comme nous l'avons fait pour le cas présent dans les considérations générales.

L'arthritis peut être placée à côté de la scrofule et de la syphilis, avec lesquelles elle présente quelque analogie. Ces trois maladies sont caractérisées par des affections cutanées exemptes du prurit propre à la dartre, devant disparaître dans la quatrième période, par des affections osseuses et par un produit morbide particulier dans chacune d'elles : le tubercule dans la scrofule, la gomme dans la syphilis et le tophus articulaire dans l'arthritis.

La dartre se rapproche, par l'ensemble de ses caractères, des maladies constitutionnelles lèpre, scorbut et pellagre. Ni les unes ni les autres ne possèdent un produit morbide particulier. On trouve des phénomènes nerveux variés : des névralgies dans la dartre, l'anesthésie dans la lèpre, et des accidents cérébraux dans la pellagre. La peau est pendant longtemps le siège d'affections propres : le dartreux est couvert de squames et d'exsudats, les altérations cutanées se prononcent davantage dans la pellagre et le scorbut, à mesure que la maladie avance vers la terminaison fatale.

CHAPITRE III.

SÉMÉIOTIQUE.

§ I. — Diagnostic.

La séméiotique de l'arthritis et de la dartre comprend le diagnostic et le pronostic. Je ne m'attacherai pas à vous montrer toute l'importance du diagnostic, à propos de ces maladies constitutionnelles. Vous savez que, sans diagnostic, il ne peut exister qu'un traitement incertain et basé sur un empirisme aveugle.

Les éléments du diagnostic des maladies diathésiques sont empruntés à la nosographie, à l'étiologie et à la thérapeutique. En effet, la nosographie apprend la marche et l'évolution des affections de chaque système organique; par elle, on arrive aussi à la connaissance des caractères spécifiques, généraux et particuliers des affections constitutionnelles. L'étiologie peut éclairer le diagnostic par les renseignements utiles que donne l'examen de la constitution, de l'âge, de l'hérédité, de la profession, etc. Enfin, dans quelques cas obscurs, un traitement qui a été suivi de guérison, contribue pour sa part à indiquer la nature de l'affection.

Le diagnostic de la dartre et de l'arthritis consiste à reconnaître : 1° l'unité pathologique ; 2° les affections propres qu'on trouve sur les systèmes tégumentaire, nerveux, musculaire ou parenchymateux ; 3° le genre et la lésion élémentaire de l'affection.

Plus loin, quand nous décrirons les affections propres de la dartre et de l'arthritis, nous donnerons leurs caractères spécifiques, généraux et particuliers.

L'étude des éruptions communes et de la lésion élémentaire fait partie de la séméiotique cutanée, que j'ai déjà traitée à plusieurs reprises, et que vous devez connaître.

Quant à présent, je me bornerai à quelques remarques sur le diagnostic de la dartre et de l'arthritis, considérées comme unités pathologiques. Nous ferons d'abord le diagnostic différentiel de ces deux maladies constitutionnelles, puis nous chercherons à les distinguer des autres maladies constitutionnelles et des diathèses.

a. *Diagnostic différentiel de la dartre et de l'arthritis.* Ces deux maladies ont des caractères communs et des caractères propres.

1° *Caractères communs.* — Les diathèses arthritique et herpétique appartiennent au même groupe du cadre nosologique, se montrent à tous les âges et dans les deux sexes, sont héréditaires, mais non contagieuses. Elles ont une longue durée, et présentent des affections variées : des congestions, des inflammations, des hémorrhagies, des catarrhes, des névroses, etc. Enfin, toutes deux commencent par des accidents cutanés et aboutissent parfois à la dégénérescence cancéreuse.

2° *Caractères propres.* — Parmi les systèmes organiques, les uns, comme la peau, les muqueuses et les tissus parenchymateux, sont affectés dans l'arthritis et la dartre; les autres ne présentent des affections que dans l'une de ces maladies. Ainsi, dans la dartre, les cordons nerveux sont le siège d'une affection propre, la névralgie, qu'il ne faut pas confondre avec la rhumatalgie qui réside dans les muscles.

L'arthritis se manifeste d'une manière spéciale sur le système fibro-séreux, et possède comme affections propres le tophus et différentes lésions du cœur, à savoir : endocardite, rétrécissements, etc. On devra éviter de confondre l'asthme essentiel de nature dartreuse, et l'asthme catarrhal qui est un phénomène arthritique.

En considérant les manifestations de la dartre et de l'arthritis sur tous les systèmes en général, on trouve d'autres caractères différentiels. Dans les premières périodes, on peut opposer la fixité des arthritides à la mobilité des herpétides. Celles-ci se montrent indistinctement sur toutes les régions, et les autres se développent sur des lieux de prédilection, le cou, le visage, les mains, les parties génitales, les pieds, etc. La symétrie qui existe le plus souvent dans les éruptions dartreuses, manque le plus ordinairement dans les affections arthritiques. Les premières persistent dans la période ultime de la maladie, les secondes quittent la peau lorsque les lésions viscérales viennent à se déclarer. Dans la dartre, on trouve souvent les lésions élémentaires, telles qu'elles ont été décrites par Willan. Dans l'arthritis, on observe plus fréquemment certaines formes ou variétés, l'eczéma sec et nummulaire, le lichen circonscrit, etc., et des affections composées qui semblent participer primitivement de plusieurs lésions élémentaires : je citerai, comme exemple, le psoriasis arthritique qui emprunte ses caractères aux affections vésiculeuses et squameuses. Enfin, je donnerai un dernier signe différentiel des arthritides et des herpétides ; celles-ci guérissent sans produire de cicatrices, celles-là peuvent en laisser. Toutefois, ajoutons que la grande majorité des affections arthritiques ne produisent aucune cicatrice.

b. *Diagnostic différentiel entre la dartre et l'arthritis, et entre les diathèses ou les maladies constitutionnelles.*
— La scrofule sera facilement distinguée de l'arthritis et de la dartre par les caractères objectifs de ses affections, et par une affection qui lui est propre, l'adénopathie. Est-ce à dire que l'engorgement ganglionnaire ne se montre jamais dans l'arthritis et la dartre? Non, ces maladies ne sont pas exemptes d'adénopathies; mais celles-ci sont plus rares et ne sont jamais spontanées, étant toujours consécutives aux lésions cutanées.

La syphilis se reconnaîtra aussi aux symptômes propres de ses affections et à l'adénopathie spéciale qui lui appartient. En outre, elle est contagieuse, ce qui n'a pas lieu dans l'arthritis et la dartre.

Mais est-il toujours possible de distinguer ces deux maladies constitutionnelles de certaines diathèses? Les premières aboutissent souvent au cancer, et, d'un autre côté la diathèse cancéreuse présente le même produit morbide; à quels signes connaîtra-t-on la nature du cancer observé? Pour arriver au diagnostic de l'espèce du cancer, il faudra surtout s'appuyer sur l'évolution de la maladie. Dans la diathèse cancéreuse, le produit morbide existe dès le début; dans les maladies constitutionnelles, il est précédé d'un grand nombre d'affections, et n'apparaît que dans la période terminale. Un jour on aura peut-être des signes plus certains, fondés sur les caractères objectifs, pour différencier les cancers symptomatiques d'une diathèse, de ceux qui se montrent comme affections des maladies constitutionnelles. Mais en attendant, nous savons que le diagnostic précédent offre quelquefois des difficultés insurmontables, causées par la coexistence ou la présence successive, sur le même sujet, de différentes diathèses ou maladies constitutionnelles.

En effet, rien n'est plus fréquent que de trouver la scrofule dans l'enfance, et l'arthritis dans l'âge mûr ou la vieillesse. Il n'est pas rare de voir l'association de la dartre et de la scrofule, de cette dernière maladie et de la syphilis ; enfin il n'existe pas d'incompatibilité entre la dartre et l'arthritis.

Dans tous ces cas complexes, nous devons nous demander comment nous arriverons à établir l'origine des affections. Eh bien, nous apprendrons à quelle espèce morbide ces affections appartiennent en considérant leurs caractères objectifs, leurs rapports, et leur place dans l'évolution de la maladie.

Nous savons que les caractères objectifs et les rapports des phénomènes morbides contribuent pour une large part à donner la notion de l'unité pathologique.

D'un autre côté, il n'est pas moins important d'examiner la place qu'occupent les affections dans l'évolution de la maladie. Nous avons vu que les maladies constitutionnelles ne rétrogradent pas dans leur évolution, et qu'on peut les déclarer guéries quand elles ont parcouru leurs quatre périodes. Si donc, chez un malade qui a présenté autrefois des signes de scrofule à la troisième période (carie osseuse), vous constatez la présence d'un eczéma constitutionnel, vous pouvez affirmer que cet eczéma n'appartient pas à la scrofule, mais à la dartre ou à l'arthritis.

Lorsque les diathèses s'associent aux maladies constitutionnelles, le diagnostic est souvent très embarrassant, comme nous l'avons dit précédemment. C'est par l'étude attentive de l'étiologie et de l'évolution de la maladie que l'on parviendra à distinguer la diathèse, qui complique la maladie constitutionnelle.

Les diathèses calculeuse, anévrysmale, variqueuse et hémorrhagique s'observent souvent dans la dartre et l'arthritis ; elles doivent être considérées comme des complications et non comme des affections arthritiques ou herpétiques, dont elles ne possèdent aucun des caractères objectifs. D'ailleurs, elles n'ont aucune place assignée dans l'évolution des maladies qu'elles compliquent : elles se montrent tour à tour au début, au milieu ou à la fin des diathèses herpétique et arthritique.

§ II. — Pronostic.

L'arthritis et la dartre sont des maladies graves. Elles peuvent amener une mort presque subite par des congestions capillaires viscérales, par des phlegmasies intercurrentes de la poitrine ou de la tête ; si elles parcourent leur évolution, elles entraînent fréquemment des dégénérescences organiques qui sont toujours mortelles. Quand elles ne tuent pas, elles déterminent des accidents variés, prurit, douleurs, migraines, infirmités qui rendent souvent la vie odieuse au malade et le poussent quelquefois au suicide.

Les affections de ces maladies constitutionnelles sont d'autant plus graves qu'elles appartiennent à des périodes plus avancées.

Les herpétides sont plus fixes, plus persistantes à la troisième période qu'à la deuxième ; les arthritides sont limitées, n'ont pas de tendance à envahir toute la surface du corps, et présentent moins d'inconvénients que les affections articulaires, qui amènent souvent des déformations osseuses et même des ankyloses.

Cependant il ne faut pas exagérer la gravité trop réelle de l'arthritis et de la dartre. Leur évolution peut subir un temps d'arrêt; on voit alors un état presque stationnaire persister pendant de longues années. On observe également cet arrêt de développement dans la syphilis.

Lorsque les manifestations diathésiques cessent d'avoir lieu, la santé est parfaite, sauf quelques accidents qui constituent pour le malade de simples indispositions. Ainsi l'arthritique est tourmenté par des angines, des étourdissements, des céphalalgies et des douleurs musculaires erratiques; le dartreux présente des névralgies diverses, des catarrhes, du prurit qui existe même en l'absence de toute éruption.

La dyspepsie se rencontre avec des caractères différents dans les deux maladies. Néanmoins l'intégrité des fonctions digestives est conservée, et la santé semble parfaite aux yeux de ceux qui entourent le malade.

La maladie pourra se borner à ces simples accidents pendant plusieurs années; mais généralement elle finira par suivre son évolution, et le pronostic deviendra plus grave.

Est-ce à dire que la guérison de l'arthritis et de la dartre est impossible? Assurément non : elles se comportent comme toutes les autres maladies constitutionnelles, qui, lorsqu'elles ont parcouru leurs quatre périodes et que la thérapeutique est restée triomphante, sont considérées comme étant guéries. Le sujet est définitivement à l'abri de toutes les affections propres de la maladie. Toutefois, on ne doit pas se méprendre sur le sens de mes paroles. Si les récidives des maladies constitutionnelles n'existent pas, ou du moins sont très rares, il n'en est pas de même pour les affections qui se reproduisent fréquemment.

Lorsque vous avez fait disparaître par une thérapeutique sage les symptômes présents, ne vous hâtez pas de croire à la guérison de la maladie ; souvent vous n'aurez déterminé qu'un temps d'arrêt. N'est-ce pas ce qui arrive tous les jours dans la syphilis, quand on administre le mercure?

Comparées à la scrofule et à la syphilis, les maladies dartre et arthritis ne tiennent que le second rang par la gravité. La scrofule laisse souvent des cicatrices horribles, des mutilations des membres, la perte de quelques sens. La syphilis est plus facile à guérir ; mais souvent elle porte à la constitution une altération profonde, qui peut retentir sur les générations futures.

Comparées entre elles, elles présentent un genre de gravité différent. La dartre est généralement plus intolérable, plus rebelle au traitement, expose davantage au *tædium vitæ* et aux dégénérescences cancéreuses. L'arthritis entraîne plus souvent des obstacles à la locomotion, des affections organiques du cœur et des gros vaisseaux.

Dans la même maladie, le pronostic est variable, selon la forme, le siége, la durée, l'étendue des affections et la résistance qu'elles opposent au traitement. Nous reviendrons sur toutes ces questions, lorsque les éléments nous en seront fournis par l'étude des affections propres de la maladie. Cependant, nous pouvons dire que l'affection offre une gravité d'autant plus considérable qu'elle siége près des organes des sens, sur des parties exposées à la vue, qu'elle est plus ancienne et plus généralisée. Nous ajouterons encore une observation : c'est que l'affection, qui existe depuis longtemps sur un point, a chance d'y rester et de ne pas se porter sur les viscères. Il en résulte une indication thérapeutique, disons-le par anticipation, de ne toucher à cette affection qu'avec une extrême réserve. Il nous a été donné d'observer deux malades, où l'oubli de ce précepte thérapeutique a entraîné de fâcheux résultats.

Premier cas. — Un homme était atteint d'un eczéma généralisé, dont il désirait être débarrassé promptement; un traitement énergique est dirigé contre cette affection qui disparaît en quinze jours. Bientôt des accidents gastriques se montrent, et après quelques mois le malade meurt d'un cancer de l'estomac.

Deuxième cas. — Depuis longtemps une femme est en proie aux douleurs aiguës d'une fissure à l'anus et d'un rhumatisme articulaire fixe, pour lesquels elle avait infructueusement employé mille moyens. Un jour les affections disparaissent, sous l'influence d'un traitement hydrothérapique, à la grande satisfaction de la malade; mais des métrorrhagies abondantes ne tardent pas à se montrer, et par le toucher je constate l'existence d'un cancer énorme de l'utérus. Je fais appeler en consultation plusieurs médecins, les princes de la science, qui reconnaissent le cancer et le considèrent comme étant au-dessus des ressources de l'art. La mort ne devait pas être éloignée. Cependant la malade vit encore et ne paraît pas éprouver de grandes souffrances. Ce fait ne doit pas vous surprendre; depuis longtemps on a signalé la bénignité de certains cancers qui sont très graves en apparence. Nous avons dit qu'on ne connaissait pas encore le développement des cancers des maladies constitutionnelles, et nous avons recommandé à l'attention des observateurs l'étude de ce point important de pathologie.

CHAPITRE IV.

THÉRAPEUTIQUE GÉNÉRALE DES ARTHRITIDES ET DES HERPÉTIDES.

L'étude des maladies constitutionnelles n'aurait pas l'importance que nous lui accordons, si elle ne nous permettait d'arriver à une thérapeutique rationnelle, qui doit être le but constant de toutes nos recherches. Pinel semble avoir négligé ce précepte, lorsqu'il écrit : « *Une maladie étant donnée, trouver la place qu'elle occupe dans le cadre nosologique.* » La plupart des médecins contemporains ont imité Pinel, en attachant une plus grande importance à porter un diagnostic exact qu'à établir le traitement.

Toutes les maladies ne sont pas susceptibles d'une guérison radicale ; mais on peut chercher à modifier l'état pathologique, et quelquefois à prévenir une influence morbide qui paraît imminente. Le traitement sera *préventif* ou *préservatif*, si l'on cherche à prévenir le développement d'un état morbide ; il sera *curatif*, si l'on cherche et obtient la guérison de la maladie ; enfin il sera *palliatif*, si l'on n'arrive qu'à modifier avantageusement les symptômes observés.

§ I. — Traitement préventif ou préservatif.

Le traitement préventif a une grande importance, mais plusieurs causes en rendent l'application difficile. Et d'abord, les malades qui n'éprouvent que les signes précurseurs des maladies constitutionnelles, ne réclament pas nos soins pour des affections qu'on a l'habitude de considérer comme de simples indispositions ; puis, s'ils viennent demander nos conseils, ils se soumettent avec répugnance à un ordre de moyens préventifs, parce qu'ils ne croient pas au développement prochain d'affections plus graves. Vous n'aurez donc que rarement l'occasion d'appliquer en ville le traitement prophylactique, et vous ne le mettrez jamais en usage chez nos malades des hôpitaux. En effet, ceux-ci attendent toujours que l'affection soit déclarée pour demander leur admission à l'hôpital. Cependant il arrivera parfois que vous serez consultés sur le régime à suivre pour combattre certaines indispositions. C'est sur les légères affections, rangées au nombre des prodromes des maladies constitutionnelles, que vous baserez les indications à remplir.

Le traitement préventif consiste dans la soustraction des causes occasionnelles de la maladie et dans une sage application des règles de l'hygiène.

Moyens hygiéniques. — Le sujet prédisposé à l'arthritis portera de la flanelle, changera souvent de linge qui est fréquemment mouillé par la transpiration, évitera avec soin les variations de température. Il ne gardera pas une profession qui l'oblige à toucher des substances irritantes qui peuvent occasionner le développement de la diathèse. Souvent des épiciers, des boulangers, des teinturiers, portent sur les mains, les avant-bras, la poitrine ou la face, des affections rebelles qui disparaîtront facilement dès que le malade aura renoncé à ses occupations journalières. Vous prescrirez un régime doux, composé de légumes frais, de viandes blanches ; et vous défendrez les viandes noires, le gibier, en un mot, une nourriture trop azotée.

Dans la dartre, il importe d'éviter autant que possible les émotions morales qui sont des causes fréquentes d'éruption. Il faut aussi surveiller attentivement le régime du malade ; on proscrira le café, les alcooliques, les condiments et quelques aliments, tels que le homard, les écrevisses, les moules, etc., dont l'usage détermine souvent des affections éruptives.

Tel est le traitement préventif que l'on prescrit généralement dans l'arthritis et la dartre. Néanmoins, il existe encore une classe de moyens à la fois curatifs et prophylactiques sur lesquels on est quelquefois appelé à se prononcer. Les malades désireront se rendre aux eaux minérales, et demanderont qu'on leur indique la source qu'ils doivent choisir.

On ne saurait nier le profit réel que les malades atteints de diathèses retirent de l'emploi des eaux minéralisées; mais il faudra conseiller, contre chaque diathèse, les eaux qui lui sont applicables. Or, si vous consultez à ce sujet les travaux faits par les médecins des établissements thermaux, vous vous trouverez dans le plus grand embarras. Si l'on croit le médecin d'un de ces établissements, l'eau est efficace contre toutes les maladies. Ces assertions n'ont rien qui puisse étonner, et sont le résultat de la confusion qui existe entre l'affection et la maladie, ces deux termes étant considérés comme synonymes. Tant qu'on n'aura pas distingué l'affection de la maladie, et qu'on n'aura pas indiqué la nature de l'affection pour laquelle on emploie une classe d'eaux minérales, il n'y aura qu'incertitude dans l'administration de ces agents thérapeutiques si puissants; et, par exemple, on ne devra pas se contenter de préconiser les eaux sulfureuses et arsenicales contre l'eczéma, mais il faudra savoir si cette affection est scrofuleuse, herpétique ou arthritique.

En appliquant cette doctrine à l'examen des propriétés thérapeutiques des eaux minérales, je suis arrivé à reconnaître d'une manière générale : 1° que les eaux alcalines sont efficaces dans les affections arthritiques ; 2° qu'il faut adnistrer les eaux arsenicales dans les herpétides ; 3° enfin, que les eaux sulfureuses sont des agents énergiques contre les affections de nature scrofuleuse.

Dans l'arthritis cutanée, je recommande et j'emploie les eaux alcalines suivantes : celles de Vichy, de Vittel, de Luxeuil, de Contrexéville, du Mont-Dore, d'Ems, de Carlsbad, de Wiesbaden, etc. Les eaux sulfureuses ne peuvent être utiles que dans les cas où la diathèse arthritique se trouve associée à la diathèse scrofuleuse, ou a été précédée de scrofule, ce qui arrive encore assez fréquemment. Contre les dartres herpétiques, j'ordonne les eaux minérales qui renferment une certaine quantité d'arsenic : les eaux de Plombières, de la Bourboule. Dans la convalescence des arthritides et des herpétides, je conseille avec profit pour le malade, les eaux chlorurées sodiques légères, sulfatées sodiques et sulfatées calciques; dans les arthritides humides en voie de guérison, j'envoie le malade aux eaux d'Aix-la-Chapelle, de Néris ou de Bagnères-de-Bigorre.

Les eaux chlorurées sodiques légères, calciques, qui sont employées dans la convalescence des dartres arthritiques et herpétiques, pourraient aussi être données avec avantage dans le traitement préventif de la dartre et de l'arthritis.

Jusqu'ici nous avons à peine parlé des eaux sulfureuses : c'est que nous réservons les eaux thermo-sulfureuses pour combattre les affections scrofuleuses. Sur ce point, nous sommes loin d'être d'accord avec M. Durand-Fardel, qui considère la médication sulfureuse comme étant spécifique de l'herpétisme. Pour appuyer notre opinion, nous avons notre propre expérience et celle de plusieurs hydrologistes distingués, entre autres MM. Gerdy et Allard,

§ II. — Traitement curatif.

Sur quelle base repose le choix d'un moyen curatif ?

La thérapeutique d'une maladie se compose d'une série d'indications qui sont fournies par l'unité pathologique, les périodes, les formes, les affections, l'état des affections qui sont sèches ou humides, les symptômes prédominants et enfin par les causes. La connaissance des indications conduit à celle de la médication : la médication est un ensemble de moyens de traitement et de médicaments agissant tous dans une voie commune et tendant vers un but déterminé.

Nous passerons en revue les indications et les médications employées dans l'arthritis et la dartre. En dernier lieu, nous étudierons les rapports des indications aux médications.

1° *Indications tirées de l'unité pathologique.* — En présence de l'unité morbide, nous devons chercher un médicament qui s'applique à toutes les affections, à toutes les périodes et aux formes de la maladie. Cet agent est un médicament dit *spécifique*, comme le quinquina dans la fièvre des marais.

La dartre et l'arthritis n'ont pas de remède spécifique. Sous ce rapport, elles ne diffèrent pas des autres maladies constitutionnelles ; et, par exemple, on admet généralement un remède spécifique dans la syphilis, le mercure. Mais nous savons bien qu'il ne faut pas croire à l'action spécifique de ce médicament qui est inutile et même nuisible dans certaines périodes de la maladie.

Cependant nous connaissons des médicaments qui sont employés avec succès contre des affections de plusieurs systèmes : je citerai précisément le précédent qui possède une action curative dans toutes les affections secondaires de la syphilis.

Dans l'arthritis, nous administrons avec avantage les alcalins, tant à l'intérieur qu'à l'extérieur, contre des affections variées quant au siége et au mode pathogénique.

A l'extérieur, nous prescrivons des bains renfermant 90, 100 ou 120 grammes de sous-carbonate de soude, dose que nous ne dépassons jamais. Trop souvent on oublie que la peau des arthritiques est irritable, et l'on porte les doses de sous-carbonate de soude à 200 et même 500 grammes. Il en résulte dans l'affection une aggravation plus ou moins grande.

A l'intérieur, j'ordonne l'eau de Vichy, ou une et deux cuillerées de sirop alcalin, ou enfin une solution de bicarbonate de soude. Autrefois j'administrais indifféremment le carbonate ou le bicarbonate de soude; maintenant je donne la préférence à ce dernier médicament. Outre ces préparations qu'il est toujours facile de se procurer, il ne faut pas oublier une classe d'eaux minérales qui, déjà conseillées dans le traitement préventif, seront ici plus impérieusement indiquées. Chaque année, nous constatons des améliorations notables et des guérisons chez des malades qui ont séjourné pendant une ou plusieurs saisons dans des établissements d'eaux minérales.

Parmi les médicaments employés contre l'arthritis, je place au second rang les préparations antimoniales. Je donne assez souvent le soufre doré d'antimoine et les pilules de Plummer qui produisent de bons résultats.

Enfin, en dernier lieu, je recommande la teinture de colchique que j'ai prescrite avec succès dans quelques arthritides. J'ai vu des eczémas, des pityriasis de longue durée disparaître par l'administration de 1, 2 et 3 grammes par jour, de teinture de colchique. Dernièrement, sur un sujet atteint d'un pityriasis arthritique, nous avons porté la dose à 4 grammes par jour, sans produire aucun accident.

Contre les affections herpétiques qui intéressent la peau et les cordons nerveux, nous donnons en premier lieu les préparations arsenicales. Nous prescrivons, soit l'arsénite de fer en pilules à la dose de 2 milligrammes à 10 et 15 centigrammes par jour, soit l'arséniate d'ammoniaque à la dose de 1 milligr. à 2 et 3 centigrammes dans le même temps.

Les préparations arsenicales ont été préconisées par Biett et ses élèves qui n'en ont pas précisé nettement les indications. En effet, elles étaient employées dans toutes les affections cutanées de longue durée, sujettes à récidiver et comprises sous la dénomination de *dartres rebelles*. Il n'est point douteux qu'un grand nombre d'affections scrofuleuses, parasitaires et arthritiques n'aient été traitées autrefois par les préparations arsenicales. Or, Biett appliquait là un traitement au moins inutile ; car, si l'arsenic est un excellent médicament dans la dartre, il n'a aucune action favorable dans la scrofule, l'arthritis et les affections parasitaires.

Un certain nombre de préparations balsamiques ont produit des résultats avantageux dans plusieurs affections dartreuses. Biett a expérimenté la créosote, et nous-même avons administré à l'intérieur l'huile de cade qui a fait disparaître quelques psoriasis. M. Hardy dit avoir obtenu des succès par le baume de copahu pris à l'intérieur ; il recommande ce médicament contre le psoriasis, et il le donne à la dose de 4 à 6 grammes par jour sous forme d'opiat et mélangé avec une égale quantité de magnésie. La térébenthine cuite et l'essence de térébenthine, sous la forme d'opiat ou de pilules, sont aussi employées avec quelque utilité dans les affections dartreuses. Mais il faudra surveiller l'administration de ce médicament qui détermine facilement de la gastralgie, et souvent des diarrhées rebelles.

La teinture de cantharide jouit d'une action non douteuse, et elle a été donnée avec succès dans des dartres rebelles. Nous avons nous-même guéri par son emploi à petites doses un pemphigus généralisé, de nature arthritique. L'expérience nous manque pour préciser d'une manière absolue les indications de cet agent thérapeutique.

Le soufre exerce-t-il une influence favorable dans le traitement des affections dartreuses?

Je déclare que je ne suis pas complétement fixé sur ce point de thérapeutique. En ce moment, nous expérimentons l'eau sulfureuse artificielle de M. Marcellin Pouillet; elle possède une action plus énergique que la plupart des eaux sulfureuses naturelles, et pourra être utile, sinon dans la dartre, au moins dans la scrofule.

Voici le résultat de nos expériences, formulé dans les propositions suivantes :

1° Dans la dartre humide, le soufre produit une aggravation constante.

2° Dans la dartre sèche, le soufre n'a pas une action sensible; l'affection reste stationnaire pendant l'administration du médicament.

3° Dans l'arthritis, les préparations soufrées, données à l'intérieur et à des doses assez élevées, amènent de l'exaspération.

4° Je me suis bien trouvé de l'emploi des douches d'eaux sulfureuses froides dans le traitement de certaines arthritides.

Le soufre est donc nuisible ou inutile dans la dartre; il est le plus ordinairement nuisible dans l'arthritis. Il n'est réellement efficace que dans les affections scrofuleuses. Jusqu'à nouvel ordre, je ne le donne que dans la scrofule, et peut-être je l'emploierais aussi, comme je l'ai déjà dit, dans les cas d'association de l'arthritis et de la scrofule.

Le mercure a été préconisé contre les dartres dès les temps les plus reculés. Je suis loin de partager l'opinion de ceux qui l'administrent dans la diathèse herpétique ; je crois que, dans ce cas, il ne peut produire qu'une action nuisible. Dès lors, comment expliquer ces nombreux succès obtenus par ce médicament dirigé contre les dartres? Par une erreur de diagnostic. Je suis convaincu que les dartreux guéris par le mercure n'étaient que des syphilitiques, dont les affections sont souvent confondues avec celles de la dartre et de l'arthritis.

Il existe encore un grand nombre de médicaments recommandés, à tort ou à raison, contre la dartre : la vipère, l'anémone, l'orme pyramidal. Je ne crois pas que ces substances aient des propriétés thérapeutiques énergiques. Cependant il est un médicament qui a joui d'une grande vogue, je veux parler de l'hydrocotyle asiatique. Cet agent a d'abord été préconisé contre l'éléphantiasis, puis contre les eczémas. Pour moi, j'ai pu constater son impuissance dans le traitement de toutes les affections cutanées. D'ailleurs, l'hydrocotyle n'est plus guère employé par les hommes de l'art ; il est devenu l'instrument de ces gens qui abusent de la crédulité publique, en préconisant des substances qui n'ont aucune action curative.

2° *Indications fournies par les périodes.* — Les périodes ont une grande influence sur l'action des médicaments ; des substances très actives dans une période de la maladie, sont tout à fait impuissantes dans les périodes suivantes. Ainsi, dans l'arthritis et la dartre, on administrera avantageusement dans les trois premières périodes les préparations alcalines et arsenicales, qui ne produisent aucun effet dans les dégénérescences viscérales. Sous ce rapport, elles offrent une grande analogie avec le mercure, dont l'action curative est nulle dans les affections quaternaires de la syphilis.

3° *Indications fournies par les formes.* — Le traitement antiherpétique et antiarthritique réussira presque toujours dans la forme commune des maladies. Dans la forme bénigne, quelques doses peu élevées des médicaments, et des moyens hygiéniques convenables suffiront pour combattre les affections. Mais, dans la forme maligne, un traitement énergique qui pourrait vous donner des espérances légitimes de succès, restera impuissant dans le plus grand nombre des cas. Vous serez réduit au rôle de spectateur devant des affections qui feront de continuels progrès, et qui amèneront la mort malgré tous les efforts que vous ferez dans le but d'enrayer la marche de la maladie.

4° *Indications fournies par les affections.* — Les affections propres de la dartre et de l'arthritis fournissent des indications particulières, que nous étudierons quand nous nous occuperons de chacune de ces affections. Cependant leur mode pathogénique peut être la source d'indications que nous allons passer en revue.

Le mode inflammatoire réclame les antiphlogistiques. Dans le mode hypertrophique, vous aurez recours aux frictions, aux vésicatoires et aux pommades fondantes. S'il existe de la faiblesse, de l'anémie, on administre les toniques. Dans les dégénérescences, nous sommes obligé de nous adresser à chaque symptôme : le traitement est purement palliatif, jusqu'à ce qu'on soit arrivé à trouver des médicaments efficaces contre les affections de la quatrième période des maladies constitutionnelles. Peut-être conviendrait-il d'essayer encore les préparations alcalines et arsenicales, pour être édifié complétement sur leur valeur dans le traitement des lésions viscérales arthritiques et dartreuses.

5° *Indications tirées de l'état des affections.* — Les affections pseudo-exanthématiques, soit arthritiques, soit herpétiques, ne réclament pas un traitement énergique : quelques bains, un régime doux, un léger purgatif et parfois une saignée sont les seuls moyens à employer.

Les arthritides érythémateuses qui ont un caractère aigu, exigent le même traitement que les pseudo-exanthématiques. Lorsqu'elles se montrent à l'état chronique, on peut mettre en usage une série de moyens plus ou moins actifs : les douches froides et d'autres agents substitutifs, tels que les douches sulfureuses, l'huile de cade pure ou mélangée à une partie égale d'huile d'amande douce. Dans ces affections, on aura aussi recours, non plus aux bains simples, mais aux bains alcalins.

Dans les arthritides squameuses, et en général dans toutes les affections cutanées qui présentent une hypersécrétion épidermique, l'huile de cade procure des succès rapides. Ce médicament amène une prompte disparition de l'affection ; toutefois il ne produirait qu'une guérison éphémère, si l'on n'administrait pas en même temps la médication alcaline qui prévient les récidives.

L'huile de cade peut être remplacée par la benzine. Cette substance possède une action presque identique et a l'avantage d'être incolore, avantage hautement apprécié par les gens du monde. Vous savez que l'huile de cade laisse une coloration

6

jaune de la peau, qui est lente à disparaître. Quant à son odeur, elle est tenace et pénétrante, mais celle de la benzine est encore plus infecte.

Comme adjuvants de la médication alcaline et du traitement par l'huile de cade, on emploiera encore les bains alcalins artificiels ou naturels et les bains de vapeur. Si l'affection existe sur une surface garnie de poils, ceux-ci devront être coupés pour favoriser l'application des topiques.

C'est dans les arthritides squameuses que j'ai obtenu des guérisons par l'administration de la teinture de colchique.

Les arthritides boutonneuses seront combattues par les mêmes moyens de traitement que les arthritides squameuses.

Dans les arthritides humides, je fais souvent usage des purgatifs. Je préfère aux purgatifs énergiques des laxatifs répétés fréquemment. En même temps, je prescris des tisanes diurétiques et des applications de poudre d'amidon ou de fécule ; je donne les alcalins à petite dose. Pendant qu'il existe du suintement, il faut se borner à la médication dérivative et émolliente, et se garder d'employer les agents substitutifs. Ainsi, l'huile de cade, si puissante dans les affections sèches, ne fait qu'aggraver les affections humides. Cependant nous la prescrivons dans les arthritides humides, mais lorsque toute sécrétion a disparu. C'est à cette seule condition que vous obtiendrez des succès à l'aide de ce remède héroïque.

Les herpétides érythémateuses sont des affections très rebelles ; contre elles on pourrait essayer l'hydrothérapie.

Les herpétides squameuses réclament l'administration des préparations arsenicales. Elles seront promptement modifiées par l'huile de cade qui pourrait, à la rigueur, être remplacée par la pommade au goudron. Mais ce dernier médicament n'agit pas avec autant d'efficacité. C'est dans ces affections qu'on a employé, et quelquefois avec avantage, le baume de copahu, la créosote et la térébenthine.

Dans les herpétides boutonneuses, M. Hardy préconise les préparations arsenicales. M. Devergie dit avoir obtenu un plus grand succès de l'administration de la teinture de cantharides; je partage sur ce point l'opinion de M. Hardy. En même temps, on recommandera l'huile de cade et les bains sulfuro-alcalins.

Enfin, les herpétides humides seront combattues par les préparations arsenicales à petites doses, données à l'intérieur. Comme moyens topiques, on conseille la conspersion de poudres absorbantes et résolutives, les cataplasmes de fécule, les bains d'amidon. (Voir le traitement des herpétides en particulier.)

6° *Indications fournies par les symptômes prédominants.* — Parmi les symptômes prédominants, le prurit est celui que l'on est appelé le plus souvent à combattre; contre lui on dirige une médication interne et externe.

Parmi les médicaments pris à l'intérieur, je place au premier rang les agents curatifs de l'arthritis et de la dartre, c'est-à-dire les préparations alcalines et les préparations arsenicales.

Au nombre des moyens externes qui ont une action directe sur la peau, se trouvent les sels de mercure qui produisent de bons effets dans le prurit en général. On emploie les préparations mercurielles sous la forme de solutés, de poudres, de liniments et de pommades, pour lesquels je me sers des excipients suivants : glycérine, miel, axonge, blanc de baleine, mucilage, lait, eau distillée, décoctions ou infusions, etc.

J'ordonne assez souvent le soluté qui contient :

Eau.................... 500 grammes.
Sublimé................ 0,10 centigrammes.

Bateman a préconisé contre le prurit le nitrate de mercure ; mais celui-ci ne paraît être utile que dans le prurit dû aux affections de cause externe. Des lotions faites avec un liquide renfermant 20 à 40 grammes de sous-acétate de plomb pour 200 grammes d'eau, l'alcool camphré, l'ammoniaque, l'eau sédative étendue, peuvent être employés avec plus ou moins de succès pour calmer le prurit.

Dans les affections arthritiques accompagnées de vives démangeaisons, ou pour apaiser le prurit de l'anus si fréquent dans l'arthritis, je prescris souvent les lotions suivantes :

Glycérine.................... deux cuillerées.
Eau de guimauve ou de son..... 500 grammes.

Je conseille aussi un liniment ainsi composé :

Eaux de chaux................ 30 grammes.
Glycérine.................... 30 grammes.
Huile d'amande douce......... 60 grammes.

Le cyanure de potassium dissous dans de l'eau de laitue apaise souvent les démangeaisons.

Pour combattre le prurit, on fait usage encore de différentes pommades au calomel, à la calamine, à l'oxyde de zinc, à la morphine. Cette dernière renferme de 5 à 10 centigrammes de morphine pour 30 grammes d'axonge ; elle agit en déterminant à la peau une douleur plus vive, mais plus facile à supporter que la démangeaison.

Dans les dartres humides, je rejette l'emploi des préparations liquides. Ici il faut conserver autant que possible l'épiderme qui est un des meilleurs topiques, en préservant le derme du contact de l'air. Alors j'ai recours aux poudres d'amidon, de tan, de vieux bois, de ratanhia, d'alun ou de sang-dragon. Ces poudres se mêlent aux produits sécrétés et forment des croûtes qui garantissent la peau de l'air extérieur ; elles exercent aussi une action émolliente ou légèrement astringente.

7° *Indications fournies par les causes.* — Il faut éloigner la cause pour guérir la maladie : *sublatâ causâ, tollitur effectus.* Si nous avons affaire à une affection de cause externe, cette indication peut être remplie : les parasiticides amènent une prompte guérison. Mais dans les maladies internes, le médecin ne saurait détruire qu'une espèce de causes, celles qui déterminent et entretiennent les affections. En un mot, il se bornera à prescrire un traitement préventif. Ainsi, le malade renoncera à une profession qui l'oblige à se mettre en contact avec des agents irritants ; ceux-ci provoquent chez lui des manifestations continuelles de la diathèse. Il devra aussi perdre, si cela est possible, d'anciennes habitudes qui consistent à se gratter sans cesse. Le dartreux n'a bien souvent qu'une occupation, celle de se déchirer la peau avec les ongles pendant le jour et la nuit. On tâchera de préserver les parties malades ou saines des sécrétions normales ou anormales : chez l'arthritique, des éruptions sont souvent produites par la sueur abondante qui irrite et macère quelques régions, et l'on voit un grand nombre d'affections cutanées qui ont pour point de départ des coryza, leucorrhée, blennorrhagie, etc. Enfin, le régime sera le sujet spécial de l'attention du malade et du médecin.

8° *Médications.* — Qu'est-ce qu'une médication ? Une médication est un ensemble de moyens de traitement et de médicaments agissant tous dans une voie commune et tendant vers un but déterminé et commun. La médication a pour bases l'unité pathologique et l'état des forces du malade.

Dans l'arthritis et la dartre nous avons une médication principale dirigée contre l'unité pathologique : médication alcaline dans la première, médication arsenicale dans la seconde. Suivant l'état des forces du malade, suivant la modalité pathogénique des affections, vous ferez appel à des médications secondaires. Qu'il existe une profonde anémie, une grande faiblesse, vous aurez recours à la médication tonique ; cela n'empêche pas d'établir la médication principale contre l'unité pathologique.

Quelquefois la médication secondaire prime la médication principale. Chez un malade épuisé, l'estomac ne peut supporter ni les préparations alcalines, ni les préparations arsenicales ; dans ce cas il est indiqué d'employer la médication reconstituante, et vous ne donnerez la médication principale qu'après le rétablissement des forces. De même, s'il existe une vive inflammation des parties affectées, vous la combattrez d'abord par des antiphlogistiques, des dérivatifs ou des résolutifs.

9° *Rapports des indications aux médications, ou voies par lesquelles on arrive des indications aux médications.*—Dans l'arthritis et la dartre, quelques remèdes sont universellement adoptés, comme les alcalins dans la première de ces maladies, et l'arsenic dans la seconde. Leur action thérapeutique nous est attestée et par l'expérience et par la tradition. Mais ces deux sortes de médicaments n'agissent pas dans toutes les affections arthritiques ou dartreuses, ou du moins ils n'ont qu'une action faible et incertaine contre plusieurs d'entre elles. Il est donc nécessaire de trouver des agents plus efficaces que les premiers pour combattre ces formes rebelles de l'arthritis et de la dartre.

Quelle voie suivrons-nous pour arriver à la connaissance de ces agents? Le hasard doit-il nous guider, et n'avons-nous pas d'autre méthode à suivre que celle qui consiste à essayer l'un après l'autre tous les agents de la matière médicale? C'est ici qu'il importe de connaître l'action des médicaments.

Tout agent médicamenteux a trois modes d'action sur l'organisme sain : 1° une action topique, 2° une action physiologique, 3° une action pathogénétique. Dans le premier cas, il agit par ses propriétés physiques ou chimiques, et il est irritant, astringent, etc.; dans le second cas, il manifeste son action physiologique par des phénomènes variés, et il est sudorifique, diurétique, purgatif, etc.; enfin dans le troisième cas, il détermine des affections qui se rapprochent plus ou moins de celles qu'on observe dans les maladies.

On peut utiliser ces trois modes d'action. L'action topique absorbante, astringente, cathérétique etc., est d'un grand secours dans la thérapeutique locale. L'action physiologique purgative, diurétique etc., est mise chaque jour à contribution dans le traitement des dartres humides. Quant à l'action pathogénétique, il nous est prouvé par l'expérience qu'elle se transforme chez le sujet malade en action curative. Par conséquent, il serait très utile de connaître la pathogénésie des médicaments : malgré tout ce qui a été écrit sur ce sujet, je dois dire que c'est là une des parties les plus obscures de la matière médicale.

L'observation nous apprend que les agents qui ont une action directe sur les dartres exercent dans l'état normal une action pathogénétique sur la peau : il s'ensuit, que l'on doit chercher les médicaments à expérimenter, parmi les substances qui influencent la peau dans l'état normal.

Nous arrivons encore à la connaissance des remèdes nouveaux par un autre procédé de raisonnement. Nous nous appuyons alors sur les relations de nature qui existent entre les affections des différents systèmes. Nous savons que la teinture de colchique agit favorablement dans le rhumatisme articulaire; d'un autre côté, nous n'ignorons pas que les arthritides ont des relations intimes avec le rhumatisme, puisque ce dernier et ces affections cutanées sont des symptômes de la même maladie. Ce seul fait, la nature identique de l'affection cutanée et rhumatismale, ne suffit-il pas pour nous donner le droit d'administrer la teinture de colchique contre les arthritides qui n'avaient pas encore été soumises à l'action de cet agent thérapeutique. L'expérimentation que nous prenons pour le critérium de notre doctrine viendra nous démontrer la valeur curative du médicament; aidée par le raisonnement, elle doit être le principal guide dans les recherches thérapeutiques. S'il en était autrement, on retomberait dans un grossier empirisme, qui ne tarderait pas à amener la plus grande confusion dans la partie la plus importante de la médecine.

Nous ajouterons que certains médicaments ont une action thérapeutique mixte : ils conviennent dans les cas complexes, où l'on observe la coexistence de plusieurs maladies constitutionnelles. Le soufre, par exemple, pourrait être utilement appliqué au traitement des combinaisons si ordinaires de l'arthritis et de la scrofule.

DEUXIÈME PARTIE.

ARTHRITIDES ET HERPÉTIDES EN PARTICULIER.

DES ARTHRITIDES.

Nous allons étudier les affections cutanées qui appartiennent à l'arthritis. Je propose de leur donner une dénomination générale qui en indique l'espèce, comme on l'a fait pour les affections cutanées symptomatiques de la scrofule et de la syphilis. Le nom *arthritide* est celui qui me paraît le plus applicable aux dartres arthritiques. J'attache une grande importance, et je l'ai déjà dit, aux termes syphilide, scrofulide et arthritide. Ces expressions donnent l'idée de la nature des affections qu'elles désignent, et vous permettent souvent de nommer des éruptions qui, à cause de la multiplicité des lésions anatomiques, trouvent difficilement une place dans le cadre nosologique de Willan. En effet, une affection cutanée présente quelquefois des éléments variés, papules, vésicules, pustules, etc.; ou bien elle change d'aspect dans son évolution, et, par exemple, une syphilide d'abord tuberculeuse ou papuleuse, devient plus tard squameuse : dans ces deux cas, les Willanistes seront souvent embarrassés pour donner un nom à l'affection. Pour nous, nous chercherons à connaître l'espèce, si nous ne pouvons préciser le genre ; et après avoir acquis des notions sur la nature de l'affection, nous aurons des bases suffisantes pour appliquer un traitement rationnel. Quand nous aurons établi que l'éruption cutanée est une scrofulide, une syphilide ou une arthritide, il nous sera indiqué de la combattre par les médications antiscrofuleuse, antisyphilitique et anti-arthritique. La connaissance de l'espèce passe avant celle du genre, et c'est elle qui conduit principalement à une thérapeutique éclairée et utile.

Les arthritides ont des caractères communs et des caractères particuliers, que nous étudierons successivement dans deux paragraphes différents.

CARACTÈRES COMMUNS ET DIFFÉRENTIELS DES ARTHRITIDES.

Les caractères communs des arthritides portent sur la considération du siége, de la forme, de la coloration, de la nature des produits excrétés, de la disposition relative des éléments éruptifs, de la complexité des lésions primitives, de la marche, de la durée, des récidives, et enfin de la modification de la sensibilité cutanée.

1° *Siége topographique*. — Les affections cutanées se développent dans des régions spéciales, suivant les maladies constitutionnelles auxquelles elles appartiennent. Nous savons que les scrofulides se montrent de préférence sur le cuir chevelu, d'où elles s'irradient sur les autres parties du corps; et que les syphilides ont pour lieu d'élection le front, les ailes du nez, la nuque, les épaules, etc. Les arthritides ont aussi des lieux d'élection qu'il est important de connaître. Elles se développent principalement sur les parties découvertes, telles que la face, le front, la racine des cheveux, la nuque, la partie supérieure et antérieure de la poitrine; les mains, les pieds; les avant-bras et les jambes. Elles se manifestent, et très souvent, dans les régions les plus riches en glandes sudorifères et pileuses : le cuir chevelu, la paume des mains, la plante des pieds, les régions axillaire et ombilicale; les mamelles au moment de la lactation; et enfin les parties génitales.

2° *Forme.* — Les arthritides présentent habituellement la forme nummulaire ; elles occupent des régions peu étendues. Cependant, si elles envahissent quelquefois de grandes surfaces par la naissance successive de plusieurs groupes, jamais elles ne deviennent générales comme les herpétides. Elles manquent aussi de la fixité ou de la persistance de ces dernières; car elles disparaissent toujours dans les dernières périodes de la maladie. La peau reprend alors ses caractères normaux.

3° *Coloration.* — La coloration pathologique de la peau est due à deux causes : à une altération de la sécrétion pigmentaire, ou à une congestion capillaire. La couleur de la peau, causée par une augmentation ou une diminution de la sécrétion pigmentaire, est importante à considérer. Les syphilides laissent à leur suite des taches brunes caractéristiques, et dans la pelade on constate une décoloration ou même une coloration blanchâtre, produite à la fois par la diminution de la sécrétion pigmentaire et par le champignon. Dans les arthritides, la coloration cutanée n'est pas un caractère aussi constant et aussi nécessaire que dans les affections précédentes ; toutefois, elle mérite d'être signalée à l'attention. Elle est ordinairement d'un rouge vineux, ou ressemblant à la couleur de la framboise ; elle est occasionnée par la congestion, et souvent par la dilatation variqueuse des vaisseaux capillaires de la peau. Quelquefois la congestion est portée jusqu'à l'hémorrhagie, et l'on trouve parmi les éléments de l'affection, soit de petits foyers sanguins, soit des ecchymoses consécutives dans l'épaisseur du derme.

On rencontre souvent dans l'arthritis des affections dyschromateuses, qui ont leur siége sur les régions découvertes ou sur les parties sexuelles. Ces vitiligo ne sont que de simples difformités, et ne constituent pas plus des arthritides que le vitiligo du cou, chez les syphilitiques, ne constitue une syphilide.

4° *Nature des produits excrétés.* — La nature des produits excrétés varie beaucoup dans les différentes maladies constitutionnelles.

En effet, dans la syphilis, nous trouvons une sécrétion purulente et visqueuse, qui se concrète sous la forme de croûtes brunes et vernissées; dans la scrofule, nous rencontrons une sécrétion séro-purulente, qui fournit des croûtes moins sèches, jaunes ou brunâtres et rugueuses ; dans la dartre, nous voyons une sécrétion séro-plastique, abondante, qui se concrète en lamelles jaunâtres et molles. Dans les arthritides, la sécrétion est peu considérable et quelquefois elle est nulle : les surfaces malades sont sèches, couvertes de croûtes très minces ou de squames. D'après les faits que j'ai observés, il semblerait que les affections squameuses se montrent de préférence avec le rhumatisme, tandis que les affections croûteuses et bullo-lamelleuses se rencontrent plus particulièrement avec la goutte.

5° *Disposition des éléments éruptifs.* — D'une manière générale, les arthritides sont disposées en groupes séparés par des intervalles de peau saine, qui n'ont pas de tendance à se réunir.

Elles diffèrent beaucoup des herpétides qui se manifestent par de larges plaques ou par des groupes qui, d'abord isolés, ne tardent pas à se joindre pour couvrir de grandes surfaces. L'affection dartreuse n'est pas limitée : elle gagne chaque jour du terrain par le développement de nouvelles plaques. Ce mouvement d'extension progressive n'existe pas, ou est moins marqué dans l'arthritide.

6° *Multiplicité des lésions primitives.* — Dans l'arthritis on trouve une variété de lésions qui rend très difficile le diagnostic anatomique. Ainsi, sur une même surface, vous verrez simultanément ou successivement du lichen, de l'eczéma, du pityriasis, etc.

Cette multiplicité des lésions primitives n'a pas échappé à l'observation des willanistes; elle a conduit M. Devergie à instituer des *formes composées*. Au contraire, nous rencontrerons souvent dans la dartre les formes simples d'affections cutanées, telles qu'elles ont été décrites par Willan et ses disciples.

7° *Marche, durée, terminaison et récidive.* — Au début de la maladie, les arthritides ont une durée plus longue et une fixité plus grande que les herpétides; mais tandis, qu'elles disparaissent d'une manière définitive dans les périodes plus avancées de la diathèse, les herpétides deviennent au contraire plus persistantes, couvrent la plus grande partie de la peau et coexistent avec les affections viscérales. D'une manière absolue, les dartres herpétiques présentent une durée beaucoup plus longue que les arthritides, qui cessent de se montrer dans les périodes avancées de la maladie constitutionnelle.

Les arthritides récidivent avec une grande facilité, mais toujours sur les mêmes régions : à chaque printemps, le malade aura un eczéma aux mains, aux pieds, à la face, etc. Au contraire, les herpétides sont très mobiles et se promènent sur toute la surface du corps.

8° *Distribution des affections.* — Nous trouvons l'absence de symétrie dans la distribution des arthritides, et la symétrie dans la disposition des herpétides. Ces dernières se développent simultanément, ou à peu de distance, sur des parties analogues : par exemple, un eczéma dartreux existera aux deux plis du coude, aux creux poplités, aux cuisses, etc. Les arthritides sont remarquables par l'irrégularité qu'elles offrent le plus ordinairement dans leur arrangement : vous constaterez une plaque d'eczéma arthritique sur le dos d'une main, sur un avant-bras, etc., et vous n'observerez rien sur les régions du côté opposé.

9° *Modification de la sensibilité cutanée.* — Dans les syphilides, la démangeaison et la douleur manquent; dans les scrofulides, les douleurs sont presque nulles et les démangeaisons sont peu considérables; dans les herpétides, on trouve le prurit à tous les degrés. Dans l'arthritis, le prurit franc est rare ; il est remplacé par des élancements, des picotements ou de la cuisson des parties affectées. Toutefois le prurit de l'anus et des parties génitales, indépendant de toute éruption, doit être considéré comme un symptôme ordinaire de l'arthritis.

CARACTÈRES PROPRES.

Après avoir étudié les caractères généraux des arthritides, nous allons nous occuper de chacune de ces affections en particulier. Nous les plaçons dans trois sections différentes : 1° arthritides pseudo-exanthématiques, 2° arthritides sèches, 3° arthritides humides.

PREMIÈRE SECTION.

DES ARTHRITIDES PSEUDO-EXANTHÉMATIQUES.

Les arthritides pseudo-exanthématiques renferment trois chapitres :

1° *arthritides pseudo-exanthématiques érythémateuses* : erythema nodosum, urticaire, pityriasis aigu disséminé.

2° *Arthritides pseudo-exanthématiques vésiculeuses* : herpès, zona.

3° *Arthritide pseudo-exanthématique bulleuse* : pemphigus aigu.

Avant d'entrer dans l'étude particulière de chacune des arthritides pseudo-exanthématiques, nous croyons qu'il est indispensable de dire ce que nous entendons par pseudo-exanthème et affection pseudo exanthématique.

Le pseudo-exanthème est une maladie aiguë, pyrétique ou apyrétique, le plus souvent pyrétique, non contagieuse, caractérisée par une éruption qui a une marche régulière et se termine toujours par résolution et spontanément dans l'espace de trois à cinq semaines. Dans cette définition du pseudo-exanthème, nous voyons un certain nombre de caractères qui le rapprochent, et d'autres qui le différencient des exanthèmes. Ainsi il n'est pas contagieux, et nous savons que la contagion joue un rôle important dans le développement des exanthèmes. S'il présente une marche régulière, il accomplit cependant son évolution dans un temps qui peut varier de trois à cinq semaines; tandis que les exanthèmes (variole, rougeole, etc.), parcourent leurs différentes périodes dans un espace de temps qui ne varie jamais. Enfin, et ce n'est pas le caractère le moins important, si le pseudo-exanthème peut être, comme l'exanthème, une entité morbide, il se montre aussi à titre de symptôme dans différentes maladies constitutionnelles. En effet, la scrofule, la syphilis, la dartre et l'arthritis présentent souvent, dans leurs premières périodes, un certain nombre d'affections pseudo-exanthématiques, que nous avons déjà étudiées ou qu'il nous reste à décrire.

Si le pseudo-exanthème est tantôt idiopathique et tantôt symptomatique, on nous demandera à quels signes nous reconnaîtrons qu'il appartient à une maladie constitutionnelle. Pour établir la nature de cette affection, nous procéderons selon les principes que vous connaissez ; nous nous appuierons sur ses caractères objectifs et sur ses rapports avec d'autres affections dont la nature ne saurait être révoquée en doute.

Et d'abord trouvons-nous toujours des caractères objectifs propres à chaque pseudo-exanthème, suivant qu'il est symptomatique de telle maladie constitutionnelle? Quelques pseudo-exanthèmes possèdent des caractères objectifs, dont l'existence suffira à en indiquer l'origine : comme exemple, je citerai l'érythème noueux qui a des symptômes objectifs propres et faciles à reconnaître, et qui appartient toujours à l'arthritis.

Si les caractères propres manquent au pseudo-exanthème, et malheureusement c'est ce qui arrive souvent, l'étude de ses relations avec les affections antérieures ou concomitantes pourra nous renseigner quelquefois sur sa nature. Cependant, nous devons avouer que les affections antérieures sont peu nombreuses, puisque les pseudo-exanthèmes sont des symptômes initiaux des maladies constitutionnelles ; et, d'un autre côté, si les caractères objectifs font défaut, nous ne saurions nous dissimuler combien il est souvent difficile de se prononcer sur l'essence d'un pseudo-exanthème. Dans un certain nombre de cas, nous n'arriverons à résoudre la question de nature, qu'en attendant l'apparition des affections ultérieures de la diathèse.

D'ailleurs, dans les maladies constitutionnelles, la difficulté que nous éprouvons à distinguer les affections propres pendant les premières périodes, ne se rencontre-t-elle pas également pendant les périodes plus avancées ? Ne voyons-nous pas certaines scrofulides et syphilides ulcéreuses présenter des caractères objectifs peu différents ? En ce moment, nous avons dans notre service un malade atteint d'un lupus, sur la nature duquel nous conservons des doutes ; le sujet a présenté des symptômes de scrofule et de syphilis, et l'affection n'offre pas des symptômes objectifs assez accusés pour que l'on puisse en reconnaître l'origine. En présence de ce fait, nous administrons d'abord le mercure qui, s'il n'amène pas une prompte amélioration, sera remplacé par l'huile de foie de morue.

Nous avons dit que nous ne possédions pas encore les symptômes objectifs des affections de la quatrième période des maladies constitutionnelles. Cependant il faut convenir que, malgré l'absence de caractères propres, le diagnostic de ces affections sera beaucoup plus facile que celui des affections pseudo-exanthématiques. En effet, les premières pourront être indiquées par toute la série des affections antérieures de la première, seconde et troisième période ; les pseudo-exanthèmes, se manifestant au début de la maladie constitutionnelle, ne sont souvent précédés d'aucune affection.

CHAPITRE PREMIER.

DES ARTHRITIDES PSEUDO-EXANTHÉMATIQUES ÉRYTHÉMATEUSES.

Ce chapitre comprend plusieurs genres, que nous allons étudier dans des paragraphes séparés : 1° l'érythème noueux, 2° l'urticaire, 3° le pityriasis aigu disséminé.

§ I. — De l'érythème noueux.

L'érythème noueux (*erythema nodosum*) est une affection précédée, quelquefois accompagnée d'un état fébrile, et caractérisée par une éruption de plaques rouges, dures et douloureuses, disparaissant spontanément et par résolution, après une durée de douze à quinze jours.

Willan, Bateman, Biett ont donné la description de l'érythème noueux, dont ils ont quelquefois méconnu la nature. Ainsi, Bateman a confondu d'une manière évidente l'erythema nodosum avec une forme d'érythème induré, que nous avons signalé dans la scrofule. Cet auteur dit qu'on observe l'érythème noueux sur les jambes, chez les jeunes blanchisseuses ou chez les jeunes filles qui présentent les attributs du tempérament lymphatique (1). M. Bouillaud a parfaitement aperçu les relations qui existent entre l'érythème noueux et le rhumatisme : dans le traité clinique du rhumatisme articulaire, il donne plusieurs observations de cette dernière affection coïncidant avec l'érythème noueux.

---

(1) *Leçons sur la scrofule*, p. 96.

M. Rayer a signalé, chez des individus atteints de rhumatisme aigu, un érythème papuleux qui ne paraît être que l'affection dont nous nous occupons en ce moment. D'autres observateurs ont décrit un érythème noueux, symptomatique de la diathèse rhumatismale.

En Allemagne, le professeur Schœnlein a donné l'histoire d'une maladie nouvelle, à laquelle il impose le nom de *péliose rhumatismale,* dénomination sous laquelle Alibert avait décrit l'hémorrhagie interstitielle de la peau. On sait que ce célèbre dermatologiste rejetait le terme purpura, que la tradition, suivant lui, avait appliqué à la miliaire des nouvelles accouchées. MM. Fr. Duriau et Max. Legrand, après avoir soumis le mémoire étranger à une critique aussi éclairée que judicieuse, ont conclu que la péliose rhumatismale du professeur Schœnlein est une affection identique à celle qui a été décrite, en France, sous le nom d'érythème noueux rhumatismal. Je me rattache complétement à l'opinion de ces deux auteurs.

Symptomatologie. — L'érythème noueux est annoncé habituellement pendant un, deux ou trois jours, par du malaise, de l'anorexie, un mouvement fébrile modéré, des picotements ou des démangeaisons sur les parties qui seront le siége de l'éruption. Quelquefois, il existe aussi des douleurs vives dans les articulations ou dans la continuité des membres. Puis, sur les parties affectées de picotements ou de démangeaisons, on aperçoit des taches rouges qui s'élargissent peu à peu et atteignent un diamètre variable, de quelques millimètres à 4 ou 5 centimètres. Ces taches présentent souvent une forme ovalaire, dont le plus grand diamètre est parallèle à l'axe du membre; elles offrent à leur centre une légère élévation; elles sont remarquables par l'intensité de leur coloration, qui est d'un rouge foncé et même violacé. Enfin, par le toucher, on constate qu'elles reposent sur une induration qui pénètre dans le tissu cellulaire, et qu'elles sont très douloureuses à la pression.

Lorsque l'éruption est accomplie, les phénomènes fébriles diminuent et disparaissent complétement ; quelquefois ils persistent encore pendant deux ou trois jours, en même temps que les douleurs, qui se montrent dans la continuité des membres et se traduisent par un sentiment de lassitude générale. Il ne faut pas confondre ces douleurs, qui font partie des symptômes de l'affection cutanée, avec l'arthropathie ou la myodynie rhumatismale proprement dite.

Marche et durée. — Vers le septième ou huitième jour, on observe des changements remarquables dans les petites tumeurs érythémateuses. Celles-ci qui semblaient tendre à la suppuration, diminuent et se ramollissent au point de donner la sensation d'une fluctuation obscure. Leur coloration rouge est remplacée par une teinte bleuâtre, et ensuite par une couleur jaunâtre, ecchymotique, qui disparaît au douzième ou quinzième jour.

Siége. — L'érythème noueux peut occuper toutes les parties de la surface cutanée, mais il se montre plus particulièrement sur les membres. Il est souvent limité à quelques régions, et, dans ce cas, il se développe principalement à la partie antérieure des jambes ou autour de l'articulation du genou. L'éruption se manifeste ordinairement par des saillies rouges, discrètes et isolées, mais d'autres fois par de petites tumeurs confluentes qui forment de larges plaques bosselées.

Étiologie. — L'érythème noueux est plus fréquent chez l'homme. Willan et Bateman ont émis l'opinion opposée, parce qu'ils ont confondu avec cette affection l'érythème induré scrofuleux qui se montre, il est vrai, plus souvent dans le sexe féminin.

Il se développe ordinairement chez les individus doués d'un tempérament sanguin.

Le froid, et surtout le froid humide, ont une grande part dans la production de l'erythema nodosum.

Aux causes précédentes nous ajouterons les suivantes : la fatigue, les excès alcooliques, les écarts de régime, etc.

Pathogénie. — Si l'on pratique une saignée chez un malade atteint d'érythème noueux, on trouve sur le caillot une couenne analogue à celle qu'on rencontre dans la saignée du sujet affecté de rhumatisme. L'erythema nodosum accompagne souvent le rhumatisme, comme le témoignent nos propres observations et celles de MM. Bouillaud, Rayer, Schœnlein, etc. Le froid a une influence incontestable sur la production de l'érythème noueux. Ne voyons-nous pas qu'il existe, entre cette dernière affection et le rhumatisme articulaire, des relations intimes et un certain nombre de caractères communs, qui plaident en faveur de sa nature ? J'ajouterai même que l'érythème noueux ne se rencontre jamais dans d'autres maladies constitutionnelles que l'arthritis.

Diagnostic. — Il est facile de reconnaître, d'après les caractères que nous avons énumérés plus haut, l'élément primitif qui est une tache sanguine, et le genre de l'affection qui est un érythème. Cependant, on peut confondre l'érythème noueux avec un certain nombre d'affections, et nous allons entrer à ce sujet dans quelques détails.

Nous établirons d'abord une distinction entre l'érythème noueux et l'érythème induré scrofuleux, distinction qui n'a pas été faite par Willan et Bateman. L'érythème scrofuleux se manifeste chez des malades qui ont une constitution molle et le tempérament lymphatique. Il est caractérisé par une plaque ordinairement unique, d'un rouge vineux, plus large que les taches observées dans l'érythème noueux, située à la partie antérieure ou externe des jambes, non douloureuse, constituée par une induration uniforme qui est limitée à la peau et ne s'étend pas dans le tissu cellulaire. Au contraire, l'érythème noueux se montre chez des sujets qui ont les attributs du tempérament sanguin et de la constitution arthritique, que nous avons fait connaître. Il est caractérisé par des plaques plus petites et multiples, qui présentent une rougeur inflammatoire à laquelle succèdent une teinte bleuâtre et une véritable coloration ecchymotique, qui peuvent se développer dans toutes les régions. Ces plaques sont douloureuses à la pression et sont formées par des indurations un peu arrondies, situées dans la peau et le tissu cellulaire sous-cutané. Un dernier signe différentiel, c'est l'existence des phénomènes fébriles dans l'érythème noueux, et l'absence de ces symptômes généraux dans l'érythème scrofuleux.

Les nodosités caractéristiques des plaques de l'*erythema nodosum* le feront distinguer de la roséole papuleuse et de l'érythème papuleux.

Je me bornerai à signaler les indurations scorbutiques, variqueuses et l'anthrax, que certains observateurs peu attentifs ont pu confondre avec l'érythème noueux.

Cette affection pourrait mieux être simulée par l'urticaire. Celle-ci présente des plaques rouges, saillantes, et quelque peu analogues à celles de l'érythème noueux. Mais on arrivera promptement à établir le diagnostic : les plaques ortiées sont décolorées à leur centre, et sont remarquables par leur courte durée, leur apparition intermittente et le prurit intense qu'elles déterminent ; tandis que les taches de l'érythème noueux sont rouges, puis bleuâtres et jaunâtres, qu'elles sont douloureuses à la pression et offrent une durée de douze à quinze jours.

Après avoir établi le diagnostic de l'élément primitif et du genre de l'érythème noueux, il nous reste à en déterminer la nature. Mais cette question se trouve naturellement résolue, puisque l'érythème noueux est toujours, selon nous, une affection arthritique.

Pronostic. — Considéré en lui-même, l'érythème noueux n'est pas grave. Il disparaît spontanément et n'entraîne aucun accident sérieux ; il indique seulement que le malade est sous l'influence de l'arthritis, dont les manifestations pourront se montrer dans un temps plus ou moins éloigné.

Traitement. — Nous employons des moyens simples qui sont une petite saignée au début de l'affection, des bains d'amidon, un régime doux et des boissons rafraîchissantes. Ce traitement suffit à amener une prompte guérison.

Oreillon. — L'oreillon se manifeste dans le jeune âge. Souvent il est produit par le froid humide ; il présente des rapports fréquents avec l'angine et la métastase testiculaire. Enfin, je vous dirai que j'ai souvent trouvé cette affection chez des malades qui offraient des signes de scrofule ou d'arthritis.

Mes observations me porteraient à croire que l'oreillon peut quelquefois être symptomatique de la scrofule et de l'arthritis ; mais elles ne sont encore, ni assez nombreuses, ni assez concluantes, pour que je puisse me prononcer sur cette question intéressante.

§ II. — De l'urticaire.

Pour le moment, nous ne décrirons que l'*urticaire pseudo-exanthématique*, la *fièvre ortiée* proprement dite, qui correspond à la *scarlatine prurigineuse* de Sauvages. Plus loin, nous étudierons l'urticaire chronique, que nous plaçons au nombre des arthritides sèches. Peut-on nous accuser d'avoir scindé sans nécessité la description d'une affection? Assurément, non ; car, pour nous, l'urticaire fébrile et l'urticaire chronique sont deux affections différentes, indépendantes. La première est un pseudo-exanthème qui se termine spontanément dans l'espace de huit à dix jours, et la seconde est une affection essentiellement chronique, qui ne succède jamais à l'urticaire aiguë. Nous ne saurions donc nous dispenser d'assigner des places séparées, dans le cadre nosologique, à des affections aussi différentes que l'urticaire fébrile et l'urticaire chronique.

Symptomatologie. — L'urticaire fébrile est annoncée, pendant un et deux jours, par des phénomènes variés qui sont : une lassitude générale, de la céphalalgie, de l'anorexie, quelquefois des nausées et des vomissements, souvent de l'anxiété, des étouffements, et un mouvement fébrile plus ou moins intense.

Le premier symptôme local est un prurit qui existe sur tout le corps, ou seulement sur quelques régions. L'éruption apparaît ensuite sous la forme de papules ou de plaques, sur plusieurs points de l'enveloppe cutanée, ou successivement aux membres, à la face, sur le tronc, etc.

Les papules ortiées présentent une coloration rosée qui disparaît par la pression ; souvent elles offrent, à leur centre, une coloration blanche qui tranche vivement sur l'aréole rouge qu'on voit à la base de chacune d'elles. Elles ont une forme plus ou moins régulière, le plus ordinairement circulaire. Elles ont une étendue variable : leur diamètre mesure de quelques millimètres à 2 centimètres. Par le toucher, on sent que les papules, ou plutôt les plaques d'urticaire, sont dures vers leurs bords, mais que l'induration ne dépasse pas la face profonde du derme.

Quelquefois on trouve au centre des papules ortiées une tache noire, constituée par une hémorrhagie capillaire qui se fait dans l'épaisseur de la peau.

Les phénomènes prodromiques, fièvre, anxiété, etc., disparaissent lorsque l'éruption commence à se développer. Cependant un mouvement fébrile plus ou moins marqué se déclare souvent à l'approche de la nuit. Il précède l'apparition de nouvelles papules, qui se montrent par poussées successives. Le prurit, ou les picotements, que nous avons signalés au nombre des phénomènes initiaux, persistent ordinairement avec une telle intensité, qu'ils empêchent plus ou moins complétement le repos du malade.

L'éruption de l'urticaire aiguë peut être discrète, ou confluente (*urticaria conferta* de Willan). Si elle est confluente, les papules se touchent, reposent sur une partie fortement œdématiée et forment de larges plaques nuancées de rouge et de blanc.

Marche et durée. — Chaque papule ortiée a une courte durée, qui varie de quelques minutes à plusieurs heures ; mais une papule est bientôt remplacée par une autre, de sorte que la durée totale de l'urticaire aiguë est ordinairement de sept à huit jours. Pendant ce temps, l'éruption est plus ou moins visible. Elle présente une marche intermittente et se manifeste principalement pendant la nuit; dans le jour, elle se réduit à quelques taches rouges, parfois décolorées, légèrement saillantes.

La chaleur semble favoriser le développement de l'affection, qui se montre ordinairement lorsque le malade se met au lit. Néanmoins, J. Fank a remarqué que les plaques ortiées naissent quelquefois sous l'influence du froid, pour disparaître à la chaleur. De notre côté, nous avons observé non-seulement que l'urticaire aiguë ne disparaissait pendant le jour ni aussi facilement ni aussi complétement que l'urticaire chronique, mais aussi que l'urticaire arthritique diminue parfois par la chaleur du lit et augmente sous l'impression de l'air froid. La remarque de J. Frank nous paraît donc juste, mais elle n'est applicable qu'à l'urticaire aiguë d'origine arthritique, ce qui n'avait été spécifié par personne. Pour nous résumer en quelques mots sur la marche de l'urticaire aiguë de nature arthritique, nous dirons : 1° que l'éruption existe habituellement pendant la nuit et disparaît pendant le jour, mais qu'elle ne disparaît jamais aussi complétement que l'urticaire chronique; 2° qu'elle augmente quelquefois sous l'impression du froid et diminue sous l'influence de la chaleur, tandis que l'on observe l'inverse dans l'urticaire chronique; 3° que chaque papule a une durée, souvent éphémère, pouvant varier de quelques minutes à plusieurs heures, tandis que la durée totale de l'éruption est de sept à huit jours.

Siége. — Toutes les parties de la peau peuvent être le siége de l'éruption ortiée : les membres, le tronc, la face et même le cuir chevelu. Lorsque l'affection débute, les papules se montrent à la fois dans un grand nombre de régions ; ou elles n'existent d'abord que sur des surfaces peu étendues, comme celles des jambes, des bras, de la figure, etc., et envahissent ensuite les parties voisines.

Étiologie. — L'urticaire se développe à tous les âges ; toutefois, elle est plus fréquente chez les enfants et chez les jeunes gens que chez les vieillards.

L'urticaire arthritique se montre habituellement dans le sexe masculin, et chez les sujets doués d'un tempérament sanguin ; nous verrons, au contraire, que le sexe féminin et le tempérament nerveux sont plus prédisposés à l'urticaire dartreuse.

La chaleur et le froid sont également des causes déterminantes ; mais nous ferons remarquer que le froid joue un rôle plus important dans la production de l'urticaire arthritique, et que la chaleur a une influence plus directe dans le développement de l'urticaire dartreuse.

Il est certains aliments (le homard, les écrevisses, les moules, etc.), qui déterminent souvent l'éruption ortiée. J. Frank rapporte l'histoire singulière d'un homme qui s'exposait à contracter une urticaire, chaque fois qu'il prenait de l'eau de Seltz. Dans ces cas, l'affection est pathogénétique et devra être distinguée de la fièvre ortiée, manifestation d'une maladie constitutionnelle. Cependant, toutes les urticaires qu'on observera à la suite de l'ingestion des homards, moules, etc., ne seront pas nécessairement des affections pathogénétiques. En effet, ces aliments peuvent bien, en agissant à titre de causes occasionnelles chez le dartreux ou l'arthritique, déterminer une urticaire symptomatique.

Nous ne ferons que mentionner l'urticaire produite par les feuilles de l'*urtica dioica* et par le contact de quelques insectes. Ici, nous avons affaire à une éruption artificielle qui est de courte durée.

Pathogénie. — Nous distinguons l'urticaire fébrile de

l'urticaire chronique, qui appartient à la dartre dans le plus grand nombre des cas.

Si nous éliminons encore l'urticaire produite par une cause externe (*urtica dioica*), et par des substances qui ont une action pathogénétique sur la peau (homard, moules, etc.), il ne nous reste à parler que de l'urticaire pseudo-exanthématique.

Cette affection peut être symptomatique de deux maladies constitutionnelles : l'arthritis et la dartre. L'urticaire existe aussi à titre de pseudo-exanthème idiopathique.

Au moment où nous écrivons l'histoire de l'urticaire arthritique, nous lisons la relation de plusieurs *faits cliniques relatifs au rhumatisme encéphalique, à l'érythème et à l'urticaire, considérés comme éruptions rhumatismales*. Ces observations, qui viennent à l'appui de ce que nous avons dit, se trouvent consignées dans l'*Union médicale* (samedi 24 décembre 1859), et ont été communiquées par M. Legroux à la Société des hôpitaux, dans la séance du 12 octobre 1859.

Diagnostic. — L'élément primitif est une large papule, caractérisée par une décoloration spéciale de sa partie centrale. Trois signes nous conduisent à la connaissance du genre : existence des larges papules précédentes, caractère fugace de l'éruption, et présence de vives démangeaisons.

Cependant l'urticaire pourrait à la rigueur être confondue avec un certain nombre d'affections cutanées, que nous allons passer en revue.

Quelquefois on a pris l'urticaire pour un érythème noueux ; mais cette erreur ne saurait être de longue durée. En effet, dans la première on trouve des plaques rosées ou décolorées, indurées et superficielles, d'une durée éphémère et accompagnées de fortes démangeaisons. Au contraire, dans l'érythème noueux, il existe des plaques rouges, puis bleuâtres et jaunâtres, constituées par des nodosités qui ont leur siége dans la peau et le tissu cellulaire, ayant une durée de cinq à huit jours et occasionnant de vives douleurs à la pression.

La roséole présente des taches rosées, peu saillantes, qui diffèrent complétement des papules ortiées.

Le pityriasis rubra sera facile à distinguer de l'urticaire. Il se manifeste par des taches rouges, à peine saillantes, assez souvent disposées en demi-cercles, couvertes de squames, et dans tous les cas ayant une durée de plusieurs jours. A ces signes, opposons ceux de l'urticaire : plaques saillantes, rosées ou décolorées, marche fugace de l'éruption et absence de desquamation.

L'urticaire diffère de l'érythème papulo-tuberculeux, que nous étudierons plus loin, par la marche intermittente de son éruption et par d'autres signes propres à l'érythème papulo-tuberculeux.

Lorsque la congestion cutanée a été portée au point de produire une hémorrhagie dans la peau, il reste, après la disparition de la papule ortiée, une tache ecchymotique qui ressemble à une piqûre d'insecte; quand la fluxion capillaire diminue, on voit souvent un cercle rouge qu'on pourrait prendre pour un herpès circiné; enfin les légères ecchymoses, qui persistent quelquefois en l'absence des papules ortiées, simulent un peu le purpura. Dans tous ces cas, le diagnostic sera suffisamment établi par les renseignements que fournit le malade : on apprend que des plaques rouges, saillantes, accompagnées de vives démangeaisons, se sont développées pendant la nuit et ont disparu avec une grande rapidité. D'ailleurs, en exerçant des frottements sur la peau, on détermine presque à volonté l'éruption ortiée, qu'il ne sera pas possible de méconnaître.

Le diagnostic du genre étant fait, nous devons maintenant rechercher la nature de l'affection. Nous serons porté à rattacher l'urticaire à l'arthritis, lorsque nous rencontrerons un certain nombre de caractères : une congestion intense ou une hémorrhagie de la peau, l'influence évidente du froid sur l'apparition des plaques ortiées, et une augmentation de la fibrine du sang. Cependant, nous parviendrons le plus souvent à savoir si le pseudo-exanthème est arthritique ou dartreux, moins d'après les quelques caractères précédents, que d'après des renseignements fournis par les affections antérieures ou concomitantes. Enfin, nos investigations pourront dans certains cas ne produire aucun résultat, et nous serons obligé d'attendre l'apparition d'une nouvelle phase de la maladie.

Pronostic. — L'urticaire pseudo-exanthématique ne présente aucune gravité. Elle se termine spontanément au bout de six à huit jours ; mais c'est une affection exposée à récidiver.

Traitement. — Le traitement de l'urticaire fébrile est très simple. On a conseillé des lotions vinaigrées et alcalines pour calmer les démangeaisons ; nous préférons les lotions émollientes et tièdes avec la décoction de guimauve, de graine de lin ou de pavot. Un léger purgatif ou une petite saignée, un régime doux, sont les moyens généraux qu'on emploiera contre l'éruption, qui disparaît définitivement vers le cinquième ou huitième jour.

§ III. — Du pityriasis aigu disséminé.

Le pityriasis rubra disséminé est un pseudo-exanthème, précédé habituellement par des phénomènes fébriles et caractérisé par des taches rouges, disséminées et petites, formant quelquefois de larges plaques par leur réunion, couvertes de squames furfuracées grises ou blanchâtres, et se terminant par résolution dans l'espace de deux à quatre septénaires.

Les auteurs ont admis et décrit un grand nombre de variétés de pityriasis : *pityriasis versicolor, nigra, alba, capitis, pilaris* et *barbœ, rubra*.

Pour nous, toutes ces variétés de pityriasis ne sont pas des formes d'une affection unique, mais elles sont en réalité des affections très différentes par leurs causes et leur nature. Ainsi, nous avons considéré et étudié les pityriasis *versicolor*, *nigra* et *alba* comme des affections parasitaires. Nous aurons occasion d'examiner avec détail, dans le chapitre consacré aux arthritides sèches, les pityriasis *capitis*, *pilaris* et *barbœ*, qui appartiennent à l'arthritis. Enfin il existe deux pityriasis rubra d'espèce différente. L'un, qui est généralisé et présente une marche chronique, a été rapproché par M. Devergie de l'eczéma généralisé : c'est une affection de nature herpétique. L'autre, qui est aussi étendu à de grandes surfaces et se comporte à la manière des pseudo-exanthèmes, se montre comme symptôme de deux maladies constitutionnelles : l'arthritis et la dartre. Nous allons nous occuper ici du pityriasis rubra pseudo-exanthématique de nature arthritique.

Symptomatologie. — Les prodromes de cette affection sont ceux que nous avons signalés dans les pseudo-exanthèmes précédents, c'est-à-dire du malaise, de l'anorexie, de la fatigue et un état fébrile plus ou moins prononcé. Il faut encore mentionner une démangeaison assez vive sur les parties qui seront le siège de l'éruption.

Symptômes. — Suivant l'aspect de l'éruption, nous établissons deux variétés : 1° *pityriasis maculata*, 2° *pityriasis circinata*.

Le *pityriasis rubra maculata* est caractérisé par des taches d'un rouge vif, petites et disséminées, non saillantes, plus ou moins arrondies et à bords sinueux. Ces taches, multiples et isolées d'abord, se réunissent parfois et forment de larges plaques irrégulières. Dans les premiers temps de l'affection, l'épiderme se soulève et se détache sous forme de lamelles, qui se succèdent à plusieurs reprises; plus tard, l'exfoliation lamelleuse est remplacée par une exfoliation furfuracée. A cette époque, la rougeur vive qui existait sur les taches de l'éruption, a disparu complétement, et le pityriasis rubra est devenu, pour un instant, un véritable pityriasis simplex.

Dans le *pityriasis circinata*, l'éruption se manifeste sous la forme de petites taches rouges, disséminées, semblables à celles qu'on trouve dans le psoriasis guttata ; elles se réunissent bientôt et constituent des cercles plus ou moins complets qui ressemblent à ceux de l'herpès circiné, ou elles forment des bandes linéaires, des demi-cercles qui rappellent l'éruption de la lèpre vulgaire. Néanmoins, l'élément du pityriasis rubra circinata diffère par l'absence de saillie, de celui qui appartient au psoriasis et à l'herpès circiné.

Au début, les taches sont le siége d'une exfoliation lamelleuse; plus tard, la desquamation est furfuracée. Dans les deux variétés, *circinata* et *maculata*, les phénomènes généraux cessent dès que l'éruption se développe ; mais les démangeaisons persistent pendant toute la durée des affections.

Nous avons observé récemment deux beaux exemples de pityriasis rubra circinata. Chez nos malades, qui présentaient des affections arthritiques antérieures et concomitantes, il existait des cercles rouges complets et incomplets, de grandeur variable, sur la partie antérieure de la poitrine, la paroi abdominale et les régions thoracique postérieure et lombaire.

Siége. — Le pityriasis rubra pseudo-exanthématique se développe ordinairement sur la face, le cuir chevelu et le tronc; très rarement il se rencontre sur les membres.

Marche, durée et terminaison. — Cette affection varie dans sa marche et sa durée. Elle disparaît quelquefois dans l'espace de dix ou quinze jours; dans d'autres cas, elle se continue pendant un mois et cinq septénaires par des éruptions successives. Mais elle se termine toujours par résolution, jamais elle ne passe à l'état chronique.

Étiologie. — Le pityriasis aigu disséminé s'observe principalement dans le jeune âge.

Le froid, les écarts de régime et la suppression de la transpiration occasionnent plus particulièrement le pityriasis rubra d'origine arthritique. Les émotions morales et l'usage de certains aliments, qui ont une action pathogénétique sur la peau, déterminent spécialement le pityriasis rubra de source herpétique. Dans les deux cas, l'influence héréditaire peut contribuer à la production de l'affection cutanée.

Si le pityriasis rubra est un pseudo-exanthème idiopathique, il devient difficile de saisir les causes de son développement.

Enfin, il se montre assez souvent chez les scrofuleux. Alors doit-on le considérer comme un pseudo-exanthème idiopathique, qui existerait à titre de complication? N'est-il pas plutôt le signe avant-coureur de l'arthritis, maladie constitutionnelle qui coexiste souvent avec la scrofule, et lui succède encore plus fréquemment?

Pathogénie. — Le pityriasis rubra disséminé est une affection, soit idiopathique, soit symptomatique de l'arthritis et de la dartre. Il vient compliquer la scrofule ou annoncer le début de l'arthritis chez le scrofuleux.

Diagnostic. — L'élément primitif est une tache congestive, accompagnée d'une desquamation lamelleuse et furfuracée. Le genre est caractérisé par cet élément et d'autres symptômes que nous venons d'énumérer; cependant il ressemble plus ou moins à un certain nombre d'affections, dont il faut que nous sachions le distinguer.

L'urticaire présente des plaques saillantes, rosées ou décolorées, lisses et sans desquamation. Ces plaques ne sauraient être confondues avec les taches rouges, non saillantes, recouvertes de squames lamelleuses ou furfuracées, qu'on trouve dans le pityriasis rubra. En outre, l'urticaire présente une marche particulière, qui suffira toujours à en établir le diagnostic différentiel.

La roséole simple sera distinguée du pityriasis rubra par certains symptômes : taches d'un rouge moins foncé, mieux circonscrites, plus confluentes, et absence de desquamation.

Mais nous devons surtout éviter de confondre entre elles les variétés de pityriasis, qui sont pour nous des affections fort différentes par leur nature et méritent des places séparées dans le cadre nosologique.

Le pityriasis simplex, encore désigné par M. Hardy sous le nom de pityriasis alba, est une affection très bénigne que l'on rencontre sur le visage et sur le cuir chevelu. Il est souvent produit artificiellement par le rasoir, par des pommades de mauvaise qualité, ou par le contact de diverses substances irritantes ; il est connu sous la dénomination vulgaire de *dartre farineuse*, et ne présente aucun point de ressemblance avec le pityriasis rubra aigu.

Dans nos leçons sur les affections parasitaires, nous avons démontré que le pityriasis alba de M. Devergie appartenait à la seconde période de la teigne tonsurante, et nous en avons fait le diagnostic différentiel.

Le pityriasis versicolor, autre affection parasitaire, est quelquefois difficile à distinguer du pityriasis rubra.

Cependant le premier présente des taches jaunes, couleur café au lait, et des squames fines et furfuracées ; le second, des taches congestives et des squames lamelleuses. L'un a une marche chronique, l'autre est une affection aiguë. Enfin le microscope compléterait le diagnostic, s'il y avait quelque doute, en démontrant l'existence du microsporon furfur dans le pityriasis versicolor et l'absence de ce champignon dans la squame du pityriasis rubra.

Le pityriasis nigra diffère du pityriasis rubra par la couleur noirâtre de ses taches, la finesse de ses squames et sa longue durée.

Plus loin, nous établirons le diagnostic entre le pityriasis rubra aigu et le pityriasis rubra chronique, qui est une affection dartreuse ; entre le pityriasis rubra et les pityriasis *capitis*, *barbæ* et *pilaris*, qui sont des manifestations de la diathèse arthritique.

Après avoir reconnu l'élément primitif et le genre de l'affection, il faut en rechercher la nature.

A quels caractères saurons-nous que le pityriasis rubra est d'origine arthritique? Sur ce point difficile de diagnostic, je ne puis rien ajouter à ce que j'ai dit tout à l'heure relativement à l'urticaire aiguë. D'ailleurs, cette question se présentera de nouveau, lorsque nous nous occuperons de l'espèce de pityriasis rubra qui appartient à la dartre.

Pronostic. — Le pityriasis rubra aigu se termine toujours par résolution et n'offre par lui-même aucun danger. Il indique seulement que le malade est atteint d'une maladie constitutionnelle qui, étant à son début, pourra déterminer plus tard un certain nombre d'affections graves.

Traitement. — On prescrit des bains alcalins ou d'amidon, des boissons rafraîchissantes, une petite saignée si les phénomènes fébriles sont intenses, et des laxatifs répétés. Ces quelques moyens sont utiles pour favoriser la guérison du pityriasis rubra, qui possède déjà une tendance naturelle à se terminer par résolution.

CHAPITRE II.

DES ARTHRITIDES PSEUDO-EXANTHÉMATIQUES VÉSICULEUSES.

Dans ce chapitre nous ne trouvons que deux genres : 1° l'herpès, 2° le zona.

Les auteurs considèrent ces deux affections comme étant deux variétés d'une seule espèce morbide, l'*herpès*. Le mot *herpès* (ερπειν, ramper) a été employé pendant longtemps dans le même sens que l'expression *dartre*. Il s'appliquait à des affections de nature très différente : aux affections arthritiques, parasitaires, et surtout aux éruptions dartreuses. Il fut réservé par Willan, qui classait les affections cutanées d'après les lésions primitives, à un genre de maladies bien distinct. Ce genre est caractérisé par une éruption de vésicules, réunies en groupes sur une surface enflammée, groupes bien circonscrits et séparés par des intervalles dans lesquels la peau est saine. Alibert a décrit le genre *herpès* sous le nom d'*olophlyctide*.

Les auteurs ont établi, d'après la forme, quatre variétés d'herpès : *phlycténoïde, zona, circiné* et *iris*. Pour nous, nous ne voyons pas, dans ces différents herpès, de simples variétés, mais des espèces bien distinctes. Nous avons démontré que les herpès *circiné* et *iris* appartiennent à la classe des affections parasitaires ; le *zona* et l'*herpès phlycténoïde* sont des affections symptomatiques de deux maladies constitutionnelles, l'arthritis et la dartre.

On admet encore des variétés d'après le siége : herpès *labialis, præputialis*. M. Gubler en a augmenté récemment le nombre, en signalant la présence de l'éruption herpétique sur plusieurs muqueuses.

Nous étudierons séparément, 1° l'herpès phlycténoïde, 2° l'herpès zoster (zona). On trouvera la description des herpès circiné et iris dans nos leçons sur les affections parasitaires.

§ I. — Herpès phlycténoïde.

Nosographie. — L'éruption herpétique, si elle est un peu étendue, est ordinairement précédée par un état de malaise général, la perte d'appétit, un mouvement fébrile assez marqué et de là cuisson ou de la démangeaison. Elle débute par des taches rouges, groupées dans des espaces étroits et circonscrits. Sur ces taches naissent des vésicules saillantes, dures, ayant le volume d'un grain de millet, ou tout au plus d'un petit pois. Chaque vésicule est d'abord entourée d'une aréole rouge et distincte ; celle-ci se réunit bientôt aux aréoles des vésicules voisines, de sorte que toute la surface du groupe paraît uniformément rouge.

Les vésicules sont plus ou moins nombreuses, et on en trouve cinq, dix, vingt, trente ou quarante sur chaque plaque. Elles sont dures, globuleuses et transparentes dans les premiers moments de leur formation ; mais elles deviennent blanches ou jaunâtres dans le jour qui suit leur apparition. Elles se flétrissent bientôt, puis elles sont remplacées, vers le troisième jour, par des croûtes minces, brunâtres ou jaunâtres. Celles-ci se détachent, au septième ou huitième jour de l'éruption, en laissant des macules rouges qui disparaissent lentement et parfois de légères excoriations un peu douloureuses.

A l'apparition des vésicules, les phénomènes généraux cessent et il n'existe plus qu'une sensation de cuisson ou de démangeaison sur la partie affectée. Quelquefois, si les groupes sont nombreux, on observe encore pendant l'éruption de la fièvre, du malaise et de l'insomnie.

Siége. — L'herpès se manifeste sur toutes les parties du corps, et plus particulièrement sur les lèvres, les joues, le cou, la poitrine et les bras. Mais il se développe aussi sur les membres inférieurs, le tronc, le prépuce, les grandes et petites lèvres, le col de l'utérus, etc.

Dans certains cas, on ne trouve qu'un ou plusieurs groupes de vésicules disséminés d'une manière très irrégulière ; d'autres fois, les groupes sont disposés sous la forme d'une bande plus ou moins large (*herpès en traînée*, M. Devergie). Nous ne croyons pas qu'il soit utile de décrire les variétés d'herpès *labialis*, *præputialis*, *en traînée*, etc., variétés qui n'offrent rien de remarquable, si ce n'est le siége et le groupement de l'élément éruptif.

Étiologie. — L'herpès se montre chez les enfants, les adolescents et les adultes. Il apparaît fréquemment sous l'influence des écarts de régime, des émotions morales et d'une légère excitation fébrile.

Il est aussi déterminé par le froid, surtout par le froid humide, et par les changements de température.

Il peut être produit d'une manière artificielle par le contact de différentes substances irritantes. Ainsi, la matière sébacée accumulée sous le prépuce et les écoulements vaginaux occasionnent souvent des éruptions herpétiques au gland, à la vulve et à la partie interne des cuisses.

Il n'est pas rare d'observer dans le cours de quelques maladies graves, la pneumonie, la fièvre intermittente, etc., des groupes d'herpès sur les joues, les lèvres, la voûte palatine et sur d'autres régions. Les anciens considéraient cette éruption comme un phénomène critique d'un heureux présage.

Enfin, l'herpès se montre quelquefois chez des sujets bien portants, sans être produit par une cause appréciable ; c'est alors qu'il est une affection idiopathique.

Pathogénie. — L'herpès phlycténoïde est habituellement une affection symptomatique, et il peut appartenir à trois maladies constitutionnelles : l'arthritis, la dartre et la syphilis.

Dans quelques cas, il constitue une affection idiopathique. D'autres fois, il est produit artificiellement par le contact de divers agents irritants : il rentre dans la classe des affections artificielles.

Enfin, s'il survient dans des maladies graves, il est souvent considéré comme un phénomène critique.

Diagnostic. — L'élément vésiculeux de l'herpès est assez caractéristique pour qu'il ne soit pas possible de le méconnaître ; d'un autre côté, les symptômes que nous venons de donner, nous permettront presque toujours d'établir le diagnostic du genre de l'affection. Cependant, l'herpès présente parfois quelque ressemblance avec des éruptions vésiculeuses et bulleuses.

L'herpès ne saurait être confondu avec l'eczéma, dont les vésicules sont moins élevées, plus rouges, acuminées et non globuleuses, plus confluentes, répandues uniformément sur de larges surfaces et non disposées en groupes comme les vésicules d'herpès.

La varicelle se distinguera de l'herpès par la forme acuminée et l'isolement de ses vésicules.

On peut rencontrer quelques difficultés à établir le diagnostic différentiel entre l'herpès præputialis et le chancre ou les plaques muqueuses du prépuce. Cependant le chancre débute par une pustule qui est bien différente de la vésicule herpétique; on ne trouve qu'une pustule chancreuse, et il existe ordinairement plusieurs vésicules groupées dans l'herpès. Ces dernières se recouvrent d'une croûte jaunâtre, facile à distinguer de la croûte du chancre, qui est unique, brunâtre ou grisâtre. L'ulcération qui succède à la chute des croûtes, est superficielle dans l'herpès; elle est plus profonde dans le chancre.

La plaque muqueuse commence par un soulèvement de la muqueuse avec une dépression centrale, et l'herpès par une tache rouge sur laquelle naissent des vésicules. Dans la plaque muqueuse des organes sexuels, on ne trouve habituellement ni croûte ni ulcération, ou quelquefois il existe une ulcération légère dont les bords sont mal limités; dans l'herpès, il y a des croûtes qui recouvrent des ulcérations superficielles, arrondies et nettement circonscrites.

Maintenant, nous devons nous demander à quels caractères nous reconnaîtrons la nature arthritique de l'herpès.

On soupçonnera l'origine arthritique de cette affection, si elle survient périodiquement, si elle est causée par les variations de température, si elle se montre sur les parties découvertes ou les parties sexuelles, si les vésicules ont un volume inégal, ou si les unes renferment du pus et les autres simplement un fluide séreux, enfin si les groupes vésiculeux sont accompagnés de picotements ou d'élancements plus ou moins vifs. Il n'est pas nécessaire de dire qu'on devra encore chercher des indications dans l'examen des antécédents du malade.

Pronostic. — L'herpès est une affection qui disparaît spontanément après une courte durée. Quelquefois il est considéré comme un signe favorable, lorsqu'il se montre à titre de phénomène critique dans les maladies aiguës.

Traitement. — On recommandera au début des boissons acidulées et un régime doux ; on se servira comme topique de la poudre d'amidon qu'on pourra remplacer avec avantage par la glycérine. Plus tard on donnera quelques bains simples ou mucilagineux.

§ II. — Herpès zoster ou zona.

Le zona ainsi nommé, parce qu'il entoure le tronc ou les membres comme une demi-ceinture, est connu depuis les temps les plus anciens. Mais il a porté des noms très différents : *ignis sacer* (CELSE), *erysipelas pustulosum*, *erysipelas zoster* (SCRIBONIUS LARGUS), *herpès phlycténoïdes*, *herpès zoster*, *zoster*.

L'herpès zoster, ou le zona, est une affection caractérisée par des groupes de vésicules réunies sur des plaques rouges, irrégulières, disposées sous la forme d'une moitié de ceinture qui part d'un point de la ligne médiane du corps pour se rendre au point opposé.

Nosographie. — L'anorexie, une lassitude générale, un mouvement fébrile plus ou moins intense sont les premiers symptômes de l'affection. Souvent on observe aussi une douleur vive et lancinante, ou une douleur tensive et brûlante sur les parties qui seront le siége de l'éruption. Ces phénomènes ont une durée de douze à vingt-quatre heures. On voit alors apparaître, simultanément ou successivement, des plaques rouges et irrégulières qui sont disposées sous la forme d'une demi-zone plus ou moins complète.

Dans quelques cas, l'éruption a lieu à la fois sur toute l'étendue de la demi-ceinture qui ne dépasse la ligne médiane ni à la partie antérieure, ni à la partie postérieure du tronc. D'autres fois, les deux plaques situées à l'extrémité de la zone se montrent les premières; elles sont en général plus larges et plus régulières que celles qui sont placées dans l'espace intermédiaire. Enfin dans un troisième cas, le premier groupe vésiculeux apparaît sur la partie moyenne de la demi-ceinture.

Les plaques du zona ne sont pas disposées en une bande uniforme et rectiligne, mais elles sont toujours placées suivant une ligne oblique et flexueuse. Elles ont une forme irrégulièrement arrondie et une étendue qui varie de 2 à 3 centimètres de longueur sur 1 à 2 centimètres de largeur. Elles présentent une couleur d'un rouge vif ; sur leur surface, on ne tarde pas à voir une série de vésicules brillantes et transparentes.

Ces vésicules, isolées ou réparties par groupes de trois à quatre, ou de quinze à vingt, ont d'abord la grosseur d'un grain de millet. Puis elles augmentent et atteignent le volume d'un petit pois ; plusieurs d'entre elles se réunissent quelquefois et forment de véritables bulles. Primitivement, elles sont remplies d'une sérosité citrine qui devient bientôt lactescente, opaque et souvent noirâtre. Elles se développent pendant trois ou quatre jours ; vers le quatrième ou cinquième jour, elles s'affaissent et se recouvrent de légères croûtes jaunâtres et brunâtres, qui tombent en laissant des taches rouges, lentes à disparaître.

La marche des vésicules n'est pas toujours aussi simple. Si l'inflammation a été trop vive, on voit au niveau de la vésicule une petite eschare dont la chute donne lieu à une plaie douloureuse. Chez les vieillards débilités, on observe parfois la gangrène de la peau dans toute l'étendue d'une ou de plusieurs plaques.

En général, la durée d'un groupe de vésicules est de huit à dix jours. Mais comme les groupes naissent successivement, la durée totale du zona est subordonnée à l'abondance de l'éruption, et varie entre deux et trois septénaires. Nous ne parlons pas du zona gangréneux dont les plaies exigent, pour se cicatriser, un ou deux mois.

Les phénomènes généraux cessent au moment de l'éruption ; cependant, si celle-ci se fait lentement, ils persistent pendant quelque temps. Les douleurs névralgiques, ou le sentiment de cuisson et de brûlure continuent ; ils ont parfois une telle violence qu'ils mettent obstacle au sommeil. Il peut même arriver que la douleur, ayant diminué pendant l'éruption, reprenne ensuite toute son intensité et se perpétue pendant un temps considérable. On a vu des névralgies consécutives au zona, résister à tous les traitements pendant cinq, dix, vingt mois et même deux années. C'est principalement chez les vieillards qu'on observe ces névralgies consécutives si tenaces. Ajoutons que, dans ce cas, l'herpès zoster est toujours de nature dartreuse.

Siége. — Le zona se développe ordinairement sur le tronc, et il occupe particulièrement la base de la poitrine. Cependant, il commence quelquefois sur le tronc pour se terminer sur les membres. Nous avons actuellement un bel exemple d'un zona qui, partant de la ligne médiane de la région lombaire et contournant la fesse, arrive à la partie interne de la cuisse. Les membres supérieurs peuvent aussi être le siége de l'herpès zoster. Mais, comme cela a lieu pour les membres inférieurs, l'affection a presque toujours son point de départ sur le tronc : ainsi, elle commence habituellement sur la partie antérieure ou postérieure du thorax, se dirige obliquement en haut et en dehors vers le bord de l'aisselle, et s'arrête là ou se continue sur le bras.

Le zona peut encore occuper le front, les joues et même le cuir chevelu. M. Rayer cite le cas d'un zona de la face, qui s'était propagé aux gencives et à la face interne des joues.

On s'accorde à dire, d'après les faits observés, qu'il est plus fréquent sur la moitié droite du corps, sans qu'on puisse expliquer cette singulière prédilection. M. Rayer a trouvé le zona trente-sept fois à droite, et seize fois seulement à gauche. Dix-neuf fois sur vingt, cette affection occupe le côté droit du corps suivant l'opinion de M. Cazenave ; mais ce rapport ne me paraît pas exact. Si le nombre des herpès zona est plus grand à droite, il est loin d'être aussi considérable que l'indique le chiffre donné par le dermatologiste précédent.

Variétés. — Les auteurs ont admis plusieurs variétés de zona, basées sur la direction : zona *perpendiculaire, oblique, transversal.* Il existerait encore un zona *complet,* c'est-à-dire formant une ceinture complète : il était même considéré comme une affection mortelle. Mais le zona *complet* est très rare et n'offre pas la gravité qu'on lui a attribuée.

Étiologie. — Le zona est plus fréquent chez l'adulte et le vieillard ; il s'observe aussi chez l'enfant et, dans ce cas, il est presque toujours de nature arthritique.

Le froid humide occasionne le développement du zona ; il a surtout une influence marquée sur celui du zona arthritique.

Au contraire, les causes les plus ordinaires du zona dartreux sont les émotions morales.

Le sexe masculin est plus souvent atteint de l'herpès zoster que le sexe féminin.

Dans quelques circonstances, cette affection singulière semble être placée sous une influence épidémique. Ainsi, il nous est arrivé de rester plusieurs mois sans rencontrer un seul zona, après en avoir observé un grand nombre pendant quelque temps.

Diagnostic. — Le caractère vésiculeux de l'affection, la disposition spéciale des vésicules réunies en groupes et siégeant exclusivement sur une moitié du corps, nous permettront de reconnaître presque toujours et la lésion primitive et le genre. Toutefois, le diagnostic du zona peut offrir des difficultés, quand l'éruption occupe un siège insolite ; avec un peu d'attention, ces difficultés sont faciles à lever. Je passe immédiatement à une question plus importante, celle qui concerne la nature de l'affection.

Le zona peut être arthritique, dartreux et idiopathique. Nous n'avons à nous occuper ici que des caractères du zona arthritique ; plus tard, nous donnerons ceux du zona dartreux, et nous pourrons alors établir le diagnostic différentiel de ces deux espèces d'affections cutanées.

Dans le zona arthritique, les vésicules reposent sur des surfaces rouges qui sont le siége d'une vive inflammation ; elles sont remarquables par l'inégalité de leur volume. L'éruption s'accompagne de cuisson, de picotements ou d'une véritable myodynie qui cesse à l'époque de la disparition des groupes vésiculeux; elle coïncide souvent avec la dyspepsie arthritique, dont nous connaissons les caractères.

Le zona arthritique est souvent produit et influencé par le froid humide et les changements de température. Il se montre ordinairement chez l'adulte et presque jamais chez le vieillard. Le zona qui apparaît dans l'enfance est arthritique dans l'immense majorité des cas.

Si l'on ajoute à ces caractères déjà nombreux, ceux qui seront fournis par les antécédents propres du malade et par les renseignements recueillis sur la santé des parents, je crois qu'on arrivera dans la plupart des cas à reconnaître la nature du zona arthritique.

Pronostic. — D'une manière absolue, le zona n'est pas une affection sérieuse. Le zona arthritique est moins grave relativement que celui qui appartient à la dartre. Nous savons, en effet, que ce dernier s'accompagne quelquefois d'accidents plus ou moins fâcheux, de névralgies rebelles, d'ulcérations gangréneuses chez les vieillards.

Traitement. — La plupart du temps, on se bornera à recommander le repos, un régime doux et des boissons acidules ou légèrement diurétiques. Au début de l'éruption, on se contentera d'évacuer le liquide renfermé dans les vésicules et de saupoudrer d'amidon les parties malades. On évitera avec soin de prescrire des bains ou des applications liquides qui, en déterminant la rupture prématurée des vésicules, laissent exposées à l'air des ulcérations douloureuses.

Si les douleurs du zona ont une grande intensité, nous devrons chercher à combattre ce symptôme. On a conseillé et l'on a employé, souvent sans succès, les applications émollientes, les narcotiques à l'intérieur et à l'extérieur, des vésicatoires *loco dolenti*. Turner avait proposé la cautérisation des vésicules, afin d'empêcher les ulcérations et les névralgies consécutives. Mais, dans un grand nombre de cas, tous ces moyens de traitement échouent et nous laissent en présence d'une névralgie rebelle, qui peut durer des mois et des années.

Il y a quelque temps, je fus appelé à Soissons pour une névralgie intercostale consécutive à un zona. Depuis trois mois, on avait essayé tous les traitements préconisés en pareil cas. Sachant que cette névralgie avait succédé à un zona dartreux, je n'ai pas hésité à prescrire les préparations arsenicales qui procurèrent une guérison rapide. Cette médication m'a donné des résultats aussi avantageux dans une affection de même nature qui datait de six ans.

Ce serait peut-être le cas de recourir, dans ces névralgies rebelles, aux injections de sulfate d'atropine qui ont été préconisées récemment contre les douleurs névralgiques ; si elles échouaient, il serait temps encore de revenir aux préparations arsenicales. Le zona arthritique tend à disparaître spontanément ; toutefois, il sera bon de le combattre par l'administration des alcalins qui en favoriseront la guérison.

CHAPITRE III.

ARTHRITIDE PSEUDO-EXANTHÉMATIQUE BULLEUSE.

Il n'existe qu'une seule arthritide pseudo-exanthématique bulleuse, c'est le pemphigus aigu.

Pemphigus aigu.

Nous décrirons séparément le pemphigus aigu et le pemphigus chronique. Le premier est une affection bénigne, qui a une marche rapide et ne passe jamais à l'état chronique ; le second est une affection presque toujours mortelle, qui se montre dès le début à l'état chronique et ne succède jamais au pemphigus aigu. Entre le pemphigus aigu et le pemphigus chronique, nous établissons la même distinction qu'entre l'urticaire aiguë et l'urticaire chronique, le pytiriasis rubra aigu et le pytiriasis rubra chronique.

Nosographie. — Le pemphigus aigu, ou la fièvre bulleuse, (*febris bullosa*) est une affection pseudo-exanthématique, qui est ordinairement précédée par des phénomènes fébriles d'intensité variable, et qui est caractérisée par une éruption bulleuse que nous allons décrire.

Et d'abord, outre les phénomènes fébriles, on trouve d'autres signes prodromiques qui sont l'anorexie, une lassitude générale et des picotements ou des démangeaisons.

Les prodromes ont une durée de deux à trois jours. Puis l'éruption apparaît sur différentes régions : les membres, la poitrine, la face, les organes génitaux. Elle commence par des taches rouges, circulaires, d'une étendue variable ; sur ces taches, l'épiderme est bientôt soulevé par une sérosité citrine et abondante, qui forme des bulles dont les dimensions varient depuis la grosseur d'un petit pois ou d'une noisette jusqu'à celle d'une noix et même d'un œuf. Ces bulles sont plus ou moins nombreuses ; quelquefois, elles sont groupées par trois, quatre ou dix sur une seule tache ; d'autres fois, celle-ci est recouverte par une bulle unique et volumineuse. Sur quelques plaques la bulle avorte ; l'épiderme est à peine détaché par un léger épanchement de sérosité.

Lorsque l'éruption a acquis tout son développement, c'est-à-dire vers le cinquième ou le sixième jour, les bulles perdent leur transparence et se flétrissent ; elles sont remplacées par de petites croûtes foliacées, brunes, appliquées sur le derme, qui a perdu la vive rougeur que nous avons signalée au début de l'affection. Les croûtes ne tardent pas à tomber et laissent des macules violacées qui disparaissent lentement. L'éruption bulleuse est souvent compliquée d'affections furonculaires et ecthymatiques.

Lorsque les bulles se développent, les phénomènes généraux cessent habituellement ; il ne reste que des démangeaisons ou des picotements sur les parties malades.

Marche, durée et terminaison. — Le pemphigus aigu a une marche rapide ; il se termine dans un espace de temps compris entre un et trois septénaires. Il a une issue toujours heureuse et, sous ce rapport, il diffère beaucoup du pemphigus chronique.

Siège. — L'éruption bulleuse peut se montrer dans toutes les régions. Mais si elle appartient à l'arthritis, elle se développe plus particulièrement sur les parties sexuelles, sur la face, sur les membres et sur les épaules.

Étiologie. — Le pemphigus aigu de nature arthritique

est déterminé par les différentes causes que nous avons assignées à la production des pseudo-exanthèmes arthritiques, et que nous ne répéterons pas ; elles sont énumérées dans la partie étiologique de l'urticaire aiguë.

Pathogénie. — Le pemphigus aigu se montre soit comme un pseudo-exanthème idiopathique, soit comme symptôme dans deux maladies constitutionnelles : l'arthritis et la dartre.

Diagnostic. — Je suppose, et cela est facile, qu'on ait reconnu le genre de l'affection d'après les caractères que nous venons de donner, il s'agit de savoir quelle en est la nature.

Ici, nous ne nous occuperons point de faire le diagnostic différentiel entre le pemphigus et quelques affections qui peuvent le simuler.

On trouvera cette question traitée avec détail dans les chapitres consacrés aux pemphigus chronique, dartreux et arthritique.

Pour le moment, je veux seulement énumérer les caractères qui appartiennent plus spécialement au pemphigus aigu de nature arthritique, et qui le distinguent du pemphigus de source herpétique. Il présente des taches d'un rouge foncé et de dimensions très variables ; sur chacune des taches, on rencontre généralement plusieurs bulles à contours irréguliers et inégales par le volume. L'inégalité de volume et l'irrégularité des bulles constituent deux caractères importants, qui manquent dans le pemphigus dartreux : en effet, ce dernier présente ordinairement sur chaque tache une ou deux larges bulles, arrondies et bien circonscrites. Le pemphigus arthritique est souvent compliqué d'éruptions ecthymo-furonculaires ou de petits abcès de la peau. Il s'accompagne de démangeaisons ou de picotements plus intenses que ceux du pemphigus dartreux. Son siége doit aussi être considéré : les bulles se développent de préférence sur les parties découvertes et les parties sexuelles.

Enfin, il reconnaît pour causes habituelles le froid humide, les variations de température et la suppression de la transpiration.

A ces caractères propres au pemphigus aigu de nature arthritique, nous opposerons plus tard ceux du pemphigus aigu herpétique : alors, nous ferons mieux ressortir les différences qui existent entre ces deux affections. Pour arriver à la connaissance de la nature du pemphigus aigu arthritique, nous ne négligerons pas d'interroger les antécédents du malade qui pourront nous fournir des renseignements précieux.

Pronostic. — Le pronostic du pemphigus aigu n'est pas grave. Autant est grave le pemphigus chronique, autant est bénigne la fièvre bulleuse.

Traitement. — L'affection se termine par résolution et spontanément. Elle ne réclame qu'un traitement des plus simples. Pendant les phénomènes fébriles, il faudra diminuer la quantité de nourriture ; parfois il sera indiqué de pratiquer une légère saignée, si la fièvre est intense ou si le sujet est pléthorique. On se bornera à saupoudrer les bulles avec des poudres émollientes ou légèrement astringentes : poudres d'amidon, de fécule, de tan, etc. Plus tard on donnera un bain, dont la température ne sera pas trop élevée, pour détacher les croûtes.

Nous avons terminé la description des pseudo-exanthèmes arthritiques. Nous pouvons nous demander si l'érysipèle qu'on observe assez souvent dans le cours de l'arthritis ne doit pas être rapproché des affections précédentes. Nous répondons que cette maladie complique souvent l'arthritis, mais qu'elle ne présente pas les caractères des affections pseudo-exanthématiques de cette maladie constitutionnelle. Elle débute par un frisson et des phénomènes généraux qui sont en rapport avec la gravité des phénomènes locaux ; plus tard, l'état général et l'inflammation locale seront encore subordonnés l'un à l'autre. L'affection n'offre pas une évolution aussi régulière que celle des exanthèmes et des pseudo-exanthèmes. En définitive, l'érysipèle est une phlegmasie qui complique souvent l'arthritis, mais qui ne peut en être regardée comme une affection propre. A ce compte, il faudrait faire de la pneumonie une affection propre de l'arthritis : elle se montre dans la maladie constitutionnelle dont il est question, au moins aussi fréquemment que l'érysipèle.

DEUXIÈME SECTION.

ARTHRITIDES SÈCHES.

Au nombre des caractères généraux des arthritides, nous avons signalé l'état de sécheresse des surfaces malades. En effet, ce caractère est plus ou moins marqué dans toutes les affections arthritiques ; cependant il appartient plus particulièrement à quelques-unes d'entre elles que nous avons rangées pour cette raison dans une seule section, sous le nom d'*arthritides sèches*. J'espère qu'après vous avoir exposé les caractères propres et les rapports de ces affections avec les autres symptômes de l'arthritis, vous n'hésiterez pas à partager mes convictions sur cette partie si intéressante de la pathologie cutanée. Jusqu'à présent, on n'avait pas ignoré complétement ces rapports qui sont trop évidents pour quelques affections. M. Rayer a fait la part du rhumatisme et de la goutte dans la production d'un certain nombre de maladies cutanées. M. Cazenave a signalé les rapports mystérieux de celles-ci avec la diathèse goutteuse. M. Gibert a également parlé de l'influence rhumatismale dans l'étiologie de plusieurs affections de la peau. Mais nul auteur n'a recherché les caractères propres des arthritides, et c'est vers ce but important que seront dirigés tous nos efforts. Nous n'avons pas la prétention d'être arrivé à une étude complète des affections cutanées de nature arthritique. Nous croyons que de nouvelles recherches sont encore nécessaires ; mais elles seront rendues plus faciles par les données importantes qui sont déjà en notre possession. Voyons donc où en est la science sur ce sujet.

Les arthritides sèches peuvent être réparties dans trois chapitres : 1° arthritides sèches érythémateuses, 2° arthritides sèches squameuses, 3° arthritides sèches boutonneuses.

CHAPITRE PREMIER.

ARTHRITIDES SÈCHES ÉRYTHÉMATEUSES.

Les arthritides sèches érythémateuses se montrent sur des lieux d'élection, affectent une marche chronique, récidivent avec facilité et sont caractérisées par une surface d'un rouge foncé, ordinairement lisse, mais quelquefois papuleuse et même tuberculeuse. Il est facile de les distinguer des arthritides pseudo-exanthématiques. En effet, celles-ci s'accompagnent au début de phénomènes fébriles; elles ont une marche aiguë et se terminent dans l'espace de trois à quatre septénaires; elles ne récidivent pas d'une manière constante; enfin, elles se manifestent sur la plus grande partie du corps et à peu près dans toutes les régions. Au contraire, les arthritides sèches érythémateuses sont apyrétiques, ont une marche chronique, récidivent toujours, sont circonscrites et occupent des lieux d'élection qui sont : les parties découvertes et les régions pourvues de poils.

Le chapitre des arthritides sèches érythémateuses renferme quatre genres : 1° l'intertrigo, 2° l'érythème papulo-tuberculeux, 3° la couperose, 4° le cnidosis.

§ 1. — Intertrigo arthritique.

L'intertrigo se développe au contact prolongé des surfaces cutanées. Il est caractérisé par une éruption érythémateuse, à laquelle se joignent souvent des éruptions papuleuses ou furonculaires, et qui s'étend en largeur par un bourrelet analogue à celui qu'on observe dans l'herpès circiné.

Siége. — Il se montre dans les régions où les surfaces cutanées sont adossées, de sorte qu'on le trouve dans les parties suivantes : aux aisselles, derrière les oreilles, dans les plis du bas-ventre chez les personnes grasses, au pli de l'aine, à la face interne des cuisses qui touche le scrotum, quelquefois au jarret, à la marge de l'anus.

Nosographie. — Au début, l'intertrigo est une affection artificielle, produite par le contact de la sueur altérée. Alors, il est caractérisé par une coloration rosée des surfaces cutanées et par des démangeaisons qui excitent le malade à se gratter. Si le sujet n'est placé sous l'influence d'aucune diathèse, on aura affaire à une éruption artificielle qui disparaîtra facilement par quelques soins de propreté. Mais s'il existe une maladie constitutionnelle chez le malade, l'éruption érythémateuse présentera des caractères et une marche qui lui sont propres.

Dans l'intertrigo arthritique, la rougeur devient plus intense, l'inflammation se propage aux bulbes pileux et aux aréoles dermiques : de là il résulte que la surface primitivement rouge et lisse se couvre de pustules, de tubercules et de furoncles. L'affection ne reste pas bornée aux parties contiguës. La rougeur s'étend peu à peu sur les surfaces saines ; cette extension se fait souvent par un bourrelet légèrement saillant et semblable à celui qui se remarque dans l'herpès circiné.

A mesure que l'affection envahit les parties voisines, on voit se multiplier les éruptions furonculaires et pustuleuses.

L'intertrigo arthritique est le siége de démangeaisons et de picotements ou d'élancements. Lorsqu'il existe à la partie interne des membres inférieurs, il occasionne une grande gêne dans la marche ; s'il occupe les aisselles, il rend difficiles les mouvements des membres supérieurs. Chez la femme, il envahit quelquefois la vulve et le vagin ; il peut alors déterminer une surexcitation considérable des organes génitaux, et consécutivement de l'amaigrissement, des troubles des fonctions digestives et même des désordres intellectuels.

Marche et durée. — On ne peut assigner aucune limite à l'intertrigo arthritique, qui se prolonge ordinairement pendant plusieurs mois et parfois pendant des années. Non-seulement il a une longue durée, mais il récidive avec la plus grande facilité.

Étiologie. — L'intertrigo est produit par le contact de la sueur altérée. Il se montre chez des personnes qui ont transpiré abondamment, après des marches prolongées ou pendant les fortes chaleurs. Mais la sueur n'est évidemment que la cause occasionnelle qui vient éveiller la diathèse arthritique.

Cette affection peut exister à tous les âges, mais elle est plus fréquente à l'âge adulte.

La malpropreté, de même que la sueur, peut déterminer l'intertrigo.

Diagnostic. — L'intertrigo arthritique est facile à reconnaître par le siége d'élection qu'il occupe et par ses caractères propres que nous avons fait connaître. Cependant, il a quelque analogie avec la teigne tonsurante. Il serait possible de confondre ces deux affections; en effet, elles présentent une marche herpétiforme et occupent de préférence certaines régions. Souvent on voit l'herpès circiné à la partie interne des cuisses, qui est le siége habituel de l'intertrigo arthritique. Il n'est pas jusqu'aux éruptions furonculaires qu'on ne retrouve aussi dans l'herpès circiné. Néanmoins, il est de la plus grande importance d'établir un diagnostic différentiel au point de vue du traitement.

En examinant les poils de la région, on trouvera un signe important. Dans la teigne tonsurante, ils sont cassés, tortillés, altérés dans leur couleur et entourés à leur base d'une gaine blanche caractéristique. Mais ce signe peut faire défaut, lorsque l'affection a été traitée par des pommades qui ont détruit le champignon situé à la surface de la peau. Il faut alors recommander au malade de n'employer aucun topique pendant plusieurs jours. De cette manière, vous pourrez constater la germination du parasite, qui se montre sous l'apparence d'un duvet semblable à de la neige, qui entoure la base des poils et forme une gaine complète à ceux d'entre eux qui sont cassés.

On devra encore explorer avec soin les mains, la face, pour tâcher d'y découvrir des cercles ou demi-anneaux d'herpès circiné. Enfin, si ces recherches nous laissaient dans le doute relativement à la nature de l'affection, nous aurions recours au microscope qui nous permettra de constater la présence ou l'absence du trichophyton.

Nature. — La nature de l'intertrigo arthritique est établie d'après ses caractères propres, et surtout d'après ses rapports avec des affections et des phénomènes qui appartiennent à l'arthritis. Il existe chez des sujets qui présentent de l'embonpoint, de la dyspepsie, des rhumatismes, de l'acné arthritique ou d'autres manifestations cutanées de même nature.

Pronostic. — L'intertrigo arthritique est une affection sérieuse à cause de sa longue durée et de ses récidives fréquentes. Suivant le siége qu'il occupe, il occasionne des accidents plus ou moins nombreux. S'il est fixé à la partie interne des cuisses ou dans les aisselles, il rend les mouvements des membres difficiles et douloureux. Mais s'il s'étend aux parties génitales, à la vulve et au vagin chez la femme, il produit des phénomènes plus graves : il existe alors des démangeaisons pénibles et tenaces, qui empoisonnent l'existence de la malade, qui peuvent être le point de départ d'une altération des fonctions digestives et quelquefois de désordres intellectuels.

Traitement. — On recommandera les plus grands soins de propreté ; on évitera le séjour prolongé de la sueur sur la peau. Le malade prendra alternativement des bains alcalins et d'amidon. On emploiera comme topiques la poudre d'amidon ou de fécule, les lotions alcalines, et mieux encore un mélange de glycérine et de saponine. On prescrira à l'intérieur les alcalins sous la forme de sirop ou d'eaux artificielles. Enfin, si l'affection est rebelle, on conseillera les eaux minérales et l'on choisira de préférence celles qui sont alcalines.

§ II. — **Couperose arthritique.**

La couperose est une affection érythémateuse, caractérisée par la dilatation des vaisseaux capillaires de la peau.

La plupart des auteurs ont confondu, à tort, la couperose avec l'acné rosacée; car, si les pustules d'acné se développent sur les plaques de couperose, elles ne s'y montrent qu'accidentellement et à titre de complication. Nous décrirons donc séparément l'acné rosacée et la couperose.

Siége. — L'affection que nous étudions occupe généralement quelques parties de la face : les joues, les commissures des lèvres et le nez; d'autres fois, elle s'étend à toute la figure. Elle se développe aussi sur la partie antérieure de la poitrine, surtout au niveau de l'extrémité supérieure du sternum.

Nosographie. — La couperose débute sous la forme d'une tache rosée, dont la coloration augmente après le repas ou l'exposition à la chaleur. Si l'on examine cette tache, on voit que sa couleur est produite par la présence de vaisseaux capillaires dilatés et remplis de sang : la pression, en refoulant le sang, fait disparaître à l'instant la rougeur.

Bientôt les vaisseaux augmentent en volume et en nombre. Il existe alors des plaques plus étendues et d'un rouge plus foncé, autour desquelles on aperçoit un certain nombre de capillaires dilatés et flexueux qui se perdent dans les parties saines. La peau devient plus épaisse et indurée : l'induration est due à l'hypertrophie des éléments du derme et à l'accroissement de volume des capillaires.

Dans la couperose ancienne, l'hypertrophie est quelquefois portée à un tel degré qu'on observe sur la surface érythémateuse des tubercules rugueux qui peuvent atteindre le volume d'une noisette. Outre ces petites tumeurs qui appartiennent à la couperose, on en voit souvent d'autres moins volumineuses qui doivent être regardées comme une complication et non comme un symptôme de l'affection. Je veux parler de ces petites indurations rouges, qui se terminent ordinairement par une pustule occupant le tiers ou le quart de leur volume : ce sont de simples pustules d'acné qui ont une durée très courte. Les malades éprouvent de temps en temps des picotements et des élancements, ou de la cuisson et une sensation de chaleur sur la partie affectée.

Marche et durée. — La couperose présente une marche chronique. On observe quelquefois des temps d'arrêt et même des améliorations passagères; mais la guérison spontanée est excessivement rare. Cette affection est très tenace et fait le désespoir du malade et du médecin.

Étiologie. — L'exposition fréquente de la figure à la chaleur, l'usage des lotions ou pâtes irritantes, certaines professions exigeant que la tête soit penchée, les excès de table, sont autant de causes occasionnelles.

La couperose se montre ordinairement vers l'âge de trente à quarante ans. Elle est fréquente à l'âge critique, mais elle est rare chez les jeunes gens.

Toutes ces causes, il ne faut pas l'oublier, ne font qu'éveiller la diathèse arthritique dont la couperose n'est qu'une manifestation.

La couperose peut être encore produite par les excès de table et l'abus des liqueurs alcooliques; dans ce cas, elle appartient à la classe des affections pathogénétiques.

Diagnostic. — Il est impossible de méconnaître la plaque de couperose caractérisée par une rougeur foncée, par une légère induration et surtout par la dilatation variqueuse des vaisseaux cutanés. Cependant, quelques affections se rapprochent d'elle par la coloration et l'existence d'une induration : je citerai l'érythème induré qui appartient à la scrofule. Il est facile de distinguer ces deux éruptions.

Dans l'érythème scrofuleux, l'induration est profonde et pénètre dans le tissu cellulaire, la coloration est violacée et se continue insensiblement avec la couleur normale de la peau. Au contraire, dans la couperose l'induration n'intéresse que la peau ; la coloration est rouge, nettement limitée et produite par la présence d'un grand nombre de vaisseaux capillaires qu'on aperçoit sans difficulté. Le siége est encore différent : la première affection se montre le plus souvent sur les jambes, et la seconde se développe ordinairement sur la face. Celle-ci s'accompagne de prurit et d'élancements, celle-là ne présente ni douleur ni démangeaison.

La couleur cuivrée des syphilides empêchera toujours de confondre certaines syphilides circonscrites avec l'érythème couperosique.

Nous n'insisterons pas plus longtemps sur le diagnostic du genre de la couperose. Il est une question plus difficile à résoudre, c'est celle qui a trait à la nature de l'affection.

Nous admettons trois espèces de couperose : l'une appartient à la scrofule, l'autre est symptôme de l'arthritis et la troisième est produite par l'abus des liqueurs alcooliques. Nous savons que le diagnostic de la nature d'une affection repose sur ses caractères propres et sur ses rapports avec les affections antérieures ou concomitantes.

Malheureusement la couperose, comme tant d'autres affections, ne présente pas toujours des caractères objectifs bien accusés suivant l'espèce. Toutefois, il ne faut pas oublier dans le diagnostic les nuances de symptômes qui se montrent plus particulièrement dans l'arthritis : les élancements douloureux, l'injection vasculaire plus prononcée et la rougeur plus foncée des parties affectées.

Vous parviendrez encore à la connaissance de la nature de la couperose, en consultant ses rapports avec les affections antérieures et actuelles. En ce moment, nous avons dans le service une jeune fille atteinte d'une couperose, dont la nature aurait pu nous être dévoilée par l'existence seule d'un certain nombre de symptômes arthritiques.

Cette malade porte deux larges plaques de couperose sur les deux joues ; elle a eu sur les mains de l'eczéma arthritique dont il reste quelques vestiges ; elle est tourmentée par des migraines, par des douleurs rhumatismales et par des angines ; son père est atteint de rhumatisme et de migraine. Enfin, l'affection s'est montrée à une époque qui correspond exactement à la disparition presque complète de l'eczéma des mains. Cet exemple vous montre de quelle utilité peut être l'examen des antécédents d'un malade, pour arriver à connaître la nature d'une affection.

La couperose scrofuleuse présentera des relations non moins évidentes avec des affections de la scrofule. Elle aura été précédée de gourmes, d'adénopathies et coïncidera avec l'acné punctata, indurata, etc.

Enfin, la couperose qui s'observe en l'absence de toute maladie constitutionnelle, est une affection pathogénétique qui est produite, chez les ivrognes, par l'abus des boissons alcooliques. On en établira le diagnostic en s'appuyant d'une part sur l'absence des diathèses, d'autre part sur l'existence d'une cause spéciale qu'il est facile de constater.

Pronostic. — La couperose présente une longue durée et ne peut être guérie qu'avec de grandes difficultés. Souvent, elle résiste à tous les moyens thérapeutiques et passe à l'état de difformité d'autant plus incommode qu'elle siége habituellement au visage.

Traitement. — On devra chercher à éloigner les causes qui ont occasionné le développement de l'affection. Il faudra recommander un régime doux et une vie régulière. Le malade ne s'exposera pas à la chaleur et ne se livrera point à des exercices fatigants. Outre ces moyens hygiéniques, nous ordonnons de badigeonner, tous les deux ou trois jours, les surfaces malades avec l'huile de cade. Il nous arrive rarement d'avoir recours à un modificateur plus énergique tel que l'huile de noix d'acajou ou la teinture d'iode. Nous avons aussi employé, mais sans un avantage marqué, la pommade de bi-iodure de mercure et celle d'iodo-chlorure mercureux. Les douches alcalines et les douches d'eaux sulfureuses méritent une mention spéciale pour l'amélioration qu'elles ont quelquefois procurée.

§ III. — Érythème papulo-tuberculeux.

Nous avons eu l'occasion d'observer un assez grand nombre de fois une affection qui se rattache essentiellement à l'arthritis : elle est caractérisée par une rougeur érythémateuse, des papules et même des tubercules. Il serait difficile de lui trouver une place dans les huit ordres de Willan. Pour nous, nous n'éprouvons pas le même embarras. Cette affection appartient par sa nature aux arthritides ; l'érythème, qui en est le caractère objectif prédominant, la fait ranger dans la section des arthritides érythémateuses.

Siége. — L'érythème papulo-tuberculeux occupe des lieux d'élection qui sont : le dos des mains et des avant-bras, quelques parties de la face et particulièrement le nez, les joues, les lèvres et les paupières. Dans la plupart des cas, l'éruption s'est aussi manifestée sur la conjonctive, les muqueuses pituitaire et bronchique.

Nosographie. — Le début est généralement brusque, et l'éruption se montre simultanément sur plusieurs régions. Dans un cas que nous observions récemment, l'érythème s'était déclaré en même temps sur le dos des deux mains, le lobule du nez et les conjonctives.

Chez ce malade, il existait depuis quelques jours une légère bronchite qui augmenta d'intensité, quand apparut l'éruption.

Chez un autre malade, l'affection s'est manifestée avec la même soudaineté, mais elle n'occupait que le dos des mains et les conjonctives.

Dans la plupart des cas, l'érythème papulo-tuberculeux n'est précédé ni accompagné de symptômes généraux. Le premier phénomène consiste dans l'existence de quelques picotements sur la partie qui sera affectée ; puis, on observe les symptômes suivants.

Pendant les premiers jours, on constate un œdème dur, rénitent et siégeant dans le tissu cellulaire ; il diminue et devient souple vers le cinquième ou le sixième jour. La peau présente une coloration d'un rouge foncé et violacé : la congestion cutanée est quelquefois si considérable qu'elle donne lieu à des hémorrhagies intradermiques. La surface affectée est lisse et tendue dans la plus grande partie de son étendue.

L'érythème papulo-tuberculeux n'existe pas sous la forme

d'une plaque unique, qui occuperait toute la région ; mais il se manifeste ordinairement par une, deux ou trois plaques à contours un peu irréguliers. Au centre ou sur les bords de ces plaques, se trouvent quelques indurations arrondies et comme tuberculeuses ; sur les parties voisines, sont disséminées des taches peu étendues, presque circulaires, dépassant rarement la largeur d'une pièce de 50 centimes et légèrement saillantes, en forme de papules. Ces papules et ces tubercules ne tardent pas à disparaître et sont remplacés par une teinte rouge ou ecchymotique.

Par cette description succincte, on voit que l'érythème papulo-tuberculeux est caractérisé par la réunion de plusieurs éléments éruptifs et qu'il répond aux variétés des auteurs : érythèmes simple, papuleux et tuberculeux.

Quelquefois on rencontre deux autres variétés d'érythèmes décrites comme maladies : les érythèmes circiné et marginé. En effet, les petites taches dispersées autour des larges plaques papulo-tuberculeuses présentent dans certains cas une surface nettement limitée par des bords rouges et saillants ; dans d'autres circonstances, elles sont remplacées par des cercles rouges dont le centre est tout à fait sain.

Les muqueuses, avons-nous dit, sont souvent affectées. Il n'est point rare d'observer un coryza aigu, une conjonctivite ou une bronchite catarrhale. Parfois, il existe même une véritable ecchymose sous-conjonctivale.

Les élancements et la cuisson qui avaient annoncé l'éruption, persistent après son apparition.

Marche, durée, terminaison. — La marche de l'érythème papulo-tuberculeux est lente. Cette affection présente une durée de dix-huit à vingt jours ; elle se termine toujours par résolution, d'une manière spontanée. Elle est sujette à récidives ; elle se montrait pour la deuxième ou troisième fois chez plusieurs des malades que nous avons observés.

Diagnostic. — Le diagnostic de la lésion est facile : c'est un érythème avec des indurations papuleuses ou tuberculeuses. On arrivera sans peine à la connaissance du genre, si l'on se reporte à la description que nous venons de faire; cependant, on pourrait peut-être confondre l'érythème papulo-tuberculeux avec les plaques muqueuses de la peau et l'érythème papuleux de nature scrofuleuse.

Les plaques muqueuses de la peau se présentent sous la forme de taches rouges, saillantes sur leurs bords et ressemblant quelque peu à l'érythème circiné ou marginé. Toutefois, elles sont indolores et ne possèdent ni la coloration foncée, ni l'étendue de l'érythème papulo-tuberculeux ; elles sont disséminées sur toutes les parties de la peau et se montrent avec des caractères bien accusés dans certaines régions : l'anus, les parties génitales, les commissures labiales et l'isthme du gosier.

L'érythème papuleux des scrofuleux alterne souvent avec l'érythème pernio ; il occupe le plus ordinairement le dos des mains et les joues. Il est caractérisé par une surface érythémateuse diffuse, sur laquelle s'élèvent quelques papules analogues aux papules proéminentes du lichen ; il ne présente ni la couleur violacée et ecchymotique, ni les éléments papuleux et tuberculeux de l'érythème arthritique.

Maintenant, nous devons parler de la nature de l'affection. Nous affirmons que l'érythème papulo-tuberculeux est d'origine arthritique : nous nous appuyons tant sur ses caractères objectifs que sur ses relations évidentes avec d'autres affections arthritiques.

Un certain nombre des symptômes propres à l'érythème papulo-tuberculeux sont des phénomènes communs des arthritides : multiplicité des éléments éruptifs, coloration rouge et foncée, élancements et siége sur les parties découvertes. D'un autre côté, nous avons toujours rencontré des affections arthritiques antérieures ou concomitantes, quand nous avons observé l'érythème papulo-tuberculeux : l'arthropathie rhumatismale coexiste ou alterne fréquemment avec cette éruption.

Pronostic. — Le pronostic est peu sérieux : l'érythème papulo-tuberculeux disparaît spontanément dans l'espace de dix-huit à vingt jours. Il est moins exposé à récidiver que beaucoup d'arthritides.

Étiologie.—Les causes qui produisent cette affection sont celles qui provoquent le développement des autres arthritides.

L'érythème papulo-tuberculeux s'est présenté plus souvent dans le sexe féminin chez les malades qui ont été soumis à notre examen.

Les variations de température, le froid humide ont paru agir dans quelques cas.

Traitement. — On prescrira le repos, un régime doux, des bains alcalins et des bains d'amidon. A l'intérieur, on administrera les préparations alcalines et, de temps à autre, quelques légers purgatifs.

§ IV. — Du cnidosis arthritique,

Alibert a décrit l'urticaire sous le nom de cnidosis (χνιδη, ortie) : à l'exemple de tous les auteurs, il admettait un cnidosis aigu et un cnidosis chronique. Le cnidosis aigu est la fièvre ortiée que nous avons placée dans les pseudo-exanthèmes arthritiques et dartreux. Le cnidosis chronique dif-

fère complétement par sa nature de l'affection précédente :
jamais il ne lui succède et toujours il se montre d'emblée à
l'état chronique ; il répond assez exactement à l'*urtication* de
Joseph Frank.

A deux affections différentes on devrait donner des noms
différents. Pour éviter d'augmenter le vocabulaire de la dermatologie, déjà trop considérable, je préfère me servir des
mots qui ont cours dans la science. Je conserverai à l'urticaire
aiguë, ou fièvre ortiée, la dénomination d'urticaire et je désignerai, sous le nom de cnidosis, l'urticaire chronique des
auteurs ou l'urtication de J. Frank.

Nous reconnaissons deux espèces de cnidosis : l'un est
arthritique, l'autre dartreux. Ici, nous ne devons nous occuper que du cnidosis arthritique.

Le cnidosis arthritique se montre sous la forme de la variété *urtica tuberosa ;* il est caractérisé non-seulement par des
papules particulières, dont nous avons donné la description
dans l'étude de l'urticaire fébrile, mais aussi par des tubérosités plus ou moins volumineuses, dures, accompagnées de
tension, de gêne dans les mouvements et laissant à leur
disparition des dépressions comme cicatricielles. Ces indurations tuberculeuses et papuleuses présentent une coloration
d'un rouge foncé ; parmi elles, on observe quelquefois des hémorrhagies interstitielles de la peau.

L'éruption a lieu sur les parties découvertes comme la
face, les mains et les avant-bras ; souvent elle semble se
grouper autour de quelques jointures telles que l'articulation
tibio-tarsienne, radio-carpienne ou fémoro-tibiale. Elle apparaît ordinairement le soir et la nuit : pourtant, elle se
développe quelquefois pendant le jour sous l'influence du
froid. Enfin, elle ne présente pas des démangeaisons vives et

franches comme l'urticaire dartreuse ; elle s'accompagne plutôt de picotements et d'élancements.

Le cnidosis arthritique a une durée qui varie de quelques mois à plusieurs années. Il n'offre pas une marche aussi intermittente que le cnidosis dartreux, qui disparaît ordinairement le jour pour revenir à l'approche de la nuit. Si l'éruption est plus intense pendant la nuit, souvent elle n'en persiste pas moins toute la journée.

Il n'est pas rare de voir coïncider le cnidosis arthritique avec des affections de même nature : douleurs rhumatismales, eczéma arthritique, lichen pilaris, érythème papulo-tuberculeux, etc.

Étiologie. — Les excès de régime, l'abus des boissons alcooliques, les variations de température, l'exposition au froid sont les principales causes déterminantes du cnidosis arthritique. Il faut que le sujet soit placé préalablement sous l'influence de la diathèse arthritique.

Diagnostic. — Les caractères de l'éruption que nous venons de faire connaître, ne permettent pas de confondre le cnidosis arthritique avec d'autres affections ; cependant il a quelque analogie avec l'érythème noueux.

Ce dernier se distinguera par la marche aiguë et par la durée continue de l'éruption. Nous savons, au contraire, que le cnidosis présente une marche essentiellement chronique, qu'il est remarquable par la facilité avec laquelle paraît et disparaît l'éruption.

Le cnidosis arthritique se différencie aussi de l'urticaire aiguë. Il n'est précédé ni accompagné de phénomènes fébriles, et il se montre à l'état chronique dès son apparition. L'urticaire aiguë est annoncée par des phénomènes fébriles et ne présente qu'une durée de huit à dix jours.

Il n'est pas toujours si facile de distinguer le cnidosis arthritique du cnidosis dartreux. Il faut prendre en considération les différences qu'on trouve dans le mode de production, la marche et les symptômes de ces deux affections. L'une, celle qui appartient à l'arthritis, se présente avec les caractères de l'*urtica tuberosa*, l'autre se montre ordinairement sous la forme de l'*urtica evanida*. Le cnidosis arthritique se caractérise encore par des élancements et des picotements, par des hémorrhagies interstitielles de la peau, par une coloration plus foncée des aréoles qui entourent les papules ortiées; il se manifeste autour des jointures et sur les parties découvertes, la face, la poitrine, les mains; il coïncide et alterne souvent avec le rhumatisme ou avec d'autres affections arthritiques comme l'érythème papulo-tuberculeux ou l'eczéma arthritique. Au contraire, le cnidosis dartreux se montre sur toutes les parties du corps et se trouve fréquemment accompagné par des herpétides. Enfin, tandis que celui-ci est assez souvent produit par les émotions morales et qu'il paraît la nuit pour disparaître le jour, celui-là est occasionné le plus ordinairement par l'exposition au froid ou par les variations de température, et persiste quelquefois pendant la journée ou augmente même sous l'influence du froid.

Traitement. — Le cnidosis arthritique est une affection très rebelle. On prescrira un régime doux, les bains alcalins et les préparations alcalines à l'intérieur. Malgré l'emploi de ces moyens, on voit parfois le cnidosis durer des mois et des années. Dans les cas difficiles, on pourra conseiller au malade de se rendre à une source d'eaux minérales. Les eaux de Vichy, d'Ems et de Wiesbaden seront spécialement recommandées.

CHAPITRE II.

ARTHRITIDES SQUAMEUSES.

Nous reconnaissons deux genres d'arthritides squameuses : l'un est caractérisé par des squames petites, grisâtres, connues sous le nom de furfures : c'est le pityriasis ; l'autre genre présente des squames plus larges, blanches, épaisses, souvent imbriquées : c'est le psoriasis.

§ I. — *Pityriasis arthritique.*

Le pityriasis arthritique n'a pas été étudié par les dermatologistes ; cependant quelques-uns de ses caractères ont été mentionnés dans la variété *pityriasis capitis*. M. Hardy donne plusieurs symptômes du pityriasis arthritique dans la description de la variété *pityriasis pilaris*.

Si les auteurs ont aperçu plusieurs caractères objectifs du pityriasis arthritique, ils ne les ont point groupés et ne sont pas arrivés à la connaissance de l'espèce. Nous allons essayer de vous exposer la nosographie, la séméiotique et le traitement de cette affection si importante par sa fréquence.

Siége. — Le pityriasis arthritique se développe sur les régions velues et les parties découvertes : le cuir chevelu, les sourcils, la barbe, les parties génitales, la partie antérieure de la poitrine et les aisselles.

Symptômes. — Il se montre sous la forme de plaques irrégulières qui se manifestent de préférence à la nuque, aux régions temporales, à la partie antérieure du cuir chevelu ; il est rare que celui-ci soit envahi dans sa totalité. A la figure, on l'observe principalement aux joues et à la lèvre supérieure. En examinant les parties affectées, on constate à leur surface tantôt une rougeur générale, superficielle ou disposée par petits disques arrondis à la base des poils, tantôt une absence de coloration rouge. On remarque aussi des squames minces et petites, qui recouvrent les glandes pilifères dont la saillie est légèrement augmentée. Les poils sont enveloppés, au sortir du bulbe, d'une gaîne épidermique qui remonte plus ou moins haut sur la tige; ils sont, comme les parties affectées, le siége d'une sécheresse remarquable qui les rend friables. Lorsque la maladie a duré longtemps, ils sont atrophiés, se cassent avec la plus grande facilité et tombent; ils repoussent pendant quelque temps, jusqu'à ce que la calvitie soit définitive.

Les altérations qu'on trouve dans le follicule pileux ou les glandes annexes nous expliquent la plus grande partie des phénomènes précédents. La suspension de toute sécrétion de la sueur et de la matière sébacée entraîne la sécheresse de la partie affectée et des poils. Les parois du follicule sécrètent en abondance des squamules qui remplissent le canal de la glande pilifère. La papille qui porte le poil reste intacte pendant longtemps; mais il peut arriver que sa nutrition soit troublée à son tour : il en résulte alors que les poils sont plus ou moins atrophiés et que leur chute, d'abord temporaire, devient permanente si les altérations de la papille sont considérables.

Un dernier symptôme du pityriasis arthritique; c'est le prurit qui est souvent remplacé par des picotements ou par des élancements.

Marche et durée. — Cette affection présente une marche

chronique. Elle peut exister pendant un temps qui varie de plusieurs mois à plusieurs années ; elle est très sujette à récidiver. Une calvitie temporaire, souvent permanente, est le résultat ordinaire du pityriasis arthritique.

Étiologie. — Le pityriasis arthritique s'observe dans les deux sexes, mais plus souvent dans le sexe masculin.

Il se montre dans la jeunesse et principalement dans l'âge adulte.

Au nombre des causes occasionnelles, nous plaçons les pommades ou les cosmétiques de mauvaise qualité, les lotions irritantes, le contact prolongé de la sueur qui, chez les sujets arthritiques, est très abondante dans quelques régions comme les parties génitales, la tête, etc.

Enfin l'affection dont il est question est déterminée par une cause générale, la diathèse arthritique.

Diagnostic. — Nous ne reviendrons pas sur les caractères qui font reconnaître le pityriasis arthritique. Nous aborderons immédiatement une question de diagnostic très importante.

Comment distinguerons-nous le pityriasis arthritique du pityriasis dartreux et du pseudo-pityriasis qui succède à l'eczéma du cuir chevelu chez les sujets scrofuleux ?

Le pityriasis dartreux a son siége dans le réseau papillaire du derme et non dans le follicule pileux : aussi peut-il occuper des régions dépourvues de poils et s'étendre à de grandes surfaces, par exemple, à tout le cuir chevelu. Lorsqu'il se développe sur des parties velues, les poils sont respectés et ne tombent qu'exceptionnellement, si l'inflammation augmentée quelquefois par des topiques irritants se propage aux bulbes pileux.

A ces caractères du pityriasis dartreux on peut opposer ceux du pityriasis arthritique. Celui-ci occupe les follicules pileux et se montre par conséquent dans les régions velues : les poils sont altérés, tombent et ne repoussent plus dans quelques cas.

Chez les scrofuleux, il n'est pas rare d'observer à la suite d'un eczéma chronique un pseudo-pityriasis qui est difficile de distinguer du pityriasis arthritique. Cependant on parviendra dans la plupart des cas à établir le diagnostic différentiel. Dans l'eczéma, on apprendra qu'une sécrétion plus ou moins abondante existait au début de l'affection ; le pityriasis est squameux dans toutes ses périodes. Le faux pityriasis présente des squames plus épaisses, un peu jaunes, qui ont un certain aspect d'humidité ; le pityriasis est caractérisé par des squames sèches, plus fines et grisâtres. Enfin celui-là occupe des lieux de prédilection, derrière les oreilles ou sur le pavillon auriculaire ; il n'est pas accompagné de prurit et de picotements, qui existent constamment dans le pityriasis arthritique.

L'acné sébacée se manifeste par une sécrétion huileuse qui se concrète sous la forme de squames grasses, un peu molles jaunâtres ou brunâtres. On ne saurait confondre ces squames avec celles du pityriasis que nous connaissons : squames sèches, fines et grisâtres.

Pronostic. — Le pityriasis arthritique est une affection rebelle et très sujette à récidiver. Il amène une calvitie temporaire et souvent permanente ; c'est là un inconvénient grave, surtout chez la femme, qui voit ainsi disparaître un de ses plus beaux ornements.

Traitement. — La difficulté qu'on éprouve à guérir le pityriasis arthritique nous engage à nous arrêter quelque temps sur son traitement. Voici ce que je conseille contre cette affection.

1° J'ordonne la tisane de saponaire ou de pensée sauvage

édulcorée avec le sirop de fumeterre ou d'orme pyramidal.

2° Le malade prend matin et soir, une heure avant le repas, une cuillerée à soupe de sirop alcalin :

> Sirop de saponaire, de tolu, de fumeterre, etc... 500 gram.
> Bicarbonate de soude................... 4 à 10 gram.

3° Je prescris une eau alcaline aux repas, soit de l'eau de Vichy artificielle, soit celles de Châteldon, de Pougues, de Vittel ou toute autre se rapprochant de ces dernières par leurs vertus thérapeutiques.

4° On fait raser ou couper, à quelques millimètres de la peau, les cheveux ou les poils qui recouvrent les parties malades.

5° Tous les trois jours, je recommande de badigeonner à l'huile de cade les surfaces affectées.

6° On emploie trois ou quatre fois par jour les lotions avec une solution de glycérine ou de saponine et une faible dose de carbonate de soude :

> Eau de son............... 500 gram.
> Glycérine anglaise....... 30 gram.
> Carbonate de soude...... 0,25 à 1 gram.

7° On peut varier les bains et donner : bains alcalins et bains de vapeur, douches alcalines et douches de vapeur.

8° Enfin, il faut surveiller le régime qui doit être approprié à la maladie constitutionnelle.

§ II. — Psoriasis arthritique.

Le psoriasis est une affection cutanée qui est caractérisée par des squames épaisses, imbriquées, adhérentes, blanches et comme nacrées, reposant sur des plaques irrégulières, rouges et saillantes au-dessus du niveau de la peau ; il a été décrit par Alibert sous le nom d'*herpès furfureux arrondi*. Il se montre comme symptôme dans deux maladies constitutionnelles : l'arthritis et la dartre. Il existe donc 1° un psoriasis arthritique dont nous allons tracer les caractères, 2° un psoriasis dartreux qui est observé beaucoup plus fréquemment et que nous étudierons dans la partie consacrée aux herpétides.

Siége. — Le psoriasis arthritique, à l'exemple des arthritides en général, a pour siéges de prédilection les parties génitales et les régions exposées à l'air : la tête, la partie antérieure de la poitrine, la paume des mains et aussi la plante des pieds. Il se montre rarement aux coudes et aux genoux, sur lesquels se développe de préférence le psoriasis dartreux.

Symptômes. — Suivant l'aspect, nous établissons deux variétés de psoriasis arthritique : 1° le psoriasis scarlatiniforme, 2° le psoriasis nummulaire.

a. *Psoriasis scarlatiniforme.* — Il présente une marche plus aiguë que la variété suivante. Dans la plupart des cas, il se développe simultanément à la plante des pieds, à la paume des mains, à la racine des cheveux et aux organes génitaux ; cependant, il peut aussi apparaître successivement sur ces différentes régions ou se borner à quelques-unes d'entre elles.

Il est caractérisé par un sentiment de brûlure, de tension et par des élancements dans les parties affectées ; il offre une desquamation qui a lieu par larges plaques épidermiques analogues à celles qu'on observe dans la scarlatine. Au-dessous des squames, la peau est épaissie et présente une coloration d'un rouge vif ou même d'un rouge lie-devin, qui ressemble à la couleur de l'éruption scarlatineuse.

La paume des mains et la plante des pieds sont pourvues d'un épiderme très résistant; sur ces régions, les squames sont plus épaisses et se font remarquer par des fissures profondes, desquelles s'écoule une sérosité plastique qui se concrète sous forme de croûtes. Les mains et les pieds sont le siége d'une douleur et d'une tension très vives qui les rendent immobiles : les doigts et les orteils sont ordinairement demi-fléchis et retenus dans cette position.

b. *Psoriasis nummulaire.* — Cette variété de psoriasis arthritique offre une marche chronique ; elle occupe à peu près les mêmes régions que la variété *psoriasis scarlatiniforme.*

Le psoriasis nummulaire présente des squames qui ressemblent à celles du psoriasis dartreux ; cependant elles en diffèrent à plusieurs égards. Ainsi, elles n'ont jamais ni la couleur blanche, argentée, ni l'état de sécheresse si remarquable qui caractérisent les squames du psoriasis dartreux ; elles offrent toujours une humidité ou un aspect particulier qui la rappelle, humidité due à une sécrétion intermittente des surfaces malades.

Cette affection est successivement, parfois simultanément, squameuse et humide. Il devient alors difficile de décider si l'on a affaire à un eczéma ou à un psoriasis.

On trouve, sur une des régions indiquées plus haut, de larges plaques rouges, irrégulièrement arrondies, légèrement saillantes, couvertes d'un liquide séro-plastique sur une partie de leur étendue ; sur quelques points, on observe des squames épaisses comme celles du psoriasis, mais jaunâtres et molles comme celles de l'eczéma. Enfin, sur la limite ou dans le voisinage des plaques, il existe des squames psoriasiques parfaitement reconnaissables à leur couleur blanche et nacrée. Dans d'autres cas, on ne constate qu'un seul élément; mais il est susceptible d'être remplacé par un autre. Ainsi, il n'est pas rare de voir l'affection sécrétante se transformer en affection squameuse, réciproquement, le psoriasis se convertir en eczéma. Je considère même cette mutation des éléments éruptifs comme un des caractères du psoriasis arthritique.

Sur les plaques nummulaires, il existe encore des picotements ou des élancements et, de temps en temps, une démangeaison qui pousse le malade à se gratter. Le grattage irrite les surfaces affectées et détermine fréquemment la sécrétion intermittente dont nous avons parlé précédemment.

Marche et durée. — Le psoriasis scarlatiniforme offre souvent une marche aiguë : il peut alors se terminer dans l'espace de quelques semaines. Mais il passe quelquefois à l'état chronique, et il a dans ce cas une durée indéterminée.

Le psoriasis nummulaire suit toujours une marche chronique; de temps en temps, on observe des exacerbations pendant lesquelles l'affection est momentanément à l'état aigu. Il a une durée toujours longue et fort variable : il existe pendant des mois et des années. Il est sujet à récidiver ; souvent il revient à des saisons ou à des époques fixes.

Étiologie. — Le psoriasis arthritique est plus fréquent chez l'homme que chez la femme, et dans l'âge adulte qu'à toute autre époque de la vie.

Nous l'avons souvent observé chez des sujets arthritiques qui avaient été atteints de syphilis.

Diagnostic. —Dans cette affection, les lésions sont multiples et faciles à reconnaître : sécrétion de sérosité et sécrétion d'épiderme.

Cette variété de lésions pourra jeter quelque obscurité sur le diagnostic du genre. En effet, vous vous demanderez en présence de la sécrétion séreuse, si vous n'avez pas affaire à un eczéma, tandis que la présence de squames psoriasiques sur d'autres points tendrait à vous faire admettre un psoriasis. Mais, sachant que le psoriasis nummulaire est caractérisé par l'association des lésions de l'eczéma et du psoriasis, vous ne devrez plus hésiter à porter votre diagnostic.

Après avoir reconnu le genre de l'affection, il faut chercher à en connaître la nature. Nous savons que le psoriasis n'appartient qu'à deux maladies constitutionnelles : l'arthritis et la dartre. Nous rejetons l'existence du psoriasis syphilitique, et nous donnerons plus loin les raisons qui nous ont fait admettre cette opinion. Nous n'avons donc à nous occuper que du diagnostic différentiel du psoriasis arthritique et du psoriasis dartreux.

Nous n'avons pas encore étudié le psoriasis dartreux ; toutefois, nous pouvons nommer ici ses principaux caractères pour les opposer à ceux du psoriasis arthritique.

Le psoriasis dartreux présente des plaques saillantes et rouges, couvertes de squames sèches, nacrées et imbriquées ; il se développe sur toutes les parties du corps, spécialement aux coudes et au devant des genoux. Enfin, il s'accompagne très communément de démangeaisons plus ou moins vives. Nous savons, au contraire, que le psoriasis arthritique présente des squames moins sèches, quelquefois humides, ayant un aspect terne, des plaques moins proéminentes et moins circonscrites ; il occupe de préférence la tête, la partie antérieure de la poitrine, l'anus, les mains, les pieds et les organes génitaux; les parties affectées sont le siége de picotements et d'élancements. Tels sont les caractères objectifs, à l'aide desquels on distinguera entre eux le psoriasis arthritique et le psoriasis dartreux. On trouvera encore des moyens de diagnostic dans les antécédents du malade.

Lorsque nous nions l'existence du psoriasis syphilitique, nous nous éloignons beaucoup de l'opinion des auteurs qui vont jusqu'à le considérer comme un signe certain de syphilis, s'il est limité aux mains et aux pieds (1).

Pour nous, les psoriasis palmaria et plantaria sont toujours de nature arthritique. Comment concilier cette opinion et celle des auteurs? Ceux-ci n'ont pas établi la distinction entre la lésion primitive et la lésion secondaire. De cette manière ils ont décrit, comme étant des psoriasis, la syphilide tuberculeuse circonscrite, la roséole et les plaques muqueuses des mains : ces affections sont caractérisées par une exfoliation épidermique secondaire dont il est facile de constater l'analogie avec les squames du psoriasis. Au point de vue pratique, il est important de distinguer le psoriasis proprement dit du psoriasis syphilitique, qui n'est qu'une phase de l'évolution de quelques syphilides.

Les affections syphilitiques, qui présentent une exfoliation épidermique susceptible d'être confondue avec la desquamation du psoriasis, sont : la roséole, les plaques muqueuses de la peau et la syphilide tuberculeuse circonscrite.

Si la roséole s'accompagne aux mains et aux pieds d'une desquamation qu'on pourrait prendre pour un psoriasis, le diagnostic ne saurait être incertain longtemps, quand on vient à

---

(1) Voir Hardy, *Leçons sur les maladies de la peau.*

examiner les autres régions du corps. Elle ne siége jamais exclusivement aux pieds et aux mains; elle se montre avec ses caractères propres sur le tronc et les membres.

Les plaques muqueuses et le psoriasis des mains ont des symptômes objectifs qui ont assurément la plus grande ressemblance. De part et d'autre, on trouve une squame blanchâtre, jaunâtre, entourée d'un liséré rouge ou de couleur ocrée. Mais les plaques muqueuses ne se développent pas uniquement à la plante des pieds et à la paume des mains; vous en trouverez avec des caractères mieux accusés à l'anus, aux parties génitales, sur le front, etc.

La syphilide tuberculeuse, pouvant se limiter aux mains ou aux pieds, est plus difficile à distinguer du psoriasis : dans ces deux affections, on rencontre des squames épaisses et adhérentes. Cependant il est un caractère important qui appartient à la syphilide tuberculeuse : les squames reposent sur un groupe de tubercules faciles à apercevoir. Les antécédents du malade fourniront aussi des renseignements précieux.

Si vous avez établi qu'une affection psoriasique des mains et des pieds n'est point le résultat d'une phase de l'évolution d'une syphilide, il vous sera possible d'en connaître la nature et le traitement : dans ce cas, le psoriasis est toujours de nature arthritique. Aussi, en suivant cette voie, sommes-nous parvenu à guérir plusieurs malades atteints de psoriasis palmaire et plantaire, qui avaient été traités sans succès par la médication antisyphilitique.

Pronostic. — Le psoriasis arthritique est une affection qui est rendue sérieuse par sa longue durée et par sa facilité à récidiver. Il siége habituellement sur les parties découvertes, aux organes génitaux, surtout aux mains; aussi, produit-il des inconvénients beaucoup plus grands que le psoriasis dartreux, affection qui peut rester bénigne pendant de longues années et quelquefois pendant toute l'existence du malade.

Traitement. — Contre le psoriasis arthritique nous employons le plus habituellement les sudorifiques, les préparations alcalines, antimoniales et de colchique. A l'extérieur nous recommandons l'huile de cade, les pommades avec la glycérine et le protochlorure de mercure, avec le blanc de baleine et le sulfate de fer. Nous prescrivons aussi des douches alcalines, de vapeur et des bains de même nature.

CHAPITRE III.

DES ARTHRITIDES BOUTONNEUSES.

Les arthritides boutonneuses renferment trois genres qui sont : 1° le prurigo, 2° le lichen, 3° l'acné. Ces genres présentent plusieurs variétés dont l'étude se rattache à l'histoire de chaque affection en particulier.

§ I. — Prurigo arthritique.

Le prurigo est une affection caractérisée par des papules isolées, non groupées comme celles du lichen, sans changement de couleur à la peau, accompagnées de démangeaisons très vives et portant habituellement à leur sommet de petites croûtes noirâtres formées par une gouttelette de sang desséché ; ces croûtes résultent de l'excoriation des papules sous l'influence du grattage exercé par le malade. Il existe un grand nombre d'espèces de prurigo ; nous reconnaissons un prurigo : 1° scrofuleux, 2° parasitaire, 3° dartreux, 4° arthritique.

Dans nos leçons sur la scrofule, nous avons parlé du prurigo scrofuleux qui est caractérisé par des papules volumineuses et par l'absence presque complète de démangeaisons.

Le prurigo parasitaire s'observe principalement dans la vieillesse. Il est produit par des parasites végétaux (trichophyton, microsporon), et plus souvent par des parasites animaux (acarus scabiei, poux du pubis, poux de corps, de tête, etc.). Il a été décrit parmi les affections cutanées parasitaires.

Le prurigo dartreux présente des papules petites et disséminées sur la surface de la peau ; il s'accompagne de démangeaisons très intenses, quelquefois intolérables, qui constituent le symptôme prédominant.

Cette espèce sera traitée plus tard avec détail, lorsque nous étudierons les affections dartreuses.

Pour le moment, nous nous bornerons à quelques considérations sur le prurigo arthritique.

Le prurigo arthritique occupe de préférence la face antérieure de la poitrine, les faces latérales du cou, les environs de l'anus, la face interne des cuisses et les organes génitaux. Il est caractérisé par des papules discrètes qui ont le volume de celles qu'on trouve dans le prurigo dartreux ; mais tandis que ce dernier s'accompagne d'un prurit franc et très intense, le prurigo arthritique présente des picotements ou des élancements plutôt qu'une démangeaison véritable. Cette affection paraît influencée dans sa marche et son évolution par les saisons et par la température : le froid détermine quelquefois une aggravation et peut occasionner des récidives.

Il est rare que le prurigo arthritique ne soit pas accompagné ou précédé de différentes arthritides telles que l'eczéma, le lichen, le psoriasis, etc.; enfin, nous ajouterons qu'il se rencontre chez les sujets qui offrent les symptômes généraux et la constitution de l'arthritis.

Le prurigo arthritique est ordinairement une affection d'une longue durée, et il est sujet à récidiver. Mais sous ces deux rapports, son pronostic n'est pas aussi grave que celui du prurigo dartreux dont les deux symptômes prédominants sont la persistance et la facilité à se reproduire.

Il sera toujours facile d'arriver au diagnostic du genre qui est caractérisé par des papules couvertes de croûtes sanguines et par des picotements ou par des démangeaisons. S'il s'agit de reconnaître la nature de l'affection, la question présente de plus grandes difficultés. Cependant, on parviendra à déterminer l'origine du prurigo arthritique, en considérant ses rapports avec les affections antérieures ou concomitantes, et en tenant compte de quelques symptômes qui lui sont propres ; ces derniers sont : l'existence de picotements ou d'élancements et le siège de l'éruption dans des régions spéciales. D'un autre côté, on rencontrera presque toujours, comme nous l'avons dit, soit des arthritides, soit des phénomènes généraux de l'arthritis.

Nous ne nous étendrons pas davantage sur le prurigo arthritique ; nous en donnerons le traitement après l'histoire des autres arthritides boutonneuses.

§ II. — Lichen arthritique.

Le lichen est une affection caractérisée par l'existence de petites papules, groupées, quelquefois rouges, présentant d'autres fois la couleur normale des téguments, accompagnées de prurit ou de picotements, et plus tard par un épaississement et une rudesse particulière de la peau.

Les auteurs ont décrit un grand nombre de variétés de lichen, dont la plupart sont, pour nous, des affections différentes par leur nature.

Dans les affections scrofuleuses, j'ai placé la variété *lichen agrius* de M. Devergie.

Dans mes leçons sur les affections cutanées parasitaires, j'ai donné les caractères d'un lichen circonscrit qui appartient à la classe des phyto-dermides et qui se montre souvent sur le dos des mains, des poignets, assez fréquemment sur les parties latérales du cou et sur la face (page 155, *Leçons sur les affections cutanées parasitaires*).

Sous le nom de syphilide papuleuse, j'ai décrit le lichen syphilitique, la seule variété de lichen dont les auteurs aient indiqué la nature.

Plus tard, nous ferons l'histoire du lichen dartreux ; ici, nous allons nous occuper du lichen arthritique.

Le lichen arthritique comprend trois variétés : 1° *lichen circonscrit*, 2° *lichen pilaris*, 3° *lichen lividus*.

a. *Lichen circonscrit.*—Le lichen circonscrit se développe dans quelques régions spéciales qui sont : le dos des avant-bras et des mains, le côté externe des membres, le front et les parties génitales. Il est caractérisé par des papules nombreuses et groupées, se touchant par leur base, formant des plaques arrondies qui présentent un diamètre de 3, 4 et 5 centimètres. Ces plaques ont des bords bien arrêtés et offrent une coloration rouge, quelquefois violacée ; elles sont plus ou moins nombreuses : on en peut trouver deux, trois, quatre ou un plus grand nombre sur une même région. Elles sont accompagnées de picotements ou d'élancements plutôt que de démangeaisons. Bientôt, les papules se recouvrent à leur sommet de petites squames très adhérentes ; après une certaine durée elles disparaissent complétement, et l'on ne trouve plus qu'un épaississement marqué de la peau avec des squames ; la coloration est moins intense et finit par s'éteindre. Dans cet état, les plaques de lichen circonscrit ressemblent beaucoup à l'eczéma sec de nature arthritique, que nous allons bientôt décrire.

Marche, durée, terminaison. — Le lichen circonscrit est une affection très tenace et sujette à récidiver; cependant, il est destiné à disparaître dans un temps plus ou moins éloigné, suivant l'évolution de la diathèse arthritique dont il est une manifestation. Nous verrons, au contraire, que le lichen dartreux persiste et quelquefois se généralise à mesure que la maladie constitutionnelle parcourt ses périodes.

Diagnostic. — Il est en général facile de reconnaître le lichen circonscrit. On ne saurait le confondre avec l'eczéma, dont il est différencié par l'existence des papules au début, par l'absence de sécrétion et l'épaississement de la peau.

Les papules du lichen sont remplacées par des squames qui présentent quelque ressemblance avec celles qui appartiennent au psoriasis ; mais les caractères des squames, très différents dans les deux affections, suffiront à établir le diagnostic.

Le diagnostic du genre ne présente pas de grandes difficultés, comme on le voit; mais celui de l'espèce offre souvent des obstacles plus considérables. M. Devergie s'est appliqué à montrer les caractères qui distinguent le lichen simple; il a fait remarquer que cette affection a son siège de prédilection sur la partie interne des membres ou sur les régions flexueuses, tandis que le lichen en plaques se développe de préférence sur la face externe des membres. L'observateur s'est borné à constater les faits précédents dont il n'a tiré aucune conclusion. Il admet aussi la contagion du lichen, qui se montre alors sous forme de plaques. Or, il est évident pour nous que cet auteur a confondu dans cette circonstance le lichen circonscrit arthritique avec le lichen circonscrit parasitaire, puisque ce dernier est le seul qui soit contagieux.

M. Hardy place le lichen circonscrit parmi les affections dartreuses.

Les caractères objectifs et la marche du lichen circonscrit, ses rapports fréquents avec des affections arthritiques nous ont démontré qu'il était symptomatique de l'arthritis. Comment le distinguerons-nous du lichen dartreux, scrofuleux, syphilitique et parasitaire?

Le lichen dartreux est caractérisé par des papules peu volumineuses, qui forment des groupes disséminés sur les différentes régions du corps, et qui existent principalement à la partie interne des membres. Il s'accompagne de démangeaisons excessivement vives et persistant quelquefois en l'absence de toute éruption ; il coïncide fréquemment avec des migraines, des gastralgies ou d'autres névralgies herpétiques. Le lichen circonscrit se montre sous la forme de plaques arrondies qui occupent le dos des mains, des pieds, des avant-bras et en général la partie externe des membres. Il ne détermine pas un prurit franc, mais des élancements, des picotements ou de la cuisson; enfin, il coexiste souvent avec des migraines, des gastralgies ou d'autres névroses de nature arthritique.

Il sera facile de distinguer le lichen arthritique du lichen scrofuleux. Celui-ci est formé par de grosses papules dont la plupart se recouvrent à leur sommet de vésicules et de pustules; il se développe en général sur de larges surfaces; s'il est circonscrit, il se montre aux plis du jarret et du coude;

il est accompagné de démangeaisons presque nulles, et il existe principalement chez les enfants de douze à quinze ans. A ces caractères on peut opposer ceux du lichen arthritique : plaques circonscrites, sèches, couvertes de petites papules qui occupent des surfaces limitées sur le dos des mains et des avant-bras, sur le front, etc., démangeaisons ou picotements et élancements, développement de cette affection chez les adultes.

La coloration cuivrée de l'éruption, l'absence de prurit, la présence du chancre, de plaques muqueuses ou de végétations établiront la nature du lichen syphilitique et l'empêcheront d'être confondu avec le lichen arthritique.

Le diagnostic différentiel du lichen parasitaire et du lichen arthritique présente parfois de grandes difficultés. Si l'affection existe sur des parties velues, l'examen des poils nous fournira des renseignements précieux : en effet, nous savons que dans le lichen parasitaire, les poils sont altérés dans leur structure, cassés et revêtus d'une gaîne blanche particulière.

La présence d'anneaux herpétiques ou de débris de cercles d'herpès sur le visage, le cou, le dos des mains et sur d'autres régions, nous mettra encore sur la voie du diagnostic. Enfin, nous mettrons à profit les données fournies par la marche et le début de l'affection.

Pronostic. — Le lichen circonscrit est difficile à guérir ; il est aussi très sujet à récidiver ; à ces deux points de vue, il présente donc quelque gravité. Toutefois, cette affection doit disparaître un jour, si la diathèse arthritique fait des progrès ; elle peut encore cesser d'exister, si la maladie constitutionnelle présente un temps d'arrêt.

Nous renvoyons l'étude des causes et du traitement après la description de toutes les arthritides boutonneuses.

b: *Lichen pilaris (cutis anserina).* — Le lichen pilaris est caractérisé par des papules traversées par un poil et plus volumineuses que celles du lichen simple.

Siège. — Il se montre dans la barbe, sur la partie antérieure de la poitrine et sur la face externe des membres qui supporte des poils; il s'observe ordinairement aux jambes. M. Hardy n'admet pas le lichen pilaris; il pense que cette affection n'est qu'une variété de pityriasis, qu'il décrit sous le nom de *pityriasis pilaris.*

D'après les différences qu'on peut trouver dans la lésion élémentaire, j'établis deux variétés de lichen pilaris : 1° *Lichen par hypertrophie papillaire*, 2° *lichen par altération fonctionnelle de la papille.*

1° Dans la première variété, on rencontre de grosses papules traversées par un poil, constituées par l'hypertrophie du follicule pileux et de la papille pilifère. La peau présente alors un aspect rugueux qui ressemble à cet état qu'on désigne communément sous le nom de *chair de poule;* c'est de là que vient aussi la dénomination de *cutis anserina.*

Les démangeaisons sont peu vives et sont habituellement remplacées par des picotements; on n'observe la chute des poils qu'après une longue durée de l'affection.

2° Dans la seconde variété de lichen pilaris, la papille pilifère présente une grave altération fonctionnelle. Elle ne donne plus naissance au poil; elle sécrète une matière glutineuse qui, examinée au microscope, se montre composée de cellules épidermiques molles, polyédriques et pourvues d'un noyau très visible. Cette variété de lichen pilaris se rapproche un peu du pityriasis capitis caractérisé par une hypersécrétion épidermique qui se fait aux dépens des parois du follicule pileux. Mais, dans la première affection, on trouve une sécrétion d'épiderme muqueux qui a lieu dans la papille elle-même; dans la seconde, on observe de véritables cellules épidermiques aplaties, déformées et disposées sous la forme de lamelles ou furfures.

Le lichen pilaris par altération fonctionnelle de la papille offre des symptômes qui lui sont propres. Il est caractérisé par des papules petites, déprimées à leur centre, d'une couleur jaunâtre ou brunâtre et disposées en plaques. Ces plaques ont un aspect singulier : elles ressemblent à une croûte de pain légèrement brûlée et superficiellement rapée.

Les éléments du poil cessent d'être sécrétés de bonne heure; aussi les papules ne sont point traversées par un poil comme celles du lichen par hypertrophie papillaire.

Diagnostic. — On ne saurait confondre le lichen pilaris avec le pityriasis capitis. Ce dernier est une affection squameuse; le premier est une affection papuleuse, et il présente des croûtes jaunes ou brunâtres qui donnent à l'éruption une physionomie particulière. Il faudra surtout chercher à établir une distinction entre le lichen pilaris et l'acné pilaris que nous allons bientôt étudier.

Pronostic. — Le lichen pilaris présente un pronostic qui est rendu sérieux par la ténacité, la longue durée et la récidive de l'éruption.

c. *Lichen lividus.*—Depuis longtemps, j'ai fait connaître une variété de lichen que j'ai nommée *lichen à papules déprimées;* cette affection n'est pas décrite dans les auteurs. Elle est caractérisée par des papules plus volumineuses que celles des autres variétés de lichen, aplaties et se réunissant par groupes de deux, trois, quatre ou en plus grand nombre, pour former des plaques ; les démangeaisons sont nulles ou peu marquées.

Dans quelques circonstances, l'éruption revêt une teinte violacée ; les papules sont mélangées de taches hémorrhagiques et entourées d'une coloration livide : c'est à cette variété que les auteurs ont imposé le nom de lichen lividus. Celui-ci n'est donc que le lichen à papules déprimées avec la tendance spéciale aux hémorrhagies qu'on rencontre souvent dans les affections arthritiques.

Siége. — Le lichen à papules déprimées se développe de préférence sur le front, le menton, le nez, les oreilles et les membres ; toutefois, je l'ai souvent observé sur le tronc.

Nature. — Lorsque je connus pour la première fois le lichen à papules déprimées, je crus que cette affection était d'origine syphilitique. Plus tard, je constatai que le lichen lividus est toujours symptomatique de l'arthritis.

§ III. — Acné arthritique.

On désigne sous le nom d'acné toutes les affections des glandes sébacées, à l'exception des tumeurs connues sous le nom de *loupes*, qui sont dues à l'oblitération des orifices extérieurs de ces glandes et à la dilatation de leurs conduits.

L'acné présente deux modes pathogéniques : le mode hypertrophique et le mode inflammatoire.

Les variétés d'acné qui offrent le mode hypertrophique, sont l'acné varioliforme et l'acné végétante. Les variétés qui affectent le mode inflammatoire, sont l'acné miliaire, pustuleuse, indurata, etc.

Alibert avait reconnu que l'acné indiquait un état constitutionnel ; il en avait fait un genre de ses dermatoses dartreuses, sous la dénomination de *varus*. Il avait même ajouté au groupe des affections acnéiques la mentagre et la couperose. Cet auteur ne s'est pas mépris seulement sur la nature de l'acné, mais il a commis aussi une erreur sur le siége de l'affection : la mentagre a son siége dans les follicules pileux et non dans les glandes sébacées ; la couperose est une affection érythémateuse.

L'acné appartient à trois maladies constitutionnelles : la scrofule, l'arthritis et la syphilis. Elle peut encore se montrer à titre d'affection artificielle ; elle est produite alors par la malpropreté ou des lotions irritantes. L'acné est peut-être de nature parasitaire ; mais elle n'est jamais symptomatique de la dartre.

Nous venons d'admettre la possibilité que l'acné soit une affection parasitaire. Nous devons donner des explications au sujet de cette nouvelle espèce, sur l'existence de laquelle nous faisons des restrictions.

Grâce au concours et à l'obligeance de M. Lanquetin, nous avons vu l'acare folliculaire décrit par M. Simon. Depuis cette époque, nous avons retrouvé et observé plusieurs fois ce parasite qui n'existerait, s'il faut en croire notre expérience encore jeune sur ce point de pathologie cutanée, que dans les follicules sébacés à l'état sain. C'est en vain que nous avons recherché l'acaré folliculaire dans un cas qui se prêtait merveilleusement à nos investigations. Notre confrère, le docteur Martin (de Marseille), nous a adressé un malade qui présente une hypertrophie énorme de la plupart des glandes sébacées du tronc et de la face. On voit dans ces régions des tumeurs folliculaires qui dépassent le volume du poing ; on en peut extraire des masses considérables de matière sébacée. Celle-ci a été examinée au microscope par M. Lanquetin et par nous ; ni l'un ni l'autre n'avons aperçu l'acare folliculaire. Le parasite ne se développerait-il que dans les glandes sébacées à l'état normal ? Dans ce cas, il ne jouerait pas un rôle considérable dans la production des affections pathologiques de la peau. Toutefois je ne me prononce pas, et des recherches nouvelles sont nécessaires pour résoudre cette intéressante question.

Dans mes leçons sur la scrofule, je considérais toutes les formes de l'acné comme étant, dans la plupart des cas, des manifestations scrofuleuses. Cette opinion était trop absolue : l'observation m'a prouvé qu'un certain nombre d'affections acnéiques devaient être rattachées à l'arthritis.

Les variétés d'acné qu'on peut rencontrer dans cette maladie constitutionnelle sont : 1° l'acné miliaire, 2° l'acné pilaris, 3° l'acné indurata, 4° l'acné rosea.

a. *Acné miliaire.* — L'acné miliaire est caractérisée par des pustules très petites, acuminées, entourées d'une aréole rouge ou rosée, et constituées par un mélange de matière sébacée, de lymphe plastique et de sérosité purulente ; elles sont disposées en groupes sur le front, les tempes, le nez et le menton. Dans quelques cas, l'éruption est étendue à toute la suface du corps ; les pustules sont même réunies de manière à former des arcs de cercle, des ellipses, des grappes, etc. L'affection se manifeste ordinairement par des poussées successives ; elle occasionne un peu de démangeaison ou de légers picotements.

L'acné miliaire ressemble assez bien à l'acné syphilitique : je vais rapporter un exemple remarquable d'une erreur qui avait été commise au sujet de cette affection. Une jeune fille présentait un grand nombre de groupes de pustules miliaires figurant des arcs de cercle, des ellipses ou des grappes, disséminés sur le tronc, la face et les membres. La disposition des éléments éruptifs et leur généralisation avaient fait admettre l'existence d'une syphilide. Cependant, la malade était jeune et dans des conditions sociales qui devaient la mettre à l'abri du soupçon : je fis des recherches, et, soit chez la jeune fille, soit chez les parents, je ne découvris rien qui pût indiquer la syphilis. Mais j'appris que la malade avait eu des douleurs rhumatismales et d'autres affections arthritiques, que ses parents présentaient aussi des symptômes d'arthritis ; dès lors j'éloignai l'idée de syphilis et je pensai que cette acné pourrait bien tenir à la diathèse arthritique. Depuis que mon attention a été éveillée sur ce point, j'ai observé plusieurs cas semblables.

Dans le diagnostic, il faut surtout s'attacher à distinguer l'acné miliaire arthritique de l'acné miliaire syphilitique. De part et d'autre, l'affection présente les mêmes symptômes dans la période de début et dans la période d'état. Ainsi, l'on trouvera des pustules traversées par un poil, entourées d'une auréole d'un rouge vif et le même assemblage des éléments éruptifs. La teinte cuivrée, qu'on rencontre si souvent dans les éruptions syphilitiques, n'existe pas dans la syphilide qui est en question. Pendant les deux premières périodes de l'affection acnéique, le diagnostic ne s'appuiera que sur les antécédents du malade ; plus tard, on trouvera des caractères objectifs différents dans l'acné syphilitique et l'acné arthritique. La première offre des cicatrices arrondies, déprimées, avec la teinte cuivrée qui caractérise les affections cutanées de la syphilis et qui disparaît lentement du centre vers les bords de la cicatrice. La seconde, c'est-à-dire l'acné arthritique, laisse des cicatrices plissées et non cuivrées comme les précédentes. Ces caractères distinctifs ne sont pas, comme on pourrait le croire, de la séméiologie rétrospective. En effet, l'acné miliaire a lieu souvent par poussées successives; il suffit d'avoir constaté une fois le signe différentiel dont il s'agit, pour que le diagnostic soit définitivement établi.

Il sera facile de distinguer l'acné miliaire arthritique de l'acné miliaire scrofuleuse. Cette dernière se montre sur le visage, sur les épaules; elle est associée à l'acné punctata et indurata; enfin, elle ne présente pas la généralisation que nous avons signalée dans l'acné miliaire arthritique et syphilitique.

b. *Acné pilaris.* — L'acné pilaris est une affection assez fréquente et prise très souvent pour une syphilide.

L'acné pilaris se caractérise par des éléments papuleux, pustuleux au sommet. La pustule est d'abord ombiliquée et traversée au centre par un poil; elle se dessèche promptement et se convertit en une croûte jaunâtre qui repose sur une saillie arrondie, rouge et indurée. Lorsque l'affection a duré un certain temps, les poils tombent; on ne constate plus que des papules recouvertes de croûtes légèrement déprimées. Elle laisse habituellement des cicatrices blanches et indélébiles.

L'éruption se montre sous la forme de plaques multiples, plus ou moins circulaires. Ordinairement ces plaques se juxtaposent et représentent des figures variées: souvent elles sont disposées en un demi-cercle qui part d'une tempe pour se rendre à l'autre; là, les plaques vont se continuer avec celles qui occupent les favoris et la barbe, de manière à encadrer la plus grande partie du visage.

Il n'est pas rare de rencontrer à la nuque ou dans le cuir chevelu cette éruption avec la disposition précédente. Enfin les lèvres supérieure et inférieure, les joues, peuvent aussi présenter des plaques d'acné pilaris diversement configurées.

Dans l'acné pilaris, la lésion consiste dans l'inflammation des glandes sébacées qui sont annexées au follicule pileux ; elle nous explique parfaitement l'aspect de la papulo-pustule qui est formée par un tubercule rouge, sur lequel existe une pustule ombiliquée et traversée au centre par un poil. L'ombilication répond à l'ouverture du follicule pileux qui a conservé son volume normal, et la papulo-pustule est constituée par les glandes annexes hypertrophiées et enflammées. Si l'inflammation se propage au follicule pileux et à la papille pilifère, on observe la chute des poils. La lésion qu'on trouve dans l'acné pilaris diffère donc de celle du lichen pilaris ; dans cette dernière affection, elle porte dès le début sur le follicule lui-même.

L'acné pilaris s'accompagne de quelques picotements ou de démangeaisons peu marquées ; elle constitue une difformité plutôt qu'une maladie. Elle a une longue durée et présente de fréquentes récidives.

Diagnostic. — La description précédente nous permet de reconnaître l'acné pilaris dans la majorité des cas ; mais cette affection a quelque ressemblance avec le lichen pilaris, la mentagre et la syphilide pustulo-crustacée circonscrite.

Dans le lichen pilaris par hypertrophie papillaire, il existe une papule acuminée, formée par l'augmentation du follicule pileux, et bien différente de la papulo-pustule ombiliquée de l'acné pilaris.

Dans le lichen pilaris par altération fonctionnelle de la papille, on trouve une matière muqueuse qui se concrète dans le follicule pileux et se montre au dehors sous la forme de plaques jaunâtres ou brunâtres. Il ne faut pas confondre ces plaques rugueuses et inégales avec celles qui s'observent dans l'acné pilaris.

Dans la mentagre pustuleuse, c'est le follicule pileux qui est enflammé; il en résulte une pustule acuminée et non déprimée au centre. Au contraire, la pustule d'acné présente une ombilication, comme nous l'avons remarqué.

Beaucoup d'auteurs prennent l'acné pilaris pour la syphilide pustulo-crustacée circonscrite, qui débute par de petites pustules acnéiques développées souvent sur la face et le cuir chevelu. Cependant, on reconnaîtra cette affection aux symptômes suivants qui manquent dans l'acné pilaris : les pustules n'ont qu'une durée éphémère, se transforment rapidement en croûtes entourées d'une auréole cuivrée; la chute de ces croûtes laisse des cicatrices qui présentent une teinte cuivrée plus prononcée qu'au début de l'éruption, qui sont lisses et bien différentes des cicatrices de l'acné pilaris analogues à celles de la variole.

c. *Acné indurata.* — Dans la plupart des cas, l'acné indurata est de nature scrofuleuse; elle peut être aussi une affection arthritique.

Elle est caractérisée par des pustules volumineuses, dures, rouges à la base, purulentes au sommet, isolées, quelquefois confluentes; un certain nombre d'entre elles se réunissent alors et forment de petits groupes tuberculeux. Ces papules sont le résultat d'un travail inflammatoire qui s'empare d'abord de la glande sébacée, et se propage consécutivement au tissu cellulaire ambiant : la suppuration n'arrive que lentement et se montre au sommet des petits tubercules rouges et indurés.

L'acné indurata affecte une marche chronique. Elle se termine souvent par la destruction et l'élimination de la glande sébacée. Quelquefois on fait sortir par la pression, des pustules acnéiques, une sorte de bourbillon analogue à celui du furoncle. Dans tous les cas, il reste après la guérison une cicatrice oblongue et plissée.

L'acné indurata de nature arthritique se montre sous la forme de plaques sur le dos, à la partie postérieure des épaules et à la partie interne des cuisses.

Diagnostic. — Comment distinguera-t-on l'acné indurata scrofuleuse de l'acné indurata arthritique ?

La première siége aussi souvent à la face que sur le dos, et souvent sur ces deux régions. Elle s'accompagne le plus habituellement de gourmes, d'adénopathies et des autres variétés d'acné scrofuleuse : acné punctata, pustuleuse, sébacée, etc.

L'acné indurata arthritique se développe par plaques sur le dos, sur la partie interne des cuisses, et coïncide fréquemment avec différentes affections arthritiques.

L'acné indurata pourrait être confondue avec une syphilide tuberculeuse. Cependant la couleur, la disposition particulière des tubercules syphilitiques et la cicatrice caractéristique qui leur succède, ne permettront pas de commettre cette erreur de diagnostic.

d. *Acné rosea.* — L'acné rosea, que nous avons séparée de la couperose décrite parmi les arthritides érythémateuses, est une affection cutanée qui est caractérisée par de petites éminences papulo-pustuleuses dont la couleur varie depuis le rose pâle jusqu'au rouge lie de vin ; le sommet de ces éminences est habituellement purulent et jaunâtre, et tranche sur la couleur rouge de leur base. Les papulo-pustules sont discrètes, ou tellement nombreuses, qu'elles sont pressées les unes à côté des autres ; dans l'intervalle qui les sépare, la peau présente dans la plupart des cas une couleur érythémateuse, et souvent une rougeur qui est due manifestement à un état phlébectasique des capillaires cutanés.

L'acné rosea siége le plus ordinairement sur le nez, les joues, le menton, plus rarement sur les régions temporale et sternale.

Elle a une longue durée, une tendance excessive à récidiver, qui en rend la curation très difficile.

On peut rapprocher de l'acné rosea certains tubercules végétants que l'on observe parfois sur les joues, à la partie interne des cuisses ou sur d'autres parties du corps. Ces végétations doivent être considérées comme un accident de la couperose ou de l'acné rosea de nature arthritique.

Nous avons vu dernièrement sur un de nos confrères cette singulière affection : on trouve à la partie interne des cuisses, sur le périnée et la partie postérieure des bourses, des tumeurs d'un rouge foncé, violacées. Parmi ces tumeurs, les unes ressemblent à de gros tubercules muqueux ; d'autres sont arrondies et légèrement pédiculées : on n'observe ni cicatrices ni ulcérations. L'affection existe depuis plusieurs années. Non-seulement ces tubercules ne disparaissent pas, mais ils augmentent toujours en volume et en nombre. Le malade ressent de la cuisson, des picotements et des élancements sur les parties affectées ; la marche est considérablement gênée.

Quelle est la nature de ces tubercules qui ne sont ni muqueux, ni syphilitiques, ni cancéreux ? D'après le siége, la couleur, la marche et la nature des douleurs de ces tubercules, et par la considération des antécédents que le malade nous a offerts et indiqués, je suis porté à rattacher cette affection à l'arthritis. On avait consulté avant nous plusieurs médecins distingués de Paris, qui tous ont répondu qu'il ne s'agissait point d'une affection syphilitique ou cancéreuse : aucun ne s'est expliqué sur la nature de la maladie.

Diagnostic. — L'acné rosea peut être une affection scrofuleuse et arthritique. Elle se montre aussi à la suite de l'abus des liqueurs alcooliques; alors elle existe à titre d'affection pathogénétique. Comment parviendrons-nous à reconnaître la nature de ces différentes espèces d'acné rosea? Les caractères objectifs, n'ayant rien de particulier pour chacune d'elles, ne pourront pas nous rendre de grands services dans le diagnostic qui a rapport à la nature de l'affection. Mais on devra s'appuyer sur les antécédents, les affections concomitantes, la constitution et l'état de santé du malade. Nous avons déjà parlé de la distinction à établir entre la couperose et l'acné rosea, qui sont deux affections différentes et se compliquent fréquemment.

Étiologie. — Les arthritides boutonneuses s'observent à tous les âges; mais elles sont plus fréquentes dans la jeunesse et l'âge adulte.

L'influence héréditaire ne saurait être contestée.

La puberté, l'époque critique chez les femmes, exercent une action évidente sur le développemmet des arthritides acnéiques. Les tempéraments bilieux et sanguin prédisposent à ces affections plus que les tempéraments lymphatiques et nerveux.

La malpropreté, l'abus des cosmétiques et des vinaigres de toilette, l'usage du café et des boissons alcooliques, sont autant de causes qui prédisposent aux arthritides boutonneuses. Il faut encore mentionner l'exposition à l'air trop fréquemment répétée ou trop prolongée. Mais, toutes ces causes n'amèneraient aucun résultat sans la prédisposition arthritique, qui a évidemment la plus large part dans la production de la maladie.

Traitement. — S'il existe une influence de cause externe, il faut la rechercher et la combattre immédiatement.

Les préparations alcalines données à l'intérieur et à l'extérieur, occupent la première place dans le traitement des arthritides boutonneuses, aussi bien que dans celui des autres ordres d'affections arthritiques. Mais dans la thérapeutique de ces affections, et en particulier de l'acné, on doit insister sur le traitement local beaucoup plus qu'on ne le fait pour les autres groupes d'arthritides.

Pour combattre avec avantage l'acné pilaris, on administrera des bains alcalins, des bains et douches de vapeur, des douches d'eau sulfureuse.

Contre le lichen à papules déprimées, j'ai mis en usage avec un grand succès les bains sulfureux et les douches sulfureuses.

Dans le traitement du prurigo, j'ai eu recours aux lotions faites avec un solutum de glycérine, quelquefois de sublimé ou de nitrate de mercure à faible dose : pour 250 grammes de véhicule, on ajoute 0,10 centigrammes de nitrate de mercure ou de sublimé.

Contre l'acné arthritique, outre les douches de vapeur et d'eau sulfureuse, je prescris souvent des applications d'huile de cade, dont j'ai retiré un grand profit.

Le lichen pilaris réclame le traitement du pityriasis arthritique ; nous l'avons suffisamment indiqué (voy. *Pityriasis arthritique*).

Les cautérisations avec la teinture d'iode m'ont paru modifier avantageusement le lichen par altération fonctionnelle de la papille.

Enfin, j'ai employé avec quelque succès, contre l'acné rosea accompagnée de tubercules végétants, le chlorate de potasse qui m'avait été utile à diverses reprises dans le traitement des ulcères variqueux.

Il ne faut pas oublier de continuer pendant tout le traitement l'administration des alcalins à l'intérieur ; on ordonnera soit le sirop alcalin, soit le bicarbonate de potasse, soit l'eau de Vichy, etc.

Nous avons terminé la description des arthritides sèches. Les unes nous ont présenté des caractères objectifs qui leur sont propres et qui nous permettent d'arriver facilement à la connaissance de leur nature : tels sont le pityriasis, l'acné et le lichen pilaris d'origine arthritique. D'autres n'offrent pas, comme les précédentes, des symptômes caractéristiques : leur nature nous a été révélée par leurs rapports avec d'autres affections arthritiques qui sont plus nettement accusées. En effet, il est très fréquent d'observer sur le même malade plusieurs arthritides : chacune d'elles contribue pour sa part à fixer le diagnostic, lorsqu'il est douteux.

Nous avons donné des aperçus nouveaux sur plusieurs affections : le lichen pilaris, l'acné pilaris, le pityriasis arthritique. Elles ont été le sujet de considérations importantes au point de vue pratique.

TROISIÈME SECTION.

DES ARTHRITIDES HUMIDES.

Les deux sections d'affections que nous venons d'étudier se font remarquer par la sécheresse des produits morbides. Les arthritides humides diffèrent des précédentes par un caractère constant, c'est la production d'un liquide purulent ou séro-purulent à une époque de leur existence. D'après les lésions élémentaires, elles peuvent être placées dans trois chapitres : 1° arthritides vésico-squameuses, 2° arthritide bullo-lamelleuse, 3° arthritides puro-crustacées.

Nous trouvons dans le premier chapitre l'eczéma et l'hydroa, dans le second le pompholyx, dans le troisième la mentagre, l'ecthyma et le furoncle.

CHAPITRE PREMIER.

ARTHRITIDES VÉSICO-SQUAMEUSES.

§ I. — De l'eczéma arthritique.

L'*eczéma* (ἐκζέω, bouillonner) est caractérisé par le développement d'une éruption de vésicules petites, acuminées, agminées, remplies d'un liquide séreux ou séro-purulent qui se résorbe quelquefois, se rompant ordinairement et donnant lieu à une sécrétion séreuse qui se transforme en squames plus ou moins épaisses et plus ou moins humides. L'eczéma est l'affection cutanée la plus commune dans nos pays. D'après les relevés faits par M. Devergie, il compterait pour le tiers dans le nombre des affections cutanées qu'on observe à l'hôpital Saint-Louis.

On admet généralement trois degrés dans le développement de l'eczéma. Dans le premier degré, on observe une rougeur plus ou moins étendue, sur laquelle ne tardent pas à se montrer des vésicules. Dans le second degré, les vésicules n'existent plus, mais on voit une surface qui présente des ulcérations arrondies et un grand nombre de petits points rouges, au centre desquels se trouve un orifice : de cet orifice suinte une sérosité qui se rassemble bientôt sous la forme de petites gouttelettes, qui se concrète en squames ou en croûtes lamelleuses. Dans le troisième degré, la sécrétion séreuse est remplacée par un état squameux. Je n'insiste pas davantage sur ces différents phénomènes que nous traiterons plus complétement, lorsque nous étudierons l'eczéma dartreux. J'ai le projet de décrire ici, d'une manière spéciale, l'eczéma arthritique.

Siége. — L'eczéma arthritique occupe de préférence certaines régions, qui sont le front, les lèvres, et surtout la lèvre supérieure, la nuque, les tempes, le dos des pieds et des mains, les parties génitales, les mamelles, la face dorsale des avant-bras et la partie antérieure des jambes.

Quelquefois il existe sur la ligne médiane : au front, au devant du sternum. Mais il est plus fréquent de le rencontrer sur un seul côté du corps ; il s'observe alors sur une seule main, une seule jambe, etc. Nous verrons plus loin que l'eczéma dartreux est ordinairement symétrique.

Nous devons nous demander quel est le siége anatomique de l'eczéma : cette question a été résolue d'une manière différente par les auteurs. M. Hardy place le siége de l'eczéma dans la couche profonde du corps muqueux chargée de sécréter l'épiderme. Il combat l'opinion de M. Cazenave, qui regarde l'eczéma comme une inflammation des glandes sudoripares ; il s'appuie sur cette considération, à savoir, que la sécrétion séreuse de l'eczéma, tachant et empesant le linge, ne ressemble nullement à la sueur, et que l'état squameux de la peau ne saurait être expliqué dans l'hypothèse de M. Cazenave. Malheureusement, l'hypothèse de M. Hardy repose sur une erreur anatomique. On sait que les cellules épidermiques sont formées par l'exhalation des capillaires qui rampent dans les papilles ; que ces cellules sont disposées en deux couches : l'une est superficielle et constituée par les cellules les plus anciennes, que distinguent leur aplatissement et leur apparence pavimenteuse ; l'autre est profonde et composée de cellules polyédriques, dont l'ensemble forme le corps muqueux. On ne saurait donc dire que le corps muqueux sécrète la couche superficielle de l'épiderme. D'un autre côté, il est vrai que la sécrétion séreuse de l'eczéma ne présente pas la composition de la sueur ; elle renferme des globules pyoïdes, des globules de pus, de la lymphe plastique, c'est-à-dire les produits ordinaires de l'inflammation. Mais, nous ne voyons pas là un motif qui nous empêche de considérer le liquide de l'eczéma comme un produit de l'inflammation des glandes sudoripares ; au contraire, nous serions étonné de voir un produit morbide ressembler à un produit physiologique.

L'état squameux observé dans le dernier degré de l'eczéma est un des phénomènes qui ont engagé M. Hardy à croire qu'il existe dans cette affection une sécrétion vicieuse de l'épiderme. M. Hardy a eu tort de considérer les squames comme étant uniquement composées de cellules épidermiques ; dans ces squames, on trouve des globules de pus et tous les produits ordinaires de l'inflammation.

Je pense avec M. Cazenave que le siége primitif de l'eczéma est le conduit sudoripare ; mais j'ajoute qu'en peu de temps le liquide sécrété se répand sur la peau et irrite tout le réseau papillaire, qui participe bientôt à l'inflammation.

Divisions. — L'eczéma peut être une affection artificielle : tel est l'eczéma produit par l'application des acides, des teintures, etc.

Il se rencontre aussi comme affection parasitaire, dans la gale et les teignes.

Mais tous les auteurs reconnaissent que l'eczéma est déterminé par des causes internes, dans la grande majorité des cas. Selon nous, il appartient à trois maladies constitutionnelles : la scrofule, l'arthritis et la dartre.

Les willanistes n'ont indiqué la nature que d'une seule espèce, de l'eczéma syphilitique. Or, celui-ci n'existe pas, à notre avis; ne l'ayant jamais rencontré, nous sommes porté à croire que ceux qui en ont admis l'existence ont commis une erreur de diagnostic.

Nosographie. — L'eczéma arthritique se présente habituellement sous la forme de disques ou plaques nummulaires, bien circonscrites; quelquefois ces plaques sont irrégulières et festonnées sur leurs bords.

En général, cette affection n'occupe que des régions peu étendues, comme le dos du poignet, le cou-de-pied; cependant il peut arriver que plusieurs plaques se réunissent et envahissent de grandes surfaces. De cette manière l'avant-bras, la jambe, la totalité d'un membre, sont couverts par l'éruption; ces cas sont exceptionnels, nous devons le dire.

L'eczéma débute par une tache rouge, arrondie, sur laquelle ne tardent pas à se montrer des groupes de vésicules. Celles-ci sont bientôt remplacées par des squames ou des croûtes jaunâtres et lamelleuses. Le suintement n'existe pas d'une manière bien évidente : la sérosité se transforme sur-le-champ soit en croûtes, soit en squames. Il en résulte une sécheresse remarquable de la surface malade.

L'éruption vésiculeuse provoque une démangeaison assez vive; mais lorsque la poussée est terminée, le prurit est remplacé par des élancements ou des picotements.

Les plaques d'eczéma arthritique présentent une coloration d'un rouge foncé, comme violacée; elles sont parfois le siége de véritables hémorrhagies capillaires. Souvent elles sont entourées par des dilatations variqueuses des vaisseaux de la peau, et il n'est pas rare d'observer des varices sur les membres malades. La transpiration est supprimée sur les parties affectées.

Comme caractères de l'eczéma arthritique, je mentionnerai encore la fixité et l'absence de symétrie : pendant des mois et même des années, une plaque d'eczéma arthritique persistera sur la même région sans s'étendre ni diminuer. Nous verrons plus loin que l'eczéma dartreux envahit successivement différentes régions. Souvent, dans l'eczéma arthritique, on n'observe une ou plusieurs plaques que sur une seule main, un seul côté du cou, etc.; quelquefois l'affection occupe la ligne médiane.

Marche, durée et terminaison. — L'eczéma arthritique affecte une marche chronique : il peut durer pendant des mois et des années entières. Il disparaît ordinairement pour revenir à certaines époques; à chaque récidive, il occupe la même place, ou d'autres régions également peu étendues. Il ne se généralise jamais comme l'eczéma dartreux, et il cesse de se manifester, soit parce qu'il est remplacé par d'autres affections arthritiques appartenant à une période plus avancée de l'arthritis, soit parce que la maladie constitutionnelle présente un temps d'arrêt dans son évolution.

Variétés. — L'eczéma arthritique offre des variétés suivant le siége, la marche et la configuration.

a. Sur le front, les plaques sont souvent constituées par des éléments papulo-vésiculeux qui donnent un aspect granulé à la surface malade.

b. *Eczéma des mains et des pieds.* — L'*eczema manuale*, qui a été bien décrit par notre collègue M. Hardy, est une affection arthritique ; il se montre à l'état aigu et à l'état chronique.

Dans la forme chronique, on constate sur les doigts, la face palmaire et le dos des mains, les caractères habituels de l'eczéma, c'est-à-dire de la rougeur, du suintement, des croûtes ou des squames ; souvent il s'accompagne de gerçures profondes de la peau. Dans la plupart des cas, il appartient à l'arthritis ; mais il peut être produit également par le contact de substances âcres, comme on l'observe fréquemment chez les épiciers et chez les teinturiers. Dans cette circonstance, il fait partie des affections artificielles : c'est lui qu'on désigne vulgairement sous le nom de *gale des épiciers*.

La forme aiguë présente des symptômes plus particuliers : sur le dos ou à la paume des mains naissent des vésicules qui ont le volume d'un grain de millet. Si l'éruption est confluente, elle s'accompagne de rougeur et d'un gonflement notable. A la paume des mains et à la plante des pieds, l'épaisseur de l'épiderme empêche les vésicules de se rompre ; le liquide qu'elles renferment se résorbe et la membrane se réapplique sur le derme. On voit alors des plaques jaunes qui se détachent en laissant à nu un épiderme de nouvelle formation, rouge et violacé.

Si les vésicules sont nombreuses, plusieurs se réunissent parfois, donnent lieu à des bulles qui ont le volume d'une noisette, et peuvent acquérir la grosseur d'une bulle de pemphigus.

c. *Eczéma herpétiforme.* — J'ai observé un assez grand nombre de fois un eczéma arthritique qui offre une marche herpétique. En ce moment, nous avons un bel exemple de cette variété d'eczéma qui siège, chez notre malade, au niveau de la malléole externe gauche.

L'eczéma herpétiforme se présente sous la forme d'un cercle plus ou moins complet. Les limites du cercle offrent un bourrelet rouge, couvert de petites croûtes et de squames minces et jaunâtres. En dehors, ce bourrelet se continue insensiblement avec la peau normale ; en dedans, il présente des bords déchiquetés, formés par l'épiderme décollé. Le centre du cercle est sain et n'offre aucune cicatrice.

Dans les régions pourvues d'un épiderme épais, comme au talon, il se forme une infiltration plastique entre les lames épidermiques dissociées. En outre, la rougeur est peu visible, étant cachée par l'épiderme ; elle est remplacée par une couleur ocrée qui se rapproche de la teinte cuivrée syphilitique. D'où il résulte qu'il est facile de prendre cette forme d'eczéma arthritique pour une syphilide tuberculeuse ou pustulo-crustacée.

Dans le cas qui est soumis à notre observation, cette erreur fut commise par plusieurs médecins distingués ; cependant elle fut bientôt reconnue. On remarqua l'absence de tubercules au niveau du bourrelet ; il existait une couleur rouge, ocrée, différente de la coloration syphilitique ; les squames de l'affection ressemblaient à celles de l'eczéma. Enfin, au centre du cercle, la peau ne présentait aucune cicatrice, ce qui n'aurait pas eu lieu dans une affection syphilitique.

Alibert avait décrit la variété d'eczéma herpétiforme sous le nom d'*eczéma centrifuge*.

Je recommande à votre attention cette forme de l'eczéma, qu'on pourrait facilement prendre pour une affection syphilitique.

d. Sur les parties latérales ou sur la pulpe des doigts, on

observe une autre variété d'eczéma caractérisée par l'existence de dix, quinze ou vingt cercles rouges. Ces cercles se recouvrent de petites vésicules qui se rompent; ils sont parfaitement limités par un liséré épidermique blanchâtre, qui a succédé à la déchirure des vésicules.

e. *Herpès orbiculaire* (ALIBERT). — Alibert a décrit sous ce nom une variété d'eczéma qui se montre autour des orifices naturels, tels que l'anus, la bouche, l'ombilic, etc.: elle appartient à l'arthritis et présente une ténacité remarquable.

f. *Eczéma de la région ano-coccygienne.* — L'eczéma arthritique se rencontre assez souvent à la région coccygienne, où il est souvent pris pour des plaques de lichen.

g. On sait combien il est fréquent d'observer l'eczéma variqueux sur les jambes; cette variété se rattache à l'arthritis dans la grande majorité des cas.

Étiologie. — L'eczéma attaque indistinctement tous les âges et tous les tempéraments.

L'influence héréditaire se rencontre fréquemment.

Les variations de température, et surtout les changements de saisons, sont des causes prédisposantes : l'eczéma apparaît ordinairement au printemps et à l'automne.

Les causes occasionnelles sont nombreuses. Nous citerons les excès de tous genres, l'usage d'une nourriture trop excitante, les veilles et les fatigues, des topiques irritants, la présence des parasites végétaux ou animaux : toutes ces causes peuvent provoquer le développement de l'eczéma arthritique.

Il n'est pas rare de voir persister longtemps une inflammation arthritique des follicules pileux, après la destruction du trichophyton. Dans ce cas, le champignon a éveillé la diathèse arthritique, qui devra être combattue par des moyens appropriés.

Diagnostic. — Il est généralement facile d'établir le diagnostic du genre de l'eczéma ; il suffit de se rappeler ses caractères essentiels pour éviter de le confondre avec l'érythème, le pemphigus et le psoriasis. D'ailleurs, nous traiterons plus longuement ce point de diagnostic, quand nous étudierons l'eczéma dartreux. Ici nous nous contenterons de donner les signes qui indiquent la nature de l'eczéma arthritique et nous permettent de le distinguer des autres espèces d'eczéma.

Les symptômes de l'eczéma arthritique nous sont connus : plaques circonscrites, squameuses, rarement humides, occupant des lieux d'élection, présentant une couleur d'un rouge foncé et étant le siége de picotements, de cuisson et d'élancements.

Nous ne nous occuperons pas de l'eczéma syphilitique, dont l'existence reste à démontrer.

L'eczéma scrofuleux présente des caractères que vous connaissez depuis longtemps : il se montre de préférence à la tête, d'où il peut s'étendre à toutes les parties du corps; il se manifeste par larges plaques irrégulières, sur lesquelles la sécrétion est abondante et presque purulente ; enfin, il s'accompagne souvent d'engorgements ganglionnaires, d'ophthalmies et autres affections scrofuleuses. Si, à ces symptômes, vous opposez ceux de l'eczéma arthritique, vous arriverez sans peine à établir le diagnostic différentiel des deux affections.

Vous ne confondrez pas davantage l'eczéma arthritique avec l'eczéma dartreux. Le premier présente une coloration violacée et une absence presque complète de sécrétion ; le second offre une coloration rosée et une sécrétion séreuse très abondante. L'un occupe des parties limitées et se déplace difficilement; l'autre se manifeste sur de grandes surfaces et se propage à différentes régions. L'eczéma arthritique disparaît toujours au bout d'un temps plus ou moins long ; l'eczéma dartreux se généralise, à moins qu'il n'y ait un arrêt temporaire ou définitif de la maladie constitutionnelle. Enfin, celui-ci détermine des démangeaisons très vives, celui-là des picotements et des élancements.

On voit qu'on peut arriver à reconnaître la nature d'un eczéma d'après le simple examen des caractères objectifs. Cependant ceux-ci peuvent être dénaturés par des traitements intempestifs, ou être moins prononcés qu'à l'ordinaire. Dans ces cas, le diagnostic serait plus difficile, mais il serait encore possible : on devrait s'appuyer sur l'existence des symptômes concomitants qui indiquent l'arthritis, la scrofule et la dartre. Les phénomènes généraux des maladies diathésiques, que nous avons fait connaître dans nos considérations générales, manquent très rarement dans l'eczéma.

Pronostic. — L'eczéma arthritique présente une grande facilité à récidiver : c'est une affection tenace qui peut durer des mois et des années ; elle se montre habituellement sur les parties découvertes, la face, les mains et le cuir chevelu. Ces trois considérations rendent sérieux le pronostic de l'eczéma arthritique.

Cependant nous trouvons dans la marche de l'affection une sorte de compensation à tous ces inconvénients. L'eczéma arthritique ne se généralise pas et disparaît spontanément, après un temps plus ou moins long, soit que la maladie constitutionnelle dont il est un symptôme passe à une période plus avancée, soit qu'elle subisse un temps d'arrêt définitif.

Traitement. — Le traitement consiste dans l'emploi sagement combiné des moyens internes et des topiques.

Pendant la période aiguë de l'eczéma, nous administrons à l'intérieur des purgatifs légers et répétés, les amers et les alcalins à faible dose.

Nous ordonnons à l'extérieur les émollients et les résolutifs : cataplasmes de fécule ou de riz, la poudre d'amidon, de fécule, de tan, etc. Plus tard, nous mettons en usage les pommades de glycérine, de calomel, de sulfate de fer ou de carbonate de soude.

Contre l'eczéma sec et squameux, on emploiera avec succès l'huile de cade pure ou mélangée à une partie égale d'huile d'amandes douces. A cette époque, on devra encore recommander les bains alcalins, les douches sulfureuses, les bains et les douches de vapeur.

§ II. — De l'hydroa arthritique.

Sous le nom d'*hydroa arthritique*, nous désignons une affection analogue à l'herpès phlycténoïde de Willan, caractérisée par des vésicules ou de petites bulles qui se montrent par groupes placés à des intervalles plus ou moins éloignés. Il n'est pas rare de voir cette affection durer pendant cinq ou six mois.

L'hydroa arthritique est l'herpès successif et chronique, qui n'a pas suffisamment attiré l'attention des auteurs : nous avons observé un assez grand nombre de ces herpès, qui se rattachent manifestement à l'arthritis.

Nous distinguons trois variétés d'hydroa :

1° L'*hydroa vésiculeux*;

2° L'*hydroa vacciniforme*, confondu avec l'*aphthe chronique* (*ophlyctide chronique* d'Alibert) ;

3° L'*hydroa bulleux* (*pemphigus à petites bulles*).

Première variété. — L'*hydroa vésiculeux* est une affection qui a été confondue généralement par les auteurs avec l'érythema papulatum ; nous en avons observé plusieurs cas dans le courant de cette année, et nous allons en donner les caractères.

Siége. — L'hydroa vésiculeux se développe sur les téguments cutanés et muqueux. A la peau, il existe ordinairement sur les parties découvertes; nous l'avons vu à la face dorsale des mains et des poignets, à la partie antérieure des genoux. Dans la plupart des cas, la muqueuse buccale a été affectée ; l'éruption occupe de préférence la lèvre inférieure et la face interne des joues. Cependant, sur un de nos malades, la base de la luette était entourée par un cercle de vésicules. La conjonctive peut être aussi le siége de l'éruption que nous étudions.

Symptômes. — L'affection est quelquefois précédée de malaise, d'anorexie et d'un léger mouvement fébrile ; mais ces phénomènes prodromiques peuvent manquer, ou être si peu marqués, que l'attention du malade est d'abord attirée par le développement des vésicules.

L'éruption apparaît en premier lieu sur le dos des mains et sur les genoux ; elle ne se montre habituellement sur la muqueuse buccale que vers le deuxième ou troisième jour. Toutefois, un de nos malades avait accusé, comme signe prodromique, une légère angine produite par une éruption vésiculeuse de l'isthme du gosier.

Quel que soit le siége de l'éruption, elle présente les caractères suivants : on aperçoit d'abord des taches d'un rouge foncé, petites, arrondies, un peu saillantes et à bords nettement limités. Ces taches ont des dimensions qui varient depuis la largeur d'une lentille jusqu'à celle d'une pièce de vingt centimes ; elles sont quelquefois entourées d'une auréole, rosée ; elles présentent bientôt à leur centre une petite vésicule remplie d'un liquide jaunâtre et transparent. Cette vésicule naît le jour qui suit l'apparition de la tache rouge ; elle se dessèche rapidement au centre qui est occupé par une petite croûte noirâtre, tandis que le liquide est résorbé à la circonférence. Ces phénomènes s'accomplissent vers le deuxième ou le troisième jour de l'éruption.

A cette époque, l'affection prend un aspect particulier : on voit de petits disques rouges supportant à leur centre une croûte noirâtre et entourée d'un liséré blanchâtre, légèrement saillant. Ce liséré est formé par l'épiderme macéré qui, après la résorption partielle du liquide contenu dans la vésicule, est appliqué imparfaitement sur le derme. Au bout de quelques jours, la coloration de la petite tache disparaît, la croûte centrale tombe en laissant une macule violacée qui s'efface lentement.

Sur un de nos malades, l'affection a suivi une marche différente : on aperçut d'abord une petite vésicule arrondie et transparente ; autour de la vésicule se montra une auréole rouge qui s'étendit peu à peu du centre à la circonférence, de manière à constituer une petite tache, légèrement saillante, comme celle que nous avons signalée précédemment. Les phénomènes ultérieurs nous sont connus : le liquide placé à la circonférence de la vésicule se résorba, tandis que celui qui en occupait la partie centrale se transforma en une croûte brunâtre.

Enfin, il peut arriver, surtout dans les temps froids, que le fluide exhalé dans la vésicule se résorbe promptement. Il n'y aura dès lors qu'une petite macule blanchâtre ou jaunâtre, placée au centre d'un disque rouge et formée par de l'épiderme décollé. C'est dans ce cas que l'affection a pu être confondue avec l'erythema papulatum.

Sur les muqueuses, les vésicules sont blanchâtres et entourées d'une auréole violacée ; les croûtes se détachent plus promptement.

Les disques rouges et vésiculeux sont plus ou moins nombreux. Ils sont séparés habituellement par des parties de peau saine ; quelquefois ils sont disposés par groupes de deux à trois et se touchent par leur circonférence. Ils n'apparaissent pas tous simultanément, mais par poussées successives pendant plusieurs jours. Les parties affectées présentent à peine quelques démangeaisons. Les phénomènes fébriles, qui existent rarement au début, cessent dès que l'éruption se développe.

Chez nos malades, l'affection s'est montrée successivement sur les genoux et le dos des mains, puis sur la muqueuse buccale, et en particulier sur la face interne de la lèvre inférieure. Dans un cas, ainsi que nous l'avons dit, on voyait une couronne de vésicules à la base de la luette.

Durée et terminaison. — La durée de l'hydroa vésiculeux est de deux à quatre septénaires ; chaque élément éruptif pris en particulier parcourt son évolution en quatre ou cinq jours. L'affection ne se prolonge pendant plusieurs semaines que par l'existence des poussées vésiculeuses. La récidive peut avoir lieu ; nous l'avons observée à différentes reprises.

Étiologie. — L'hydroa se montre dans les deux sexes, mais plus souvent dans le sexe masculin.

Il se développe chez les adultes, vers l'âge de vingt à trente ans.

Il est plus fréquent au printemps et à l'automne ; le froid et les variations de température ont une influence marquée sur son apparition et sa marche.

Enfin, cette affection s'est toujours manifestée chez des sujets qui avaient présenté ou présentaient encore des symptômes d'arthritis.

Diagnostic. — Il est facile de reconnaître l'hydroa vésiculeux par les caractères que nous venons de donner. Cependant cette affection a été confondue et pourrait l'être encore avec l'érythème papuleux et l'herpès.

Dans l'érythème papuleux, on observe parfois une vésicule sur le sommet de quelques-unes des saillies rouges qui constituent l'éruption. Mais dans cette affection, la vésicule n'est qu'un symptôme accessoire ; elle ne présente pas l'évolution de la vésicule de l'hydroa que nous avons décrite avec beaucoup de soin.

L'herpès est caractérisé par des vésicules groupées sur une base enflammée ; il est souvent accompagné de symptômes généraux. Dans l'hydroa, chaque vésicule repose sur une petite tache violacée et parfaitement distincte ; les symptômes généraux font défaut le plus ordinairement.

Nature. — L'hydroa vésiculeux est une affection essentiellement arthritique ; du moins l'avons-nous toujours rencontré chez des sujets arthritiques ; il a présenté constamment des rapports évidents avec des manifestations de l'arthritis.

Pronostic. — Cette affection n'a aucune gravité ; elle disparaît spontanément au bout de quatre à cinq semaines. On sait qu'elle est sujette à récidiver.

Traitement. — On devra se borner à prescrire des bains alcalins et à employer des moyens hygiéniques : on recommandera simplement le repos, un régime doux et des boissons diurétiques.

Deuxième variété. — *L'hydroa vacciniforme* n'est pas connu des auteurs; l'année dernière, j'eus l'occasion d'observer cette singulière éruption. J'envoyai mon malade consulter plusieurs médecins des hôpitaux : les uns crurent qu'il s'agissait d'une affection syphilitique d'autres ne se prononcèrent pas sur la nature de cette éruption. L'affection durait depuis un an et avait été combattue sans succès par les moyens les plus variés. J'engageai le malade à se rendre aux eaux de Bourbonne qui l'avaient débarrassé autrefois d'une arthropathie rhumatismale : l'éruption, rebelle à tous les traitements jusqu'alors, n'a pas tardé à présenter de l'amélioration ; elle a fini par disparaître complétement. En ce moment, il n'y a eu aucune récidive et la santé est excellente.

Je ne crois pas que cette affection ait été décrite ; cependant il est important de la connaître à cause des graves erreurs qu'elle peut occasionner.

Symptômes. — L'hydroa vacciniforme apparaît à la suite d'une promenade au grand air ou après l'exposition à un soleil ardent. Il existe un peu de malaise, de l'anorexie; l'éruption se montre d'abord sur les surfaces découvertes, puis sur les autres parties du corps. La muqueuse buccale est aussi envahie par l'affection.

On voit en premier lieu des taches rouges, sur lesquelles naissent bientôt des vésicules transparentes qui ressemblent à celles qu'on observe dans l'herpès. Dès le second jour, ces vésicules, qui sont arrondies, présentent une ombilication très évidente ; en peu de temps il se forme une croûte successivement au centre et à la circonférence de la vésicule. Lorsque cette croûte se détache, elle laisse une cicatrice déprimée; chez le malade dont nous parlions plus haut, les cicatrices nombreuses qui couvraient la surface du corps auraient pu faire croire à l'existence antérieure d'une variole.

L'affection se prolonge par des poussées successives pendant des mois; dans le cas que nous rapportons, l'hydroa vacciniforme a duré six mois.

Traitement. — Le traitement alcalin paraît indiqué dans cette affection. N'oublions pas que les eaux salines de Bourbonne ont procuré une guérison rapide et radicale, alors que les autres médications avaient complétement échoué.

Troisième variété. — L'hydroa bulleux (*pemphigus à petites bulles*) est une affection arthritique qui est généralement peu connue. Depuis que notre attention est attirée sur ce point, nous avons observé trois cas de pemphigus à petites bulles.

Siége. — L'affection s'est montrée sur les bras, le tronc et la partie interne des cuisses; elle s'est manifestée une fois sur la muqueuse buccale.

Symptômes. — L'éruption est quelquefois précédée par du malaise, la perte d'appétit et un léger mouvement fébrile. Un malade, qui se trouve encore dans les salles, a présenté de la fièvre et une angine pour laquelle on a pratiqué une saignée : c'est autour de la piqûre de lancette que se montrèrent les premières bulles d'hydroa. Néanmoins les symptômes généraux cessent promptement et ils font souvent défaut. Le seul phénomène prodromique qui soit constant est un prurit très intense.

L'éruption se manifeste par des bulles qui présentent un caractère important, c'est l'inégalité de leur volume;

les unes sont de la grosseur d'une lentille, les plus considérables ne dépassent pas le volume d'un pois. Ces bulles sont arrondies, disposées d'une manière irrégulière, par groupes de trois à quatre; elles sont remplies d'un liquide transparent qui se trouble rapidement et prend une couleur jaunâtre; enfin, elles reposent sur une surface rouge qui s'étend à leur base sous la forme d'une auréole. Pendant que de nouvelles bulles se développent, les anciennes se dessèchent et sont remplacées par une croûte jaunâtre; si l'une d'elles vient à être déchirée par le grattage, on trouve une surface violacée et légèrement excoriée. Dans l'intervalle des poussées on n'observe aucun phénomène morbide, si ce n'est un prurit ordinairement très marqué.

Le malade conserve l'appétit, et la nutrition n'est point altérée.

Marche, durée et terminaison. — L'hydroa bulleux présente une marche chronique : il se manifeste par des poussées successives et a une durée qui est en général de cinq à six mois.

Complications. — Sur un de nos malades, cette affection fut compliquée de prurigo : on voyait sur le tronc des papules rouges qui étaient recouvertes le lendemain par des bulles. Chez celui qui est dans les salles, l'éruption date de quatre mois et existe non-seulement sur les bras et la partie interne des cuisses, mais aussi sur la muqueuse des lèvres et des joues.

Étiologie. — Cette affection est plus fréquente chez l'homme que chez la femme.

Elle se manifeste chez les adultes de vingt à quarante ans. Les saisons et les variations de température ont une influence marquée sur le développement de l'hydroa bulleux, c'est au printemps qu'il a été observé un plus grand nombre de fois.

Enfin, je ne ferai que rappeler les différentes causes occasionnelles, telles que régime, agents irritants, etc., qui agissent en éveillant la diathèse arthritique sans laquelle elles resteraient impuissantes.

Diagnostic. — Les caractères de l'hydroa bulleux permettront toujours de le reconnaître.

Il ne saurait être confondu avec le pemphigus : il est important de bien établir le diagnostic différentiel entre ces deux affections qui n'ont pas toujours la même origine, et qui n'offrent pas surtout la même gravité.

Dans l'hydroa bulleux, les bulles sont petites et ne dépassent pas le volume d'un pois ; elles sont encore remarquables par l'inégalité de leur volume; elles occupent des régions assez bien circonscrites. Les bulles du pemphigus sont plus considérables ; elles peuvent atteindre le volume d'une noix et même d'un œuf de poule ; elles existent sur des régions variées et s'étendent quelquefois sur la plus grande partie de la peau. Enfin, l'hydroa bulleux se termine par la guérison après une durée de quatre à six mois ; la mort est la terminaison du pemphigus dans la très grande majorité des cas.

Nature. — L'hydroa bulleux est une affection arthritique; nous en avons établi la nature en nous basant sur ses rapports fréquents avec différentes affections antérieures ou concomitantes qui appartiennent évidemment à l'arthritis. Nous pourrions encore invoquer, en même temps que les antécédents, quelques caractères objectifs, tels que le siége et la fixité de l'affection.

Pronostic. — Le pemphigus à petites bulles guérit constamment, tandis que le pemphigus proprement dit est presque toujours mortel.

Traitement. — Nous administrons à l'intérieur les amers et le sirop alcalin. Tant que les bulles persistent, nous nous contentons de saupoudrer les surfaces malades avec les poudres d'amidon et de tan. Les bains donnés à cette époque mettent à nu des surfaces rouges, douloureuses et provoquent l'apparition de nouvelles poussées; ils ne seront prescrits que plus tard dans le simple but de détacher les croûtes. On ordonnera de préférence des bains alcalins contenant 100 à 120 gram. de carbonate de potasse.

CHAPITRE II.

ARTHRITIDE BULLO-LAMELLEUSE.

Il n'existe qu'un seul genre d'arthritide bullo-lamelleuse : le *pompholyx* ou *pemphigus diutinus*, que nous allons décrire.

Pemphigus arthritique.

(*Pemphigus chronique ou diutinus*, Pompholyx de Willan.)

Le pemphigus aigu est une affection pseudo-exanthématique qui peut être, ainsi que nous l'avons dit, arthritique, dartreuse et idiopathique; nous l'avons étudié parmi les pseudo-exanthèmes arthritiques, et plus tard nous le rencontrerons encore au nombre des pseudo-exanthèmes dartreux.

Le pemphigus chronique, dont il est question en ce moment, appartient comme affection propre à deux maladies constitutionnelles : l'arthritis et la dartre. Nous allons d'abord faire connaître le pemphigus chronique de nature arthritique, et dans la partie consacrée à l'étude des herpétides nous décrirons le pemphigus chronique de nature dartreuse.

Willan n'admettait pas le pemphigus aigu, il ne reconnaissait que le pemphigus chronique, qu'il désignait sous le nom de *pompholyx;* Bateman semble avoir partagé l'opinion de l'auteur précédent. Le pompholyx est une affection beaucoup plus fréquente que le pemphigus aigu, mais on ne saurait nier l'existence de la fièvre bulleuse qui avait été décrite à une époque bien antérieure à Willan et à Bateman. Depuis on a constaté un assez grand nombre de pemphigus aigus pour qu'on ne puisse plus révoquer en doute l'existence de cette affection.

Le pemphigus chronique (*pompholyx de Willan*) est caractérisé par des poussées successives de bulles variables par leur volume et par leur nombre; il présente une longue durée et se termine généralement par la mort.

Symptômes. — L'éruption est quelquefois précédée par des douleurs vagues dans les membres et un peu de lassitude ; mais ces symptômes sont peu marqués et souvent n'attirent pas l'attention du malade.

On observe d'abord quelques petites taches, ou plutôt des plaques d'un rouge foncé sur les membres et la face. Le lendemain ces plaques érysipélateuses sont couvertes de bulles plus ou moins nombreuses ; les jours suivants, des plaques et des bulles nouvelles apparaissent, de telle sorte que l'éruption occupe la plus grande partie de la peau dans l'espace d'un mois à six semaines. Cependant, le pemphigus ne se généralise pas toujours, et il peut rester limité à certaines régions comme les avant-bras, les mains ou les membres inférieurs.

Les bulles ne présentent pas toutes le même volume. Les plus grosses ont les dimensions d'une noisette ou d'une noix; les plus petites celles d'un pois et d'une lentille ; elles sont groupées en plus ou moins grand nombre sur les plaques rouges que nous avons mentionnées. Quand elles sont volumineuses, elles sont moins nombreuses : on en trouve trois ou quatre sur la même surface érythémateuse; si elles sont petites, elles peuvent exister au nombre de quatre, six, huit et dix sur une seule plaque. Dans les premiers moments, les bulles sont transparentes; mais le liquide qu'elles renferment ne reste pas séreux longtemps, il se trouble, s'épaissit, devient purulent et se transforme en croûtes jaunâtres ou brunâtres, minces, présentant dans leur conformation extérieure un aspect qui dénote qu'elles ont succédé à des bulles. D'autres fois ce liquide est résorbé ou s'échappe à la faveur d'une rupture de la bulle, alors l'épiderme se plisse et s'applique sur le derme, ou, détaché en partie, il laisse à nu une surface plus ou moins large, rouge, violacée, légèrement excoriée et douloureuse.

Les bulles se développent parfois incomplétement, on voit des plaques rouges sur lesquelles existent des soulèvements épidermiques qui ressemblent à ceux d'une brûlure superficielle au second degré.

Au milieu des groupes de bulles reposant sur des surfaces érysipélateuses, on trouve souvent des éruptions furonculaires, des abcès situés dans le derme, et même de véritables angioleucites qui retentissent sur les ganglions lymphatiques des régions voisines.

Il existe encore un symptôme assez prononcé, c'est le prurit. Toutefois, les démangeaisons sont moins marquées dans cette affection que dans l'autre espèce de pemphigus arthritique (pemphigus à petites bulles ou hydroa bulleux). Elles se montrent principalement avant et pendant les poussées éruptives; elles peuvent alors revêtir une telle intensité qu'elles empêchent complétement le sommeil. Si l'éruption est très étendue, le prurit se fait sentir sur un grand nombre de parties, devient intolérable et détermine une surexcitation nerveuse qui peut aller jusqu'au délire. Les malades sont tourmentés par une autre douleur, celle qui résulte de la dénudation des parties affectées.

Si le pemphigus n'est pas généralisé, et dans l'intervalle des poussées bulleuses, l'affection ne présente pas de gravité apparente, l'appétit est conservé et les fonctions digestives s'accomplissent régulièrement. Mais à une époque plus ou moins éloignée, le malade est obligé de garder le lit; il est épuisé par la douleur, par la sécrétion excessive qui se fait à la surface de la peau, et souvent par un flux abondant qui se déclare dans l'intestin. Ce dernier phénomène est grave, il peut se montrer même dans des pemphigus circonscrits.

Marche, durée, terminaison.—Relativement à la marche, le pemphigus arthritique est général ou partiel. Cependant il est plus souvent circonscrit, tandis que le pompholyx dartreux, comme nous le verrons, est habituellement généralisé.

Nous avons observé récemment un pemphigus arthritique qui avait été localisé aux mains et aux poignets pendant quatre mois, il ne s'est développé sur d'autres régions que dans les derniers mois de la vie. Le malade a succombé avec des phénomènes d'ataxie très intenses. Nous nous demandons s'il ne faut pas rapprocher ces symptômes cérébraux de ceux qui caractérisent la maladie décrite dans ces derniers temps, sous le nom de *rhumatisme cérébral*, et dont on trouve chaque jour des observations dans les journaux de médecine. Si l'on avait ouvert le crâne, nous croyons qu'on aurait rencontré les lésions qui ont été signalées dans le rhumatisme cérébral.

Le pompholyx se manifeste par des poussées successives qui sont séparées par des intervalles de temps variables. Quelquefois l'espace qui sépare une poussée de l'autre est de plusieurs mois, c'est ce que nous avons observé chez un de nos malades que nous pouvions considérer comme étant guéri. Mais ce malade, ramené à l'hôpital par une récidive, a fini par succomber; les éruptions bulleuses se sont étendues à tout le corps et même à la muqueuse buccale; la teinture de meloë *vesicatorius* n'a nullement enrayé l'affection. A l'autopsie, nous n'avons découvert aucune lésion appréciable des viscères.

D'après ce que nous venons de dire sur la marche du pemphigus arthritique, il serait difficile de lui assigner une durée. Cette affection existe pendant des mois et des années.

La terminaison presque constante est la mort, qui survient par l'épuisement progressif des forces du malade. L'entérite, qui est un phénomène fréquent, hâte la terminaison fatale. Le malade peut aussi être emporté par des phénomènes cérébraux, comme nous l'avons dit plus haut.

Étiologie. — Le pemphigus arthritique est plus fréquent dans le sexe masculin.

Nous l'avons observé au printemps et à l'automne; les

veilles, l'excès de travail, l'abus des boissons alcooliques, nous ont paru avoir déterminé plusieurs fois l'affection.

Diagnostic. — Le pemphigus arthritique présente des caractères propres qui le feront reconnaître avec facilité. Ces caractères sont : des plaques érysipélateuses couvertes de bulles plus ou moins nombreuses, remplies de sérosité purulente ou de pus et remarquables par l'inégalité de leur volume, démangeaisons très vives, complications d'abcès dermiques, de furoncles et même d'angioleucites, enfin localisation assez fréquente de l'affection sur les mains, les avant-bras, etc.

Il ne saurait être confondu avec le rupia caractérisé par des bulles isolées, des croûtes épaisses et proéminentes, au-dessous desquelles existent des ulcérations profondes.

Je ne crois pas qu'il soit nécessaire de faire le diagnostic de l'herpès, de l'ecthyma et du pemphigus; cette question sera traitée dans l'étude du pemphigus dartreux. Ici nous voulons indiquer à quels caractères on distinguera le pemphigus arthritique du pemphigus dartreux.

Dans le pemphigus arthritique, les bulles sont plus confluentes et groupées sur des surfaces érysipélateuses; dans le pemphigus dartreux, elles sont plus isolées, se montrent d'emblée sur une partie de peau qui conserve sa coloration normale et sont à peine entourées d'une légère auréole rosée. La première affection présente des bulles très inégales par leur volume, et la plus grosse atteint les dimensions d'une noix; la seconde se fait remarquer par des bulles plus régulières, qui peuvent atteindre le volume d'un œuf de pigeon ou d'une petite pomme. Le liquide renfermé dans les bulles du pemphigus arthritique s'épaissit promptement, devient purulent et se transforme en croûtes brunâtres ou jaunâtres; dans le pemphigus dartreux, l'inflammation est beaucoup moins vive et n'arrive à produire qu'une sécrétion séreuse. Le pemphigus arthritique, qu'on peut appeler *pemphigus érysipélateux*, s'accompagne souvent d'éruptions furonculaires et de véritables angioleucites, qui manquent dans le pemphigus dartreux. Enfin, il faut encore interroger les antécédents du malade, qui seront différents dans les deux affections.

Quant au pemphigus syphilitique, on a prétendu qu'il était souvent partiel, borné à la paume des mains et à la plante des pieds. C'est là une très grande erreur : cette localisation est un signe de la diathèse arthritique et non de la diathèse syphilitique.

Nous avons, à la salle Sainte-Foy, n° 1, un malade qui est atteint d'un pemphigus syphilitique généralisé. Les auréoles cuivrées qui entourent les bulles au début, l'aspect des croûtes brunâtres et vernissées qui succèdent à ces bulles, les caractères des ulcères qui se montrent à la chute des croûtes ne laissent aucun doute sur la nature de l'affection.

Pronostic. — Le pemphigus arthritique est, comme le pemphigus dartreux, une affection très grave ; il se termine presque constamment par la mort. Son pronostic est bien différent de celui du pemphigus à petites bulles ou hydroa bulleux qui guérit toujours, s'il ne survient aucune complication.

Le pompholyx est d'autant plus grave que l'éruption est plus générale, plus confluente ; nous savons qu'il est très sujet à récidiver.

Traitement. — Les moyens thérapeutiques sont impuissants, et la mort survient malgré tous les traitements qu'on peut instituer. Les alcalins n'ont pas une action favorable ;

au contraire, ils ont déterminé des poussées éruptives qui nous ont obligé de cesser leur emploi. Mais peut-être avons-nous donné les alcalins à des doses trop élevées.

Dans un cas, l'éruption a paru arrêtée à plusieurs reprises par l'administration de la teinture de cantharide à faibles doses. Nous prescrivions une à quatre gouttes de cette teinture dans une potion qui était prise dans la journée ; en portant la quantité de teinture à sept ou huit gouttes, nous provoquions chaque fois de nouvelles poussées. On devra se borner à surveiller le régime du malade, et l'on devra expérimenter de nouveau la teinture de cantharide à faible dose (1).

CHAPITRE III.

ARTHRITIDES PURC-CRUSTACÉES.

Cette section d'arthritides renferme trois genres : la mentagre, l'ecthyma et le furoncle. Dans un premier paragraphe, nous étudierons la mentagre ; dans un second paragraphe, nous décrirons le furoncle et l'ecthyma qui présentent entre eux une grande analogie.

§ I. — Mentagre arthritique.

La mentagre est une affection caractérisée par l'inflammation des follicules pileux. Elle peut se rencontrer dans le

---

(1) Le malade dont il est question est, en effet, sorti de l'hôpital, et, parfaitement débarrassé de son pemphigus, il vint nous voir et nous remercier. Le pemphigus n'avait pas reparu ; mais il lui était survenu de l'acné pilaris sur le front et les tempes. Il accusait aussi des rougeurs et un sentiment de cuisson sur le voile du palais. (On vient de voir plus haut que ce malade a succombé à un pemphigus généralisé.)

plus grand nombre des régions couvertes de poils, au pubis, aux aisselles et au cuir chevelu ; mais, elle se développe particulièrement sur les différentes parties de la face : la lèvre supérieure, la lèvre inférieure, le menton et les joues.

Je reconnais des mentagres de diverses natures : ce que je dis ici étonnera peut-être quelques personnes qui, sur la foi des articles destinés à combattre mes opinions sur la nature parasitaire de la mentagre, ont pu croire que je n'admettais qu'une seule espèce de mentagre. Supposer que le sycosis est toujours parasitaire serait une erreur que l'on m'a gratuitement attribuée et que je n'ai jamais professée. J'ai dit, et je répète, que cette affection est de nature parasitaire dans la plupart des cas, mais qu'elle peut être aussi la manifestation d'une maladie constitutionnelle.

J'admets cinq espèces de mentagre : 1° une *mentagre artificielle*, 2° une mentagre *parasitaire*, 3° une mentagre *syphilitique*, 4° une mentagre *arthritique*, 5° une mentagre *scrofuleuse*.

La mentagre *artificielle* résulte de l'inflammation des follicules pileux de la lèvre supérieure, produite par les écoulements nasaux qu'on observe chez les individus qui font usage de tabac à priser, ou qui présentent des affections chroniques des fosses nasales.

La mentagre *parasitaire*, l'espèce la plus fréquente, est une inflammation des follicules pileux déterminée par la présence du trichophyton : nous la considérons comme étant la troisième période de la teigne tonsurante.

La mentagre *syphilitique* n'est autre que l'acné pustuleuse syphilitique : l'affection réside plutôt dans les glandes annexées au follicule que dans le follicule pileux lui-même.

Les deux autres espèces sont des manifestations de l'arthritis et de la scrofule : elles sont primitives ou consécutives. La mentagre diathésique est primitive, lorsqu'elle se développe spontanément sous l'influence de la maladie constitutionnelle ; elle est consécutive, lorsqu'elle est déterminée par une autre maladie. Un exemple vous fera mieux comprendre ma pensée. Un sujet arthritique ou scrofuleux contracte un sycosis parasitaire que vous traitez longtemps par les parasiticides ; néanmoins, vous n'obtenez pas la guérison. Le cas n'est plus aussi simple que vous le pensez : l'inflammation des follicules pileux se continue sous l'influence des diathèses arthritiques ou scrofuleuses, qui ont été éveillées par la présence du trichophyton ; elle devra être combattue par la médication anti-arthritique ou antiscrofuleuse.

Le parasite cutané peut encore déterminer des éruptions constitutionnelles secondaires et d'une guérison plus ou moins difficile ; parmi ces éruptions, je citerai l'impétigo sycosiforme et l'impétigo acniforme. Je ne sais pourquoi M. Hardy pense s'éloigner de mes idées en niant la nature parasitaire de ces affections. Pour moi, l'impétigo sycosiforme et l'impétigo acniforme sont placés sous l'influence des diathèses arthritiques ou scrofuleuses ; ils se montrent soit spontanément, soit consécutivement. Nous allons étudier le sycosis arthritique qui présente, comme nous le verrons, des caractères propres.

Siége. — Le siége le plus ordinaire de la mentagre arthritique est la lèvre supérieure ; elle se rencontre aussi sur la lèvre inférieure, le menton et les joues. Il est facile d'expliquer pourquoi la lèvre supérieure est plus fréquemment le siége de l'affection : c'est que chez les arthritiques, qui ont très souvent des coryzas, elle se trouve irritée par le fluide nasal d'une manière permanente.

Symptômes. — La mentagre arthritique est caractérisée par des éléments papulo-pustuleux, serrés les uns contre les autres, occupant des surfaces bien circonscrites et peu étendues telles que le sillon sous-nasal, une partie du menton ou une place très limitée d'une joue. Ces pustules sont acuminées, jaunâtres à leur sommet, rouges et indurées à leur base; elles sont donc formées de deux parties : l'une est pustuleuse, l'autre étant papulo-tuberculeuse comprend la moitié ou les trois quarts de leur volume.

Le tubercule est constitué par une inflammation qui est limitée au follicule pileux et ne s'étend pas au tissu cellulaire sous-cutané, comme on l'observe dans le sycosis parasitaire ; aussi, ne présente-t-il jamais le volume que celui de cette dernière affection peut acquérir.

Les pustules qui surmontent ces éminences tuberculeuses se convertissent rapidement en croûtes jaunes ou brunâtres, sèches et fragmentées. Cependant, si le malade a employé des topiques irritants, la sécrétion purulente devient plus abondante, donne lieu à une croûte épaisse et unique qui repose sur une plaque indurée. L'affection ressemble dans ce cas à un impétigo ; mais, si l'on vient à détacher la croûte, on aperçoit la base tuberculeuse des pustules du sycosis, qu'il est facile de reconnaître.

Pendant quelque temps les poils conservent leur adhérence et leur aspect normal. Bientôt, l'inflammation s'empare de la papille pilifère, et, on observe alors une altération dans la structure de l'élément pileux qui devient jaunâtre, s'atrophie et s'arrache avec la plus grande facilité.

La partie affectée est le siége d'élancements et de picotements quelquefois très accusés.

Lorsque la mentagre arthritique occupe la lèvre supérieure, c'est le cas le plus fréquent, elle est souvent accompagnée d'un coryza presque continuel et de fissures douloureuses, situées à l'entrée des fosses nasales. Les douleurs se propagent parfois jusqu'aux sinus frontaux.

A ces caractères déjà nombreux du sycosis arthritique, il faut ajouter les symptômes fournis par les antécédents du malade, par sa constitution et par de fréquentes complications d'éruptions furonculaires.

Marche, durée et terminaison. — Le sycosis arthritique est une affection très tenace et très sujette à récidiver. Il se montre habituellement pendant l'automne et l'hiver, disparaît dans le printemps et l'été pour se manifester de nouveau à l'automne suivant. Il peut ainsi exister pendant plusieurs années, malgré toutes les précautions imaginables.

Néanmoins, cette affection guérit par l'effet, soit d'un traitement approprié, soit de l'évolution de la maladie constitutionnelle.

Étiologie. — Le sycosis arthritique s'observe principalement dans le sexe masculin qui présente un système pileux plus développé.

Il se montre dans l'âge adulte et la vieillesse, pendant l'automne et dans l'hiver.

Toutes les causes irritantes, comme les pommades, les cosmétiques de mauvaise qualité, les poudres appliquées sur la peau, le fluide âcre d'un coryza, etc., peuvent occasionner le début du sycosis. Mais, avant tout, le développement de cette affection nécessite l'existence préalable d'une cause prédisposante interne, et cette cause est la diathèse arthritique.

Diagnostic. — Vous reconnaîtrez le sycosis arthritique aux caractères que nous avons énumérés et que nous allons rappeler en quelques mots. Un malade présente, soit dans la gouttière sous-nasale, soit au menton, soit sur une partie de la joue, une plaque circonscrite et constituée par une induration qui s'étend presque à toute l'épaisseur du derme. Cette plaque est couverte de croûtes sèches, fragmentées, ou de pustules jaunâtres, reposant sur une base rouge et papuleuse. Elle supporte des poils qui sont difficiles à extraire, ou qui, s'arrachant facilement, ont conservé leur structure normale, si l'affection est récente, et qui sont atrophiés, grêles, jaunâtres, lorsque l'inflammation du follicule pileux est ancienne. C'est pour la deuxième ou troisième fois, à une époque déterminée de l'année, que le sycosis se montre ; il s'accompagne de coryza, de migraines, d'étourdissements, de dyspepsie, d'arthropathies rhumatismales et d'autres accidents arthritiques.

Comme affection, la mentagre ne peut être confondue qu'avec l'impétigo. Mais celui-ci, après l'enlèvement des croûtes, manque de deux caractères essentiels du sycosis, à savoir : l'inflammation et l'induration du follicule pileux, la chute ou la faible adhérence des poils.

Si l'on parvient aisément au diagnostic du genre de l'affection, il n'est pas plus difficile d'arriver à la connaissance de sa nature en tenant compte et des caractères objectifs et des affections antérieures ou concomitantes.

D'abord, par quels moyens distinguerons-nous le sycosis arthritique du sycosis scrofuleux ? Ce dernier présente des croûtes jaunes, épaisses et humides ; il occupe différentes parties de la face, mais toujours les lèvres qui présentent chez les scrofuleux une tuméfaction, une sorte d'hypertrophie bien connue ; il s'accompagne ordinairement d'acné indurata, punctata ou sébacée, d'engorgements ganglionnaires ou autres accidents scrofuleux. Au contraire, le sycosis arthritique offre, comme on le sait, des croûtes sèches, brunes et fragmentées ; il se montre spécialement sur la lèvre supérieure, qui ne présente pas l'hypertrophie mentionnée plus haut ; il coïncide habituellement avec un coryza compliqué de fissures douloureuses du plancher des fosses nasales, avec des migraines, des dyspepsies arthritiques ; il produit souvent des élancements et des picotements.

Vous établirez assez facilement le diagnostic différentiel entre la mentagre arthritique et la mentagre parasitaire. Dans cette dernière affection, vous constaterez des tubercules plus volumineux, des indurations plus profondes ; les poils sont tortillés, brisés ou déformés ; vous pourrez trouver sur différents points des périodes moins avancées de la teigne tonsurante, et vous verrez soit des débris de cercles herpétiques, soit des poils cassés et munis d'une gaîne blanche (pityriasis alba).

Une autre question se présente assez souvent : comment reconnaîtrons-nous que le sycosis arthritique ou scrofuleux a été précédé d'une teigne tonsurante? Vous apprendrez qu'à une époque antérieure il a existé des cercles herpétiques, des taches érythémateuses, puis des dartres farineuses.

On peut encore se demander si un sycosis produit par le trichophyton est entretenu par ce parasite ou par les diathèses arthritique, scrofuleuse. Le microscope vous fournira un précieux moyen de diagnostic en vous dévoilant la présence du champignon ; le traitement vous donnera aussi quelques indications : si vous ne guérissez pas un sycosis par l'épilation et par les agents parasiticides longtemps et bien employés, vous inclinerez vers l'idée que l'affection est entretenue par une diathèse.

Enfin, j'ai indiqué, dans mes leçons sur les syphilides, les caractères distinctifs du sycosis parasitaire et des syphilides pustuleuses ou tuberculeuses circonscrites. Remarquez encore qu'il n'existe, à dire vrai, que trois espèces de sycosis, et même si l'on excepte le sycosis artificiel, que deux espèces : l'arthritique et le parasitaire. Les mentagres scrofuleuse et syphilitique ne sont que des pseudosycosis; car, les follicules pileux ne sont pas seuls altérés dans les scrofulides et les syphilides.

Pronostic. — Le sycosis est une affection sérieuse en raison de sa ténacité et de sa facilité à récidiver; il fait souvent le désespoir du malade pendant plusieurs années. Non-seulement l'affection est douloureuse et gênante, mais elle est encore un objet de dégoût pour celui qui la porte et pour ceux qui entourent le malade.

Traitement. — Le sycosis arthritique est d'une cure longue et difficile à obtenir; mais il cède toujours à un traitement rationnel.

Nous employons simultanément l'épilation et l'application d'huile de cade combinées avec l'administration des alcalins à l'intérieur.

L'épilation a pour but d'enlever le poil qui est une sorte d'épine, une cause continuelle d'irritation pour le follicule pileux enflammé. L'huile de cade agit d'une manière avantageuse par son action substitutive. Les alcalins combattent la maladie constitutionnelle dont le sycosis est un symptôme.

Nous ne nous bornons pas d'ailleurs à ces seuls moyens : contre l'inflammation nous mettons en usage, suivant les cas, les résolutifs, les cataplasmes de fécule et les poudres absorbantes.

Si la mentagre est récente, on pourra se passer de l'épilation. On ordonnera différentes pommades : à la glycérine, au turbith, au précipité rouge ; on prescrira quelquefois avec succès des lotions alcalines.

Les bains sont de puissants auxiliaires dont il ne faut passe priver ; on emploie avec avantage les bains de vapeur, et, surtout les douches de vapeur ou alcalines sur la partie malade.

§ II. — De l'ecthyma ou phlyzacia. — Du furoncle.

L'ecthyma est une affection caractérisée par des pustules phlyzaciées, arrondies, à base dure et enflammée, se recouvrant de croûtes de couleur brunâtre.

La pustule d'ecthyma peut se développer sur toutes les parties du corps ; elle existe rarement sur le tronc et la figure, mais elle se montre de préférence sur les membres et le cou.

L'éruption débute par une élevure rouge et limitée ; dès le lendemain, on aperçoit au centre de la tache rouge une vésicule large et remplie d'une sérosité transparente. Cette sérosité se trouble vers le troisième jour ; elle devient lactescente, en même temps que le centre de la vésicule se déprime et se marque d'un point noir. Si l'on enlève l'épiderme, il s'écoule une petite quantité de pus, et l'on trouve une fausse membrane arrondie, déprimée au centre et appliquée sur le derme qui présente une légère ulcération.

Lorsqu'on suit l'évolution de la pustule, à partir du troisième jour, on voit l'épiderme se rompre et former avec la fausse membrane, que nous venons de signaler, une croûte brunâtre qui se détache vers le huitième jour. Cette croûte laisse à sa chute une cicatrice violacée et déprimée au centre.

Le furoncle est caractérisé par une tumeur violacée, de forme conique, se terminant par suppuration et laissant échapper par une ou plusieurs ouvertures, qui se manifestent au sommet de la petite tumeur, un produit particulier qu'on nomme *bourbillon*. Ce produit morbide est une production pseudomembraneuse qui se rapproche de la fausse membrane que l'on trouve dans la pustule ecthymatique.

Il existe donc une certaine analogie entre l'ecthyma et le furoncle. Le premier consiste dans une inflammation superficielle de la peau ; le second est une inflammation des couches profondes du derme. De part et d'autre, nous rencontrons la production d'une fausse membrane.

Les deux affections, ecthyma et furoncle, peuvent être artificielles, parasitaires, pathogénétiques ou constitutionnelles.

En effet, la malpropreté, des pommades irritantes, occasionnent souvent le développement de furoncles et de pustules d'ecthyma.

Les éruptions furonculaires et ecthymatiques se rencontrent fréquemment dans la gale ou les teignes.

Dans quelques circonstances, ces affections sont pathogénétiques : il n'est pas rare de les observer chez les malades qui sont soumis depuis quelque temps aux préparations alcalines ou arsenicales.

Quelquefois, elles semblent être des phénomènes critiques : elles apparaissent ainsi dans la convalescence de la fièvre typhoïde, de la rougeole ou autres maladies graves.

En dehors de ces conditions, l'ecthyma et le furoncle sont toujours des affections arthritiques ou herpétiques. Ces éruptions constitutionnelles ont pour caractère de se généraliser et de se reproduire pendant longtemps ; nous devons dire que, dans l'état actuel de la science, nous ne connaissons pas de symptômes objectifs propres à montrer leur origine diathésique. On arrivera à la connaissance de leur nature par exclusion et par la considération de leur rapports avec des affections constitutionnelles plus caractérisées.

DES HERPÉTIDES.

Autrefois on avait placé, dans la classe des *dartres*, toutes les affections cutanées qui présentaient une marche chronique et une tendance à récidiver. On comprend aisément que cette classe renfermait des maladies de peau qui étaient très différentes par leur nature, et qui pouvaient appartenir à la scrofule, à la syphilis, au scorbut tout aussi bien qu'à la *dartre* proprement dite.

Willan et Bateman démontrèrent sans peine ce que le mot *dartre* avait de vague et d'indéterminé, et ils le supprimèrent du vocabulaire dermatologique.

Sur ce point, nous ne saurions les blâmer ; mais, nous les désapprouvons d'avoir méconnu la cause spéciale qui préside au développement d'un certain nombre d'affections chroniques ; nous reprochons à Willan d'avoir démembré et nié l'existence d'une maladie constitutionnelle, qui était admise dès les temps les plus anciens.

Pour nous, nous reconnaissons une unité pathologique, *dartre* ; son existence nous a été démontrée par la tradition et par l'observation qui nous fait connaître ses nombreuses manifestations. A l'exemple de Willan, nous rejetons l'emploi de l'expression *dartre* qui n'a pas de signification précise; sans chercher à réhabiliter dans le langage scientifique cet ancien mot, je propose de le remplacer par la dénomination *herpétisme*, terme qu'on trouve souvent dans les auteurs et qui est considéré comme synonyme de *vice dartreux*.

Voulant donner aux affections cutanées du *vice dartreux* ou *herpétisme*, une dénomination générale qui en indique l'espèce, nous les désignerons sous le nom d'*herpétides*.

On nous accusera peut-être d'avoir ajouté à la nomenclature de la pathologie cutanée les expressions *scrofulide*, *arthritide* et *herpétide*. Nous n'avons fait qu'adopter le terme syphilide, qui est définitivement passé dans la science; le mot scrofulide est accepté par le plus grand nombre des auteurs : espérons que les noms *herpétide* et *arthritide* auront le même succès, lorsque la connaissance des affections dartreuses et arthritiques sera plus répandue.

Dans l'étude des herpétides, nous suivrons la même méthode que dans la description des arthritides.

Nous admettons trois sections d'herpétides; nous avons reconnu trois sections d'arthritides.

Nous allons étudier successivement les caractères généraux et les caractères particuliers des affections herpétiques.

CARACTÈRES COMMUNS ET DIFFÉRENTIELS DES HERPÉTIDES.

Nous examinerons les caractères communs des herpétides considérées sous le rapport du siége, du mode de développement, de la disposition des éruptions, de la disposition des éléments primitifs, de la couleur, de la nature des produits excrétés, de la marche et de la durée, enfin, de la modification de la sensibilité cutanée.

Siége. — Le siége des affections est important à noter : « par la considération du siége, a dit Poupart, vous arriverez » fréquemment à la connaissance du principe des dar» tres. »

Les herpétides n'ont pas, comme les arthritides, de siége de prédilection ; elles peuvent débuter indistinctement sur le tronc, la tête ou les membres. Cependant, on voit souvent chez l'enfant les premières manifestations de la dartre se faire à la tête, qui est le rendez-vous de toutes les affections cutanées de cet âge. Dans ce cas, les herpétides ne tardent pas à s'irradier sur les autres régions du corps.

Sous le rapport du siége topographique, les herpétides diffèrent donc des arthritides qui se montrent plus particulièrement sur les parties découvertes, des syphilides qui se développent spécialement dans quelques régions comme le front, les ailes du nez, la nuque, les épaules, etc.

Nous avons aussi quelques remarques à faire sur le siége anatomique des herpétides.

Tandis que les arthritides se traduisent le plus souvent par des lésions des follicules pileux et des glandes sudoripares, les herpétides se manifestent le plus ordinairement par des altérations du réseau vasculaire et du corps papillaire du derme.

Cette différence de siége anatomique nous explique pourquoi les herpétides s'étendent à de grandes surfaces et se développent sur toutes les régions, tandis que les arthritides n'apparaissent que dans des régions spéciales, pourvues d'un grand nombre de follicules pileux et de glandes sudoripares.

Mode de développement. — Les arthritides occupent des

surfaces limitées et se déplacent difficilement ; si elles sont quelquefois étendues à de grandes surfaces, comme on l'observe dans les affections pseudo-exanthématiques, elles disparaissent promptement pour faire place à des affections circonscrites et fixes. Les herpétides pseudo-exanthématiques sont également générales dès le début de la maladie constitutionnelle, et sont bientôt remplacées par des affections moins étendues ; celles-ci se montrent sur une ou plusieurs régions, disparaissent, puis se reproduisent tantôt sur les mêmes régions, tantôt sur des régions différentes et envahissent chaque fois des surfaces plus considérables. Cette mobilité est propre aux herpétides.

Enfin, dans la dernière période de la dartre, les affections occupent toute la surface de la peau ; au contraire, les arthritides disparaissent dès que les manifestations viscérales de l'arthritis viennent à se développer.

Disposition des éruptions. — Les éruptions herpétiques présentent une symétrie remarquable dans leur développement. En effet, elles existent le plus ordinairement dans des régions qui se correspondent : l'eczéma dartreux, par exemple, occupe à la fois les deux parties latérales du cou, la face interne des deux cuisses, les deux joues, les plis du coude de chaque membre, etc.

Les arthritides, comme nous l'avons vu, n'affectent pas cette disposition symétrique qui est un caractère propre des herpétides.

Disposition des éléments éruptifs. — Les éléments éruptifs sont d'abord isolés et disséminés sur une grande surface ; puis ils se réunissent pour former de petites plaques, qui se confondent à leur tour et s'étendent à une ou plusieurs régions du corps.

Dans la dernière période de l'herpétisme, le malade est couvert de la tête aux pieds d'une enveloppe écailleuse.

L'éruption herpétique présente des contours sinueux, irréguliers ; nous savons que l'éruption arthritique se manifeste par des plaques plus ou moins arrondies, dont les bords sont réguliers et nettement limités.

Couleur. — Les herpétides humides offrent une coloration rosée, qui diffère de la couleur violacée qu'on trouve dans les arthritides. Dans la forme squameuse de la dartre, les squames sont blanches, quelquefois d'un blanc nacré ; dans les arthritides sèches, nous avons vu que les squames sont d'un blanc mat ou grisâtre.

Nature des produits sécrétés. — D'une manière générale, les affections cutanées qui appartiennent à la dartre déterminent des sécrétions morbides considérables.

Les herpétides sèches sont remarquables par une production abondante de squames (psoriasis, pityriasis, etc.) ; les herpétides humides sont caractérisées par la sécrétion d'une grande quantité de sérosité (eczéma, pemphigus dartreux, etc.). Les arthritides présentent au nombre de leurs caratères généraux, nous l'avons dit, une sécheresse habituelle des parties affectées.

Nous avons constaté que la sérosité des herpétides possédait des propriétés alcalines. On pourrait se demander si les produits liquides qu'on rencontre dans les scrofulides, les syphilides et les arthritides, ne présentent pas des caractères chimiques différents. L'expérience nous manque sur ce point ; mais, nous nous proposons de faire à ce sujet des recherches qui fourniront peut-être de nouveaux moyens de diagnostic. Toutefois, nous devons dire que les produits morbides, examinés jusqu'à ce jour, ont offert des propriétés alcalines dans un grand nombre d'affections de nature dissemblable.

Simplicité des lésions primitives. — Dans la dartre, on rencontre la simplicité des lésions primitives.

Les affections que Willan a prises pour types de ses descriptions, appartiennent à l'herpétisme. Au contraire, les variétés d'affections cutanées établies d'après des différences dans la marche, le siége ou d'après d'autres caractères de l'éruption, les *maladies composées* de M. Devergie, ne font point partie des affections herpétiques ; elles rentrent dans les classes des scrofulides, des arthritides, des phyto-dermides ou des syphilides.

Toutefois, la simplicité des éléments primitifs ne s'observe que dans les premières périodes de la dartre ; car, dans la quatrième période de cette maladie constitutionnelle, les éruptions cutanées sont variées et confondues à tel point qu'il est impossible de reconnaître la lésion primitive.

Marche, durée, terminaison. — Au début, les herpétides présentent une grande mobilité ; elle ne deviennent permanentes que dans la quatrième période de la maladie.

Ne doit-on pas faire une exception en faveur du psoriasis ? Cette affection, une fois établie, ne semble plus se déplacer. Cependant on observe des psoriasis, et c'est le plus grand nombre, qui disparaissent en hiver pour se montrer de nouveau en été et au printemps.

Il est difficile de fixer la durée de la dartre : les manifestations cutanées se développent souvent à l'âge critique et persistent avec plus ou moins d'intensité jusqu'à la mort. Quelquefois elles apparaissent pendant plusieurs années et cessent de se montrer : la maladie constitutionnelle est arrêtée, dans son évolution, par une cause souvent inconnue.

Parmi les herpétides sèches, le psoriasis se rencontre assez souvent dans l'enfance ; il peut rester longtemps stationnaire, ou il fait des progrès peu sensibles.

Des malades ont porté des psoriasis pendant trente ou quarante ans, et même jusqu'à leur mort. Il semble donc que la forme sèche des dartres affecte une marche moins rapide ; elle entraîne à sa suite plus rarement et plus lentement les accidents métastatiques et les déterminations viscérales de la maladie constitutionnelle.

Les herpétides ne laissent après elles aucune cicatrice persistante : ce caractère les distingue des scrofulides et des syphilides.

Modification de la sensibilité cutanée. — La sensibilité cutanée subit de grandes modifications sous l'influence de la diathèse herpétique : le prurit est le phénomène qu'on observe le plus fréquemment. Ce symptôme est quelquefois porté à un tel degré que le malade se laboure la peau avec les ongles et préfère, à la pénible sensation de démangeaison, la douleur occasionnée par des déchirures et des plaies profondes de l'enveloppe cutanée. Un prurit continu et très intense (prurigo ferox) peut conduire à l'aliénation mentale et au suicide.

Le prurit ne revêt pas toujours les mêmes caractères. Parfois, il est comparable à la sensation qui serait produite par la présence d'une multitude d'insectes en mouvement sur la peau ; d'autres fois, il se traduit par un sentiment de cuisson semblable à celui qui résulterait d'une brûlure superficielle et étendue ; enfin, ce phénomène se manifeste encore sous la forme de picotements ou d'élancements.

Le prurit est plus marqué la nuit que le jour. Il est peu prononcé dans les affections caractérisées par des sécrétions morbides abondantes ; réciproquement, il est ordinairement très intense dans les éruptions cutanées qui ne présentent pas de sécrétion morbide appréciable. Ainsi, les démangeaisons sont plus vives dans la période érythémateuse de l'eczéma que dans la période vésiculeuse ; elles sont plus fréquentes et plus fortes dans le pityriasis que dans le psoriasis : cette dernière affection est remarquable, comme on le sait, par l'abondance des produits excrétés.

Si le prurit accompagne habituellement les herpétides, il peut aussi les précéder ; de même, il persiste quelquefois après leur disparition et ne cède que difficilement aux agents thérapeutiques.

CARACTÈRES PROPRES.

Après avoir donné les caractères communs à toutes les herpétides, nous allons faire connaître les caractères propres à chacune d'elles. Nous les rangeons dans trois sections différentes : 1° herpétides pseudo-exanthématiques, 2° herpétides sèches, 3° herpétides humides.

PREMIÈRE SECTION.

DES HERPÉTIDES PSEUDO-EXANTHÉMATIQUES.

Nous décrirons dans trois chapitres différents :

1° Les herpétides *pseudo-exanthématiques érythémateuses* : roséole, urticaire fébrile, pityriasis rubra aigu ;

2° Les herpétides *pseudo-exanthématiques vésiculeuses* : eczéma rubrum généralisé, herpès, zona ;

3° Une herpétide *pseudo-exanthématique bulleuse* : pemphigus aigu (febris bullosa).

Nous mentionnerons brièvement les caractères propres au zona, au pemphigus, à l'herpès et à l'urticaire fébrile de nature herpétique ; la description des éruptions de ces différentes affections a été donnée au chapitre consacré à l'histoire des arthritides pseudo-exanthématiques. Mais la roséole et l'eczéma rubrum généralisé mériteront de fixer notre attention plus longtemps : ces affections appartiennent constamment à la diathèse herpétique, de même que les érythèmes noueux et papulo-tuberculeux sont des manifestations essentiellement arthritiques. Nous ne reviendrons pas ici sur les considérations générales que nous avons données à propos des caractères, de la marche et de la nature des pseudo-exanthèmes.

CHAPITRE PREMIER.

DES HERPÉTIDES PSEUDO-EXANTHÉMATIQUES ÉRYTHÉMATEUSES.

Ce chapitre renferme plusieurs genres que nous traiterons dans des paragraphes séparés : 1° la roséole, 2° l'urticaire fébrile, 3° le pityriasis rubra disséminé.

§ I. — De la roséole.

La roséole est une affection cutanée, non contagieuse, caractérisée par une éruption de taches rouges, non saillantes, diversement configurées et disparaissant par la pression ; cette éruption est souvent précédée et accompagnée de symptômes fébriles, et se termine par résolution dans l'espace d'un à trois septénaires.

La roséole appartient évidemment à la classe des affections pseudo-exanthématiques, si l'on en juge par l'ensemble de ses symptômes et par sa marche.

Nosographie. — Les signes précurseurs de la roséole sont ordinairement un malaise général, de l'anorexie et un mouvement fébrile plus ou moins intense. Parfois, on observe chez l'enfant des vomissements, du délire et même des convulsions.

Ces prodromes manquent rarement; ils ont une durée d'un à deux jours.

L'éruption se manifeste par des taches rosées qui offrent des configurations variées. Ces taches sont plus ou moins arrondies, d'autres fois elles sont irrégulières; elles sont rapprochées, confluentes dans quelques régions, mais elles sont toujours distinctes; elles ne font pas saillie au-dessus de la peau ou sont à peine proéminentes; elles présentent une teinte rosée qui devient plus apparente sous l'influence de l'air et du froid; elles disparaissent habituellement sans laisser aucune trace de leur existence; cependant, elles sont quelquefois le siége d'une légère desquamation. Les symptômes fébriles cessent après le développement de l'éruption; s'ils sont peu marqués ou s'ils manquent, il peut arriver que l'affection cutanée passe inaperçue.

Marche, durée et terminaison. — L'éruption présente une durée qui varie de deux à sept jours. Quelquefois, elle cesse et reparaît alternativement pendant un certain temps: dans ce cas, la roséole ne disparaît souvent d'une manière définitive que vers le deuxième ou troisième septénaire. Quoi qu'il en soit, cette affection offre, comme on le voit, une marche rapide; elle se termine par résolution et toujours d'une manière favorable, s'il n'existe point de complications fâcheuses telles qu'on peut en observer chez les enfants.

Siége. — La roséole occupe à peu près toutes les régions, cependant on rencontre, spécialement sur quelques parties du corps, plusieurs variétés de l'affection rubéolique que nous allons faire connaître.

Variétés. — La plupart des variétés de roséole admises par Willan ne méritent pas d'être conservées.

La *roséole annulaire* de cet auteur n'est autre que l'*érythème circiné* ou *annulaire*.

La roséole de l'enfant (*roseola infantilis*) présente les mêmes caractères que la roséole de l'adulte. Peut-être offre-t-elle, dans quelques cas, des symptômes fébriles plus intenses.

Parmi les variétés de roséole reconnues par Willan, je n'en garde que deux, à savoir : la roséole de l'automne (*roseola autumnalis*), et la roséole de l'été (*roseola æstiva*).

Ces variétés correspondent à deux formes que, d'après l'aspect de l'éruption, je désigne sous les noms de *roséole scarlatiniforme* et *roséole morbilleuse*.

A. — La *roséole scarlatiniforme*, après un ou deux jours de malaise, se manifeste par une rougeur granulée et semblable à celle de la scarlatine ; cette éruption se montre à la poitrine, à l'abdomen, aux plis articulaires et à la face interne des cuisses ; parfois, elle gagne la face, le cou et devient générale. Vers le deuxième ou troisième jour, les taches congestives pâlissent, puis disparaissent en laissant une légère desquamation. Les phénomènes fébriles cessent à l'apparition de l'affection cutanée : celle-ci s'accompagne fréquemment de cuisson ou de démangeaison.

B. — Dans la *roséole morbilleuse*, on trouve des taches rouges, arrondies et légèrement saillantes. Ces taches sont petites et isolées d'abord, puis elles se réunissent et forment des taches plus larges qui ressemblent plus ou moins exactement à celles de la rougeole ; comme ces dernières, elles prennent la configuration de demi-lunes, de cercles incomplets. L'éruption disparaît promptement en laissant une desquamation peu considérable. Les phénomènes généraux n'ont pas ici une plus grande intensité que dans la roséole scarlatiniforme.

Étiologie. — L'éruption rubéolique se montre dans les deux sexes et à tous les âges.

Elle est plus fréquente dans les saisons d'été et d'automne.

Dans quelques circonstances, elle a paru régner d'une manière épidémique.

Une fatigue prolongée, l'ingestion de boissons froides, les bains sulfureux, les bains de vapeur sont souvent des causes déterminantes. Les émotions morales, les excitants de toutes sortes occasionnent plus particulièrement la roséole herpétique.

Pathogénie. — La roséole est une affection pseudo-exanthématique qui est idiopathique dans quelques cas ; elle est le plus souvent symptomatique de deux maladies constitutionnelles : la dartre et la syphilis.

Diagnostic. — Nous ne nous arrêterons pas à faire le diagnostic du genre de l'affection, ce qui est facile dans la plupart des cas. Cependant, si l'on se bornait à un examen superficiel de l'éruption, la roséole pourrait être confondue avec la scarlatine et la rougeole ; mais cette méprise devient impossible, quand on observe l'état général.

En effet, dans la scarlatine, on constate des phénomènes généraux ordinairement graves, une angine plus ou moins intense, une rougeur insolite de la muqueuse buccale et une desquamation par larges plaques. Ces symptômes manquent dans l'affection roséolique.

La rougeole se distingue de la roséole par l'existence des phénomènes fébriles qui ont une plus longue durée, et par l'apparition d'inflammations catarrhales des bronches et de la muqueuse pituitaire.

En présence d'une roséole, il faut se demander si cette affection est idiopathique, syphilitique ou dartreuse. La roséole syphilitique présente une marche chronique et se produit par poussées successives ; elle s'accompagne de l'engorgement des ganglions et vaisseaux lymphatiques, et coïncide avec divers accidents syphilitiques, tels que les ulcérations chancreuses et les plaques muqueuses.

Il est plus difficile de dire si la roséole est de nature herpétique. On arrivera cependant à établir, dans la plupart des cas, l'origine de la roséole dartreuse, en consultant ses relations avec les affections antérieures ou concomitantes. On devra surtout interroger le malade sur les antécédents de ses parents et sur l'état habituel de sa santé : vous parviendrez souvent à constater chez lui, sinon des affections herpétiques bien accusées, au moins cet ensemble de phénomènes prodromiques qui appartiennent à la diathèse herpétique. Nous devons ajouter que la récidive de la roséole est un caractère qui plaide en faveur de l'existence de la dartre.

Le diagnostic de la roséole idiopathique se fera par exclusion, après qu'on aura éliminé la roséole syphilitique et la roséole herpétique.

Pronostic. — La roséole est une affection bénigne ; elle disparaît spontanément après une durée qui varie suivant l'espèce. La roséole syphilitique persiste plus longtemps que les roséoles idiopathique et dartreuse ; d'une manière absolue, elle est plus grave que la roséole herpétique, et cette dernière est plus sérieuse que la roséole idiopathique.

Traitement. — Le traitement de cette affection est des plus simples : on se bornera à prescrire le repos, des boissons délayantes et un régime sévère. Quelques bains émollients peuvent être ordonnés pour favoriser la disparition de l'éruption.

§ II. — De l'urticaire.

Nous avons établi précédemment une distinction fondamentale entre l'urticaire aiguë et l'urticaire chronique, affections qui appartiennent à l'arthritis ; nous maintenons cette distinction entre l'urticaire aiguë et chronique de nature herpétique. Nous aurons donc à décrire séparément l'urticaire aiguë, que nous plaçons dans les herpétides pseudo-exanthématiques érythémateuses, et l'urticaire chronique que nous rangeons, sous le nom de cnidosis, parmi les herpétides sèches.

Nous avons fait l'histoire de l'urticaire aiguë, considérée indépendamment de sa nature, comme affection générique. Nous ne reviendrons pas sur ce que nous en avons dit, mais nous devons l'envisager ici plus particulièrement comme affection dartreuse. L'urticaire de nature herpétique est produite fréquemment par la fatigue, les veilles prolongées et surtout par les émotions morales. La chaleur exerce une certaine action sur la marche de l'éruption : on sait que les plaques ortiées se montrent ordinairement pendant la nuit et qu'elles disparaissent dans la journée. Nous avons vu, au contraire, que l'urticaire arthritique se développe quelquefois sous l'influence du froid et s'efface sous celle de la chaleur.

L'urticaire herpétique présente un signe négatif qui servira parfois à la faire distinguer de l'urticaire arthritique : je veux parler de la coloration de l'éruption dartreuse, qui est moins foncée que celle de l'affection arthritique. Cette dernière s'accompagne, dans quelques cas, d'hémorrhagies interstitielles de la peau.

Il serait difficile d'après les caractères précédents, qui sont insuffisants sans nul doute, de reconnaître la nature de l'urticaire herpétique. Le traitement ne fournira aucun moyen de diagnostic, puisque l'affection, quelle que soit sa nature, disparaît spontanément dans un espace de temps très court.

En l'absence de symptômes propres à l'urticaire herpétique, nous devrons tourner notre attention vers l'étude des rapports de cette éruption avec les affections antérieures ou concomitantes que peut nous présenter le malade. Nous arriverons souvent à constater chez ce dernier des dyspepsies, des migraines ou d'autres névralgies de nature dartreuse, du prurit, des affections herpétiques bien caractérisées chez le père ou la mère, etc., enfin, l'ensemble des symptômes prodromiques de la dartre. Si le diagnostic restait douteux, l'avenir pourrait encore trancher la question : on verrait apparaître, à une époque plus ou moins éloignée, des manifestations plus accusées de la diathèse herpétique.

Je borne là ces quelques considérations que l'on pourra compléter en lisant la description de l'urticaire pseudo-exanthématique de nature arthritique.

§ III. — Du pityriasis aigu disséminé.

Le pityriasis aigu disséminé est une affection pseudo-exanthématique qui appartient à l'arthritis et à la dartre. Lorsque nous avons étudié le pityriasis aigu arthritique, nous avons dit ce qu'il fallait entendre par les variétés des auteurs, *pityriasis versicolor, nigra, alba, capitis et barbœ, rubra*. Nous avons admis deux espèces de pityriasis rubra : l'un offre une marche chronique, appartient essentiellement à la dartre et sera décrit parmi les herpétides sèches ; l'autre est un pseudo-exanthème arthritique ou herpétique. Le pityriasis aigu arthritique vous est connu, nous allons parler du pityriasis aigu de nature herpétique.

Je m'exposerais à des répétitions inutiles, si je vous donnais de nouveau la description du genre du pityriasis aigu disséminé ; je me contenterai de vous signaler ce qui a rapport à cette affection envisagée comme manifestation herpétique.

A quels signes peut-on reconnaître que ce pseudo-exanthème est symptomatique de l'herpétisme? Disons de suite que le traitement ne saurait en aucune façon venir en aide au diagnostic, puisque l'affection, dans tous les cas, se termine promptement par résolution et d'une manière spontanée. Les symptômes et la marche du pityriasis aigu disséminé, ses causes, et surtout ses rapports avec les autres manifestations de la dartre pourront seuls nous éclairer sur sa nature : ainsi, le pityriasis *très généralisé*, qui récidive fréquemment, qui se montre à la suite d'émotions morales, qui coexiste avec des migraines, des dyspepsies, etc., herpétiques, ce pityriasis, disons-nous, est spécialement de nature dartreuse.

CHAPITRE II.

HERPÉTIDES PSEUDO-EXANTHÉMATIQUES VÉSICULEUSES.

Les herpétides pseudo-exanthématiques vésiculeuses sont :
1° l'eczéma rubrum généralisé, 2° l'herpès, 3° le zona.

§ I. — **Eczéma rubrum généralisé.**

Cette variété d'eczéma est mal décrite par les auteurs qui la confondent avec l'eczéma ordinaire, dont elle ne différerait que par une plus grande intensité de la coloration. Pour nous, l'eczéma rubrum généralisé est une espèce distincte qui présente une marche et une évolution particulières.

Cette affection n'est pas contagieuse ; elle est caractérisée par une éruption vésiculeuse, précédée, quelquefois accompagnée de phénomènes fébriles et se terminant par résolution dans l'espace de quinze jours à trois semaines.

D'après ses caractères et sa marche, l'eczéma rubrum généralisé se trouve naturellement placé dans la classe des pseudo-exanthèmes. C'est pour la première fois que nous allons décrire cette affection, qui appartient essentiellement à la dartre.

Nosographie. — L'eczéma rubrum est annoncé par quelque malaise, de l'anorexie, un mouvement fébrile plus ou moins intense, et même, dans certains cas, par de l'agitation et du délire.

Une démangeaison très-vive se montre sur les surfaces qui seront le siège de l'éruption, et souvent sur des régions plus étendues.

On voit bientôt des plaques rouges se développer simultanément à la figure, aux aisselles, au niveau des plis articulaires ou sur le tronc. Ces plaques sont plus ou moins arrondies, légèrement saillantes et confluentes; elles présentent des dimensions variables ; elles ont ordinairement un diamètre de 2 à 4 centimètres, mais elles se réunissent quelquefois et couvrent une région entière : c'est ainsi que la figure peut être envahie dans sa totalité par un gonflement et une rougeur qui rappellent l'érysipèle. Ces plaques sont encore remarquables par une coloration d'un rouge vif et par un gonflement assez considérable. Ce dernier symptôme se manifeste surtout dans les régions pourvues d'un tissu cellulaire abondant, principalement à la face : les paupières sont tuméfiées, les joues et les lèvres comme fluxionnées.

Sur les surfaces rouges ne tardent pas à paraître des vésicules, isolées et distinctes, quelquefois agglomérées. Ces vésicules, qui sont un peu plus volumineuses que celles de l'eczéma chronique, sont visibles pour la plupart. Le plus grand nombre d'entre elles s'affaissent après la résorption du liquide qu'elles renferment, et sont remplacées par une desquamation furfuracée; d'autres se rompent et donnent naissance à des croûtes jaunâtres qui recouvrent des surfaces enflammées et légèrement ulcérées. Ces croûtes se détachent bientôt, et l'on voit à leur place des squames qui durent quelque temps. L'éruption se limite parfois à une seule région, la face, les mains, etc.; mais le plus ordinairement elle se développe simultanément sur plusieurs parties : à la face, aux aisselles, aux plis de l'aine, au niveau des jointures. Dans quelques cas, elle s'étend à la surface presque entière du corps : chez un malade que nous observions récemment, l'affection occupait à peu près complétement la figure, les membres, les régions lombaire et thoracique antérieure.

Les phénomènes généraux disparaissent ordinairement au moment de l'éruption; cependant ils persistent quelquefois avec la même intensité, surtout si l'eczéma rubrum se manifeste par poussées successives.

Marche, durée, terminaison. — L'eczéma rubrum présente une marche essentiellement aiguë. Au bout de quelques jours, les surfaces pâlissent, la tuméfaction diminue; l'affection se termine généralement dans l'espace de deux à trois septénaires.

Pendant la durée de l'éruption, on observe habituellement une ou deux poussées vésiculeuses. L'eczéma rubrum récidive avec une grande facilité : tous les jours vous trouverez des malades qui vous diront avoir eu cinq, six et huit érysipèles de la face; or, ces prétendus érysipèles ne sont que des eczéma rubra. D'ailleurs, cette forme de la dartre conduit tôt ou tard à des affections herpétiques plus circonscrites et plus tenaces. Ainsi l'eczéma rubrum se montrera et disparaîtra dix ou quinze fois dans l'espace de trois, quatre et dix ans; mais à cette époque une nouvelle éruption surviendra, présentera une durée plus longue et finira par se fixer d'une manière définitive dans quelques régions, à la face, aux mains ou aux parties génitales.

Étiologie. — L'eczéma rubrum se montre dans les deux sexes, toutefois il est plus fréquent chez la femme; il se déclare souvent au printemps et à l'été.

Il s'observe principalement dans l'âge adulte; il apparaît encore à l'âge critique.

Les causes déterminantes sont nombreuses : nous citerons plus particulièrement les émotions morales, les fatigues et les veilles prolongées, l'exposition à une chaleur ardente.

Nous mentionnerons aussi l'action de plusieurs agents tels que les vésicatoires, les ventouses, etc., qui provoquent assez souvent le développement de l'affection. Avant tout, il existe une cause interne sans laquelle toutes les autres resteraient stériles : cette cause est la diathèse herpétique.

Pathogénie. — L'eczéma rubrum est une affection propre à la dartre, comme nous avons eu l'occasion de le dire précédemment.

Diagnostic. — L'eczéma rubrum présente quelque ressemblance avec l'érysipèle et avec plusieurs exanthèmes.

Voyons d'abord à le distinguer de la première affection. L'érysipèle débute par une plaque peu étendue, qui envahit chaque jour les parties voisines ; l'eczéma rubrum recouvre immédiatement toute la région qui doit être affectée. Le premier présente une surface rouge qui est limitée par un bourrelet très nettement accusé ; le second offre un gonflement qui diminue graduellement en approchant des parties saines. Lorsque l'érysipèle s'accompagne d'une vive inflammation, on observe à sa surface des phlyctènes ou de grosses bulles, qui diffèrent complétement des nombreuses et petites vésicules de l'eczéma rubrum.

L'affection érysipélateuse est précédée et accompagnée de symptômes généraux plus ou moins intenses ; sa terminaison est même annoncée par la disparition des accidents fébriles. Des phénomènes généraux précèdent aussi l'eczéma rubrum ; mais, ils sont moins intenses généralement que ceux de l'érysipèle, et ils cessent dès que l'éruption est développée. Les malades atteints de ces pseudo-érysipèles, qui ne sont que des eczéma, se lèvent, marchent et accomplissent toutes leurs fonctions comme à l'état de santé.

L'éruption de l'eczéma rubrum, avant l'apparition des vésicules, pourrait être confondue avec celles de la scarlatine et de la rougeole. Mais ici, comme nous l'avons vu pour la roséole, les symptômes observés dans la scarlatine vers le pharynx et la langue, les catarrhes bronchiques et naso-oculaires dans la rougeole, mettront promptement sur la voie du diagnostic. D'ailleurs, s'il restait du doute, il serait bientôt dissipé par l'éruption vésiculeuse qui ne tarde pas à se montrer dans l'eczéma rubrum.

La nature de l'eczéma rubrum nous a été démontrée par l'observation : nous avons constaté un grand nombre de fois les rapports intimes de cette affection avec les manifestations herpétiques. Nous n'avons donc pas à nous occuper du diagnostic de l'espèce, puisque l'eczéma rubrum appartient toujours à la dartre.

Pronostic. — Le pronostic de l'eczéma rubrum n'est point sérieux ; cependant M. Hardy rapporte un cas de mort survenu à la suite de phénomènes graves qui se sont produits du côté du cerveau et de la poitrine.

Il ne faut pas oublier non plus que cette affection est fâcheuse par les récidives auxquelles est exposé le malade. Lorsque l'eczéma rubrum a fini par se localiser, il a pris droit de domicile et il ne disparaît plus qu'avec beaucoup de difficulté.

Traitement. — Il est utile quelquefois de pratiquer une ou deux saignées, si le malade est robuste. On ordonne ensuite le repos, des boissons délayantes et une nourriture légère; on fera saupoudrer avec la poudre d'amidon les surfaces malades. Pendant la période d'acuité, on se bornera à ces quelques moyens; plus tard, on prescrira des bains émollients et des bains sulfureux.

§ II. — De l'herpès phlycténoïde.

Quand nous avons étudié l'herpès arthritique, nous n'en avons reconnu que deux variétés : l'herpès phlycténoïde et le zona. La dartre ne possède également que ces seules variétés : les autres variétés, herpès, iris et circiné, sont des affections parasitaires, comme nous l'avons établi. Dans ce paragraphe, nous allons nous occuper spécialement de l'herpès phlycténoïde de nature dartreuse. Nous passerons sous silence la description du genre, que nous avons donnée dans l'histoire de l'herpès arthritique ; nous arriverons immédiatement au diagnostic qui a rapport à la nature de l'affection. A quels caractères reconnaîtrons-nous que l'herpès phlycténoïde (*olophlyctide* d'Alibert) est de nature herpétique ?

Nous avons déjà dit que, dans les affections pseudo-exanthématiques, le traitement n'était d'aucune utilité pour le diagnostic, parce que ces affections disparaissent rapidement et spontanément.

L'étiologie peut-elle nous fournir quelques renseignements ? L'herpès phlycténoïde de nature dartreuse est souvent déterminé par des émotions morales : ces impressions subites amènent une excitation fébrile passagère, à la suite de laquelle se montrent des plaques d'herpès sur les joues, les lèvres, etc. Il ne faut pas confondre cette espèce d'olophlyctide avec celle qu'on observe vers le déclin de plusieurs maladies, telles que la pneumonie, la fièvre éphémère ou synoque. L'herpès dartreux se distinguera encore jusqu'à un certain point de l'herpès arthritique par l'absence de certaines causes occasionnelles : nous savons, en effet, que ce dernier est produit fréquemment par le froid et les changements de température.

Les caractères objectifs, la marche et la terminaison ne présentent pas de différences dans l'herpès dartreux et l'herpès arthritique. Alors, comment parviendrons-nous à établir la nature de l'herpès dartreux? N'oublions pas qu'il nous reste une dernière ressource, c'est de rechercher les rapports de l'olophlyctide herpétique avec les affections dartreuses antérieures et concomitantes. On constatera dans plusieurs cas que le malade est prédisposé au prurit et aux affections prurigineuses, telles que l'eczéma, le lichen, etc., qu'il est doué d'une constitution sèche et d'un tempérament nerveux, qu'il a des migraines, des dyspepsies herpétiques; chez les parents, vous trouverez fréquemment ces mêmes accidents plus caractérisés. Si vous observez cette série d'affections, pourrez-vous méconnaître la nature dartreuse de l'herpès, et irez-vous le confondre avec l'herpès arthritique qui coexiste avec des phénomènes d'un autre ordre que vous connaissez? Nous savons, en effet, que ce dernier se manifeste chez des sujets doués d'embonpoint et d'un système musculaire développé, affectés de douleurs rhumatismales, de lichen, d'eczéma, de dyspepsie, etc, de nature arthritique.

Nous avons décrit, sous le nom d'hydroa, un herpès successif et chronique qui appartient constamment à l'arthritis; il ne saurait être confondu avec l'herpès phlycténoïde dont la marche et les caractères objectifs sont bien différents.

§ III. — Du zona.

Le zona, comme l'herpès et l'urticaire, appartient à l'arthritis et à la dartre. Nous avons suffisamment indiqué les symptômes objectifs et la marche de l'éruption qui caractérise cette affection cutanée, pour que nous n'insistions pas ici sur cette partie de l'histoire du zona. Nous étudierons spécialement ce qui concerne le zona dartreux sous le rapport de sa symptomatologie, de son étiologie, et surtout de son diagnostic.

Le zona herpétique est plus fréquent dans la vieillesse que dans l'âge adulte. Il est souvent déterminé par des émotions morales et s'accompagne d'ictère dans un certain nombre de cas.

Il présente des vésicules d'un volume assez égal et groupées d'une manière régulière : il est souvent précédé et ordinairement accompagné de douleurs névralgiques. Ces douleurs diminuent quelquefois pendant l'éruption pour se montrer de nouveau après cette dernière qui, dans ce cas, ne semble être qu'un symptôme secondaire. On a vu des douleurs névralgiques durer des mois et des années, offrir une marche intermittente, puis être remplacées par des névralgies qui occupaient d'autres régions que les premières.

Dans le zona dartreux, vous trouvez habituellement des migraines, des dyspepsies et d'autres affections herpétiques.

D'après cet exposé succinct des caractères propres au zona dartreux, il est facile de le reconnaître et de le distinguer du zona arthritique. En effet, cette dernière affection se montre le plus ordinairement chez l'adulte ; elle n'est pas rare dans l'enfance, et le zona qui apparaît chez l'enfant est toujours arthritique ; elle est habituellement produite par le froid humide et les changements de température. C'est sur cette circonstance étiologique que M. Parrot s'est appuyé pour considérer le zona comme une affection rhumatismale. Dans l'herpès zoster arthritique l'inflammation est plus intense, les vésicules sont groupées moins régulièrement et présentent entre elles une plus grande inégalité de volume. On rencontre au niveau de l'éruption une douleur tensive, qui augmente lorsque le malade opère des mouvements brusques et fait de larges inspirations; cette douleur a son siége dans les muscles et disparaît en même temps que les groupes vésiculeux. Enfin, on constatera souvent chez les malades atteints de zona arthritique, de la dyspepsie, des migraines arthritiques, des hémorrhoïdes, etc.

La connaissance de la nature du zona herpétique nous a conduit à une thérapeutique rationnelle. C'est ainsi que nous avons combattu avec succès par les préparations arsenicales des névralgies rebelles et consécutives au zoster : ces névralgies avaient résisté aux narcotiques, aux narcotico-âcres, et même à la cautérisation.

CHAPITRE III.

HERPÉTIDE PSEUDO-EXANTHÉMATIQUE BULLEUSE.

Pemphigus aigu.

Le pemphigus aigu, ou *fièvre bulleuse*, doit être distingué du pemphigus chronique; car, tandis que le premier présente une terminaison habituellement heureuse, le second est une affection presque toujours mortelle. Le pemphigus aigu est une manifestation ordinaire de l'arthritis et de la dartre : nous avons étudié celui qui est de nature arthritique, il nous reste à parler du pemphigus aigu d'origine dartreuse.

Nous devons dire que cette affection à l'état aigu ne présenté pas de caractères objectifs qui soient bien différents dans l'une et l'autre des maladies constitutionnelles. Cependant le pemphigus dartreux, comme les herpétides en général, est souvent déterminé par des émotions morales; il occupe de grandes surfaces et peut être généralisé dès son apparition. Son éruption est caractérisée par des bulles volumineuses, plus ou moins arrondies, isolées pour la plupart, remplies d'une sérosité citrine, entourées à peine d'une légère aréole rosée. On ne se contentera pas de ces symptômes objectifs, qui sont peu accusés dans beaucoup de cas, pour arriver à la connaissance du pemphigus dartreux : il faudra interroger le malade sur l'état habituel de sa santé, sur les affections qu'il a présentées et sur les antécédents de sa famille. Par tous ces moyens, si vous ne parvenez pas à la certitude dans le diagnostic, vous pourrez acquérir dans la plupart des cas une présomption qui sera vérifiée par l'apparition ultérieure des affections de la dartre.

DEUXIÈME SECTION.

DES HERPÉTIDES SÈCHES.

Nous décrirons les herpétides sèches dans trois chapitres :
1° *Herpétides sèches érythémateuses*,
2° *Herpétides sèches squameuses*,
3° *Herpétides sèches boutonneuses*.

CHAPITRE PREMIER.

DES HERPÉTIDES SÈCHES ÉRYTHÉMATEUSES.

Ce chapitre ne renferme que deux genres qui sont : 1° le cnidosis, 2° l'épinyctide.

§ I. — Du cnidosis herpétique.

Nous avons donné les raisons qui nous engagent à désigner, sous le nom de cnidosis, l'urticaire chronique. Nous nous sommes attaché à bien séparer cette dernière affection de l'urticaire aiguë, ou fièvre bulleuse.

Le cnidosis s'observe à titre de symptôme dans l'arthritis et la dartre : celui qui est de nature arthritique a été décrit, il nous reste à parler du cnidosis d'origine dartreuse.

Le cnidosis herpétique est caractérisé par des éruptions papuleuses de formes variées, qui ont une durée éphémère, et qui se reproduisent avec persistance pendant des mois et des années. Il répond assez exactement à la variété d'urticaire connue sous le nom d'*urticaria evanida*.

L'éruption se développe tantôt sous l'aspect de papules rosées ou blanchâtres, tantôt sous la forme de plaques arrondies, échancrées ou allongées, ressemblant plus ou moins à celles qui résultent de flagellations ou qui sont produites par la piqûre d'ortie. Parmi ces plaques, les unes sont complétement pâles, les autres sont décolorées à leur centre et entourées d'une auréole rouge.

Ces papules et ces plaques s'accompagnent d'un gonflement œdémateux qui s'observe principalement dans les régions pourvues d'un tissu conjonctif abondant : au scrotum, aux paupières, aux lèvres, etc. Elles sont disséminées habituellement sur la face, le tronc et les membres ; elles sont parfois groupées sur des surfaces plus ou moins étendues, et, c'est d'après cette confluence de l'éruption que les auteurs ont établi la variété *urticaria conferta*.

Nous mentionnerons encore un symptôme qui n'est pas sans gravité dans l'urticaire herpétique, c'est le prurit qui précède et accompagne le développement des plaques ortiées. Souvent les démangeaisons persistent même après la disparition de l'éruption ; elles sont quelquefois portées à un tel degré que le malade ne peut se livrer au sommeil pendant plusieurs nuits consécutives. Les insomnies répétées finissent par amener de la fatigue, de l'amaigrissement et différents troubles de la digestion.

Marche, durée et terminaison. — Le cnidosis herpétique présente une marche essentiellement chronique. L'éruption se manifeste tantôt dans un point, tantôt dans un autre, et à des époques irrégulières ; elle se montre ordinairement à l'approche de la nuit, et elle est déterminée par la chaleur du lit ; elle ne s'accompagne d'aucun symptôme fébrile, et disparaît en général au bout de quelques heures. Cependant elle persiste quelquefois dans la journée ; alors elle ne présente pas des caractères bien accusés : on ne trouve plus que des papules rosées, de simples taches érythémateuses ou des débris de plaques blanchâtres. Elle ne laisse fréquemment à sa suite qu'une légère tuméfaction des parties qui ont été affectées.

Si les éruptions ortiées n'ont qu'une durée éphémère, elles se reproduisent avec opiniâtreté pendant des mois et des années. Aussi, nous est-il impossible de déterminer la durée de l'affection qui peut exister pendant toute la vie. Les récidives sont très fréquentes : elles se montrent parfois à des époques très éloignées, lorsqu'on avait cru longtemps à une guérison définitive.

Étiologie. — Le cnidosis herpétique apparaît à tous les âges et dans les deux sexes; mais il se développe de préférence dans l'enfance, à l'âge adulte et chez la femme. Cette affection est souvent occasionnée par les émotions morales.

Les alcooliques, une nourriture excitante, les excès de table provoquent fréquemment l'apparition ou la récidive du cnidosis herpétique.

Diagnostic. — S'il nous est donné d'observer l'éruption, nous ne saurions la méconnaître; mais nous savons qu'elle se montre principalement pendant la nuit, qu'elle disparaît dans le jour, et qu'elle échappe souvent à notre examen. Pour établir le diagnostic de l'affection, nous tiendrons compte de la disparition rapide de l'éruption; en outre, nous constaterons, dans la plupart des cas, des taches rosées, des portions de cercles blanchâtres, un gonflement notable de la peau et du tissu cellulaire. Par des frictions exercées sur les régions affectées, nous déterminerons parfois l'apparition des papules caractéristiques de l'urticaire. Le prurit est un symptôme constant; il est plus marqué pendant la nuit. S'il restait quelque doute, on examinerait le malade à l'approche de la nuit, pendant l'existence de l'éruption.

Le cnidosis présente une certaine analogie avec la roséole, le pityriasis rubra, l'érythème noueux et l'érythème papulo-tuberculeux; toutes ces questions de diagnostic différentiel ont été traitées dans les paragraphes consacrés à l'étude de l'urticaire pseudo-exanthématique et du cnidosis arthritiques. Nous devrions dire à quels caractères nous distinguons le cnidosis herpétique du cnidosis arthritique, si nous n'avions insisté ailleurs sur ce point important de pathologie. Pour éviter des répétitions inutiles, nous renvoyons au chapitre qui renferme la description du cnidosis arthritique.

Pronostic. — Le cnidosis herpétique doit être considéré comme une affection sérieuse ; il présente une ténacité désespérante et une très grande facilité à récidiver. Le prurit est le symptôme le plus fâcheux : il produit fréquemment des insomnies et consécutivement de la faiblesse, de l'amaigrissement, différents troubles de la digestion ou parfois des désordres intellectuels.

Traitement. — On recommandera d'abord une alimentation douce, composée de viandes blanches et de légumes herbacés. Les alcooliques, le café et toutes les boissons stimulantes seront proscrits d'une manière complète.

C'est dans le cnidosis herpétique que les préparations arsenicales fournissent les succès qui sont mentionnés par les auteurs ; elles échouent, au contraire, dans le traitement du cnidosis arthritique, contre lequel nous administrons la médication alcaline. Pour combattre une affection aussi opiniâtre que l'urticaire dartreuse, il faudra nécessairement continuer longtemps l'emploi des préparations arsenicales.

On pourrait encore tenter l'administration des préparations balsamiques, dont l'effet est beaucoup moins certain.

Contre le prurit, qui est parfois intolérable dans le cnidosis herpétique, on conseillera les lotions vinaigrées, d'eau blanche, de sublimé, etc., et des bains renfermant une faible proportion de sublimé ou de sulfure de potasse.

§ II. — De l'épinyctide.

Cette affection a été signalée autrefois par Alibert; mais, depuis cette époque, elle est tombée dans l'oubli le plus complet. Cependant elle présente une gravité réelle dans beaucoup de cas, et mérite de fixer quelque temps notre attention.

Les malades se plaignent d'être affectés d'une éruption fugace, qui ne se présente que pendant la nuit; ils sont tourmentés par des démangeaisons qui les privent de sommeil, ou ils accusent des sensations plus ou moins bizarres qui troublent singulièrement leur existence. L'un se croit atteint de la gale, l'autre s'imagine qu'il est couvert d'une multitude d'insectes. Au commencement de l'année, nous avions dans le service l'un de ces malheureux qui prétendait être affecté de la gale, et qui persistait dans cette opinion à sa sortie de l'hôpital. Un autre était persuadé qu'il était couvert d'insectes; il ne pouvait s'exposer à transmettre sa maladie à ceux qui l'approchaient, et il nous demandait avec instance de le débarrasser promptement de cette affection qui lui rendait la vie odieuse.

Si l'on examine dans le jour la surface du corps, on ne constate qu'un aspect plus ou moins rugueux de la peau. Mais, si l'on procède à cet examen pendant la nuit, on aperçoit une éruption légère de taches érythémateuses et disséminées, ou d'un petit nombre de papules rosées. Cette éruption peut ne se montrer qu'une fois, ou revenir toutes les nuits; d'ailleurs, elle ne constitue pas le symptôme le plus important : le phénomène le plus grave est sans contredit, le prurit, ou des sensations bizarres et non moins insupportables.

Le prurit existe jour et nuit, mais il est toujours plus marqué dans la nuit; il est quelquefois plus difficile à endurer que les douleurs les plus vives. On a vu des malades atteints d'épinyctide passer la nuit sur une chaise et à l'air, pour diminuer les tourments occasionnés par le prurit qui est augmenté constamment par la chaleur du lit.

L'état de souffrance continuelle et les insomnies qui résultent de l'existence des démangeaisons, réagissent tôt ou tard sur les facultés intellectuelles. Ceux qui sont en proie à cette affection tenace et persistante deviennent tristes et taciturnes; dans certains cas, ils ne reculent pas devant le suicide qui vient mettre un terme à leurs douleurs de tous les instants. D'autres fois ils présentent une grande excitation cérébrale, qui peut conduire à l'aliénation mentale.

L'épinyctide est donc une affection grave par les conséquences qu'elle entraîne quelquefois à sa suite, et nous croyons qu'il était utile de la signaler de nouveau aux observateurs.

Dans tous les cas, elle s'est rencontrée chez des sujets qui avaient présenté ou qui offraient encore un grand nombre d'affections herpétiques : aussi nous n'hésitons pas à la ranger parmi les herpétides.

Traitement. — On recommandera le régime que nous avons indiqué dans le traitement du cnidosis herpétique. On aura recours à la médication anti-herpétique, c'est-à-dire aux préparations arsenicales données à l'intérieur. Comme topiques destinés à calmer les démangeaisons, on emploiera des lotions, des pommades ou des poudres diverses que nous avons indiquées. (Voir thérapeutique générale des arthritides et des herpétides.)

CHAPITRE II.

DES HERPÉTIDES SÈCHES SQUAMEUSES.

Sous le nom d'herpétides sèches squameuses, nous désignerons : 1° le pityriasis, 2° le psoriasis.

Nous allons décrire chacune de ces affections dans des paragraphes séparés.

§ I. — Du pityriasis herpétique.

La définition du pityriasis en général, telle qu'elle a été donnée par Biett, s'applique parfaitement au pityriasis dartreux.

Aussi nous pouvons dire : Le pityriasis herpétique est une affection caractérisée par une légère inflammation des couches superficielles du derme, accompagnée d'une exfoliation de petites squames furfuracées qui se reproduisent d'une manière continuelle.

Nous savons que cette définition ne saurait convenir au pityriasis arthritique, qui consiste, avons-nous dit, dans la lésion des follicules pileux.

Le pityriasis dartreux se présente sous deux aspects différents : dans un cas, on observe une congestion inflammatoire, plus ou moins intense; dans un second cas, on ne constate aucune rougeur sur les surfaces affectées qui sont blanches ou grisâtres. Les auteurs, prenant en considération l'absence ou la présence des phénomènes congestifs dans le pityriasis, en ont admis deux variétés : 1° *pityriasis alba*, 2° *pityriasis rubra*. Cette distinction est réelle et mérite d'être conservée. Toutefois, nous ferons remarquer que nous avons déjà décrit un *pityriasis alba* parmi les affections parasitaires, et un *pityriasis rubra* parmi les pseudo-exanthèmes de l'arthritis et de la dartre. Aussi, pour éviter une confusion qui serait inévitable, si nous donnions les mêmes dénominations à des affections de nature différente, nous désignerons les deux variétés de pityriasis herpétique sous les noms suivants : 1° *Pityriasis simple*, 2° *pityriasis inflammatoire*.

PREMIÈRE VARIÉTÉ. — *pityriasis simple* (alba). Cette affection se montre sous la forme de plaques irrégulières, grisâtres et accompagnées d'un prurit plus ou moins marqué. Ces plaques ne présentent habituellement aucune saillie ; cependant elles ont quelquefois des bords légèrement relevés. Elles sont couvertes de squames petites, peu adhérentes et se détachant sous la forme d'une poussière grisâtre. Au début, les plaques offrent de petites dimensions : elles présentent la largeur d'une pièce de 50 centimes à 1 franc. Elles sont d'abord séparées par des intervalles de peau saine ; mais après une certaine durée, elles se réunissent et s'étendent à de grandes surfaces.

Le pityriasis herpétique détermine des démangeaisons vives, qui augmentent sous l'influence de la chaleur, des excès de table ou de l'exposition à la chaleur. Il se développe dans toutes les régions, et il diffère sur ce point du pityriasis arthritique qui occupe toujours les parties velues. Néanmoins, il peut aussi, à l'exemple de ce dernier, se manifester sur des surfaces garnies de poils ; il n'est pas rare de l'observer à la tête. Dans ce cas, l'inflammation reste limitée longtemps au réseau papillaire du derme ; elle n'envahit qu'accidentellement le follicule pileux. Il en résulte que les poils sont respectés, et que leur chute n'a lieu qu'après une longue durée de l'affection. Nous savons, au contraire, que le pityriasis arthritique s'accompagne fréquemment et rapidement de la chute des poils, dont le bulbe est primitivement affecté.

Marche, durée, terminaison. — Le pityriasis herpétique est une affection essentiellement chronique : il peut durer des mois et des années entières. Si la guérison a lieu, les démangeaisons perdent leur intensité, les squames sont moins abondantes, enfin, l'épiderme reprend son aspect normal. Mais il faudra redouter les récidives qui sont très fréquentes et très rebelles.

Deuxième variété. — *Pityriasis inflammatoire* (rubra). — Dans cette affection, on observe des surfaces rouges, irrégulières et parfois un peu saillantes, des squames plus larges et plus adhérentes que celles du pityriasis simple. Les parties malades sont le siége de cuisson et de vives démangeaisons.

Le pityriasis inflammatoire occupe des régions étendues, la face, le cou, les membres, etc. ; quelquefois il s'étend à toute la surface du corps. Il se prolonge ordinairement pendant plusieurs mois, et présente de temps en temps des exacerbations.

Étiologie. — Le pityriasis herpétique est plus fréquent dans l'adolescence et l'âge adulte qu'aux autres époques de la vie.

Les deux sexes sont prédisposés à cette affection, qu'on observe plus souvent chez les femmes et les hommes qui portent une longue chevelure.

L'influence héréditaire peut être constatée dans un grand nombre de cas.

Parmi les causes occasionnelles qui déterminent le développement, la récidive ou l'exacerbation du pityriasis herpétique, nous citerons les émotions morales; les excès de table, les fatigues, l'usage du café, des liqueurs, etc. Alibert rapporte qu'un certain Letellier, voyant passer son maître que l'on conduisait à la guillotine, fut atteint subitement d'un pityriasis étendu à toute la surface du corps. M. Hardy signale l'influence des anciens eczémas sur la production du pityriasis : en considérant les rapports qui existent quelquefois entre ces deux états morbides, cet auteur est tenté de les regarder comme des degrés différents d'une même affection. Pour nous, nous ne saurions confondre une période de l'eczéma, l'état squameux, qui persiste longtemps dans l'eczéma chronique, avec le pityriasis qui débute d'emblée par l'état furfuracé et ne s'accompagne jamais de suintement.

Diagnostic. — Le pityriasis simple peut être confondu avec l'ichthyose et l'eczéma chronique. L'icthyose est une affection généralisée dès le début et congénitale, tandis que le pityriasis est une affection accidentelle et d'abord circonscrite. Dans la première, la peau est épaisse, rude au toucher, couverte de squames larges et grisâtres; dans le pityriasis, il n'existe aucune altération du derme, et l'on trouve des squames furfuracées.

Il est plus difficile de distinguer le pityriasis de l'eczéma à la période squameuse. Il faut se rappeler que dans le début de l'affection, les plaques pityriasiques sont plus nombreuses que les surfaces eczémateuses : sur une région où vous trouverez deux ou trois groupes d'eczéma, vous constaterez trente ou quarante plaques de pityriasis. Dans cette dernière affection, les squames sont sèches et grisâtres; dans l'eczéma chronique, elles sont jaunâtres et souvent un peu humides. Enfin, il faudra s'informer de l'existence antérieure ou de l'absence de suintement sur la partie affectée.

Néanmoins, on ne saurait se dissimuler quelle difficulté on éprouve à établir le diagnostic différentiel entre le pityriasis simple et le pseudo-pityriasis du cuir chevelu, qui succède à l'eczéma chronique placé ordinairement sous la dépendance de la diathèse scrofuleuse.

Le pityriasis inflammatoire présente dans certains cas une ressemblance presque complète avec le psoriasis.

En ce moment, nous avons dans nos salles un psoriasis aigu qu'on aurait pris facilement pour un pityriasis inflammatoire. Cependant nous sommes arrivé à établir le diagnostic en examinant la marche et les caractères de l'affection.

Le psoriasis est caractérisé par des plaques rouges, saillantes, plus nombreuses habituellement sur les coudes et les genoux, recouvertes de squames épaisses, imbriquées, adhérentes et présentant une coloration blanche ou nacrée. Le pityriasis nous offre des plaques rouges, non proéminentes, disséminées irrégulièrement dans diverses régions, supportant des squames minces, foliacées, jaunâtres ou grisâtres. La première affection présente des démangeaisons presque nulles et une marche lente; la seconde parcourt plus rapidement son évolution et s'accompagne d'un prurit intense.

Chez le malade dont nous parlions plus haut, l'éruption existait sur toute la surface du corps et datait de deux mois: on voyait sur le tronc, la tête et les membres, des surfaces rouges, larges, irrégulières et à peine saillantes. Ces surfaces étaient couvertes de squames épaisses, adhérentes dans quelques parties, et minces, foliacées sur d'autres points; il existait un prurit intense. La marche rapide de l'affection, l'irrégularité des surfaces malades et l'absence de saillie, le prurit plaidaient en faveur du pityriasis rubra; mais, en examinant attentivement les coudes et les genoux, on voyait dans ces régions des plaques saillantes, arrondies et couvertes de squames nacrées ; à mesure que la congestion cutanée diminuait, l'éruption psoriasique se montrait avec ses caractères ordinaires.

Nous avons traité la question de diagnostic différentiel du pityriasis dartreux et du pityriasis arthritique. Nous ne reviendrons pas sur ce sujet, et nous renvoyons au chapitre qui renferme l'histoire du pityriasis arthritique.

Pronostic. — Le pityriasis dartreux est une affection très rebelle et incommode. Après une longue durée ou des récidives fréquentes, il peut déterminer la chute des cheveux. Cet accident est fâcheux, principalement chez les femmes dont la chevelure constitue un des principaux éléments de leur beauté. Remarquons, toutefois, que la chute des cheveux est occasionnée habituellement par le pityriasis arthritique, et très rarement par le pityriasis dartreux.

Traitement. — Nous prescrivons à l'intérieur les préparations arsenicales qui s'adressent à la diathèse herpétique. Nous ordonnons des bains renfermant de la gélatine et une petite quantité de sulfure de potasse. Les moyens locaux que nous employons sont nombreux : nous recommandons surtout l'usage de l'huile de cade qui amène une prompte disparition des squames. Pour avoir une description complète du traitement local, on consultera ce que nous avons dit à propos de la thérapeutique du pityriasis arthritique.

§ II. — Psoriasis herpétique.

Le mot *psoriasis* vient de ψωρα, terme employé par les Grecs pour désigner une éruption squameuse. Il paraît évident que ces derniers considéraient comme identiques les affections ψωρα et λέπρα : ils ont décrit, en effet, sous le nom générique de λεπρα, des éruptions squameuses à différents degrés, qui comprenaient les *lichen, psora* et *alphos*. Nous partageons cette opinion : le *psoriasis* et la *lèpre vulgaire* sont pour nous des affections différentes par leur forme, mais identiques par leur nature. D'ailleurs, nous nous servirons rarement de l'expression *lèpre*, dont la signification primitive a été singulièrement altérée. Les auteurs qui ont traduit les ouvrages des Arabes ont donné le nom précédent à une maladie tuberculeuse beaucoup plus grave que l'affection squameuse décrite par les Grecs.

Alibert réserva le terme *lèpre* pour nommer, suivant l'acception la plus générale, des affections graves qui différaient sous tous les rapports des éruptions squameuses et bénignes. D'un autre côté, cet auteur rapprocha ces éruptions squameuses (lèpre des Grecs) des maladies dartreuses, et il les plaça dans le groupe des *dermatoses dartreuses*, sous la dénomination de *dartre furfuracée arrondie* (*herpes furfuraceus circinatus*).

Willan a rendu à l'expression *lèpre* le sens primitif ; son opinion a été adoptée par Biett et ses élèves.

A l'exemple d'Alibert, de MM. Gibert et Hardy, nous considérons la lèpre *vulgaire* comme une simple variété de psoriasis (*psoriasis circiné*).

Le psoriasis est la manifestation la plus fréquente de la dartre sèche, de même que l'eczéma est la forme la plus commune de la dartre humide. Pour le définir, nous pouvons dire : le psoriasis est une affection de la peau, caractérisée par des squames épaisses, blanches, nacrées, très adhérentes, recouvrant une surface saillante et d'un rouge foncé, ou cuivré, qui rappelle la coloration propre aux affections syphilitiques.

Siége. — Le psoriasis se développe sur toutes les parties de l'enveloppe cutanée; il présente cependant une prédilection marquée pour les régions des coudes et des genoux. Ici nous ne parlons que du psoriasis herpétique : le psoriasis arthritique, avons-nous dit, ne se montre qu'exceptionnellement aux coudes et aux genoux.

L'affection est fréquente au cuir chevelu et aux membres dont elle occupe presque toujours la face externe : d'une manière générale, elle se manifeste spécialement dans les régions qui présentent la peau la plus rude et la plus épaisse.

Symptômes. — Le psoriasis est caractérisé par une éruption de plaques intéressantes à étudier dans leur composition, leur couleur et leur configuration.

Les plaques psoriasiques sont recouvertes de squames épaisses, formées par des lamelles épidermiques superposées et imbriquées, présentant à leur face interne la trace des sillons interpapillaires et des alvéoles qui répondent aux papilles du derme. Ces squames offrent une coloration blanche, argentée; quelquefois elles sont d'un blanc terne et ressemblent à des taches de bougie ou de plâtre; elles sont remarquables par leur sécheresse et leur adhérence à la peau.

Si l'on détache la plaque squameuse, on trouve une surface hérissée de nombreuses inégalités, rouge, violacée ou cuivrée. A quoi tient la nuance cuivrée? A ce que l'affection psoriasique se développe chez des sujets bruns ou sanguins; on ne rencontre pas la coloration cuivrée chez les blonds.

La peau présente au niveau des plaques une hypertrophie constante, mais peu appréciable lorsqu'elle est recouverte par les squames. L'épaississement cutané s'accompagne souvent de fentes et de gerçures, quand l'affection occupe les parties mobiles, telles que la paume des mains, la plante des pieds et les surfaces placées au niveau des articulations.

Dans le psoriasis, il existe encore différents phénomènes pathologiques. Et d'abord cette affection détermine-t-elle des démangeaisons? Émery, MM. Louis Fleury et Devergie prétendent que le psoriasis est exempt de prurit. Pour se convaincre de l'erreur de ces observateurs, il suffit d'interroger les malades : on constate l'existence de démangeaisons plus ou moins intenses, plus marquées pendant la nuit et augmentées par les diverses causes qui accélèrent la circulation. Pour tout dire, nous devons ajouter que ce symptôme est moins fréquent et moins accusé dans le psoriasis dartreux que dans le psoriasis arthritique; nous avons vu, en effet, que les malades atteints de cette dernière affection, étaient tourmentés par des démangeaisons très vives et presque continuelles.

La santé semble parfaite dans le plus grand nombre des cas; aussi, a-t-on considéré le psoriasis comme une affection locale, comme une simple difformité, et non comme une maladie. Il est vrai qu'on observe ordinairement au début de l'affection l'intégrité des fonctions, mais il n'est pas rare de constater plus tard l'apparition d'un certain nombre de phénomènes plus ou moins graves. A cette époque, on rencontrera des migraines, des gastralgies, des entéralgies, des diarrhées rebelles, etc.; néanmoins il est reconnu que le psoriasis est une des formes les plus bénignes et les plus stationnaires de la dartre.

Marche, durée et terminaison. — Le psoriasis est une affection essentiellement chronique; telle n'est pas l'opinion de M. Devergie. Cet auteur admet un psoriasis aigu « qui, dit-il, est une forme rarement primitive et se montre après plusieurs mois ou plusieurs années de l'existence du psoriasis à l'état chronique ; » plus loin, il ajoute : « Le psoriasis est une maladie longue et rebelle. »

Le psoriasis aigu de M. Devergie ne consiste en réalité que dans l'état aigu et les exacerbations passagères, qui sont observées fréquemment dans le début ou pendant la durée du psoriasis chronique.

L'affection psoriasique peut exister des mois, des années, et même toute la vie. Elle disparaît assez facilement par l'emploi des moyens que nous connaissons ; mais elle reparaît aussi facilement sous l'influence de la cause la plus légère. Les récidives sont donc très fréquentes et presque fatales. Cependant il arrive parfois que le psoriasis guérit d'une manière définitive, ou qu'il est remplacé par d'autres formes de la dartre.

Les malades peuvent vivre longtemps et succomber à une complication étrangère à l'affection dont ils sont atteints. Il est possible aussi de voir à un moment donné des manifestations plus graves de la diathèse herpétique : le psoriasis se convertit en eczéma qui s'étend à la plus grande partie de la peau dont les fonctions sont profondément altérées ; on observe de la diarrhée, du marasme, quelquefois des lésions viscérales, enfin, la cachexie dartreuse qui est le terme ultime de la maladie constitutionnelle.

Variétés. — On a établi un grand nombre de variétés de psoriasis qui se rattachent : 1° à la forme, 2° au siège.

1° *Variétés suivant la forme.* — Les variétés suivant la forme sont fondées sur la naissance, la marche et l'évolution des éléments psoriasiques : *psoriasis punctata, guttata, nummularia, circinata, gyrata, diffusa, inveterata.*

Psoriasis punctata et *guttata.* — Dans le *psoriasis punc-*

tata, on trouve des taches miliaires, rouges, recouvertes d'une petite squame argentée. Si plusieurs de ces taches se réunissent, elles donnent naissance à de petites plaques arrondies, saillantes, dont l'aspect ressemble à des gouttes de bougie renversées à la surface de la peau. Cette dernière éruption caractérise la variété *psoriasis guttata*.

Psoriasis nummulaire. — Cette variété est caractérisée par des plaques arrondies et plus larges que celles du *psoriasis guttata*.

Psoriasis circiné ou *lèpre vulgaire*. — Le psoriasis circiné se présente sous la forme de cercles plus ou moins étendus, dont la partie centrale est saine, et dont la circonférence est constituée par un bourrelet rouge, saillant, inégal, couvert de squames blanches et nacrées. Les auteurs ont considéré cette affection non comme une variété, mais comme une espèce de psoriasis; ils ont été trompés par l'apparence extérieure. Il arrive souvent qu'on peut suivre le développement de la lèpre vulgaire, qui n'est manifestement qu'une modification de l'éruption psoriasique. Ainsi, vous trouvez d'abord un psoriasis nummulaire dont les caractères sont bien accusés ; au bout de quelques jours, le centre de la plaque guérit, et il ne reste plus qu'un cercle de *lèpre vulgaire* à la place de la plaque nummulaire. D'autres fois le psoriasis circiné est formé par des plaques de *psoriasis guttata* et *punctata*, qui se juxta-posent circulairement et limitent une partie de peau parfaitement saine. La *lèpre vulgaire* n'est donc qu'une variété de psoriasis dont elle présente la marche, la durée et la terminaison.

Psoriasis gyrata, diffusa, inveterata. — Les plaques du psoriasis gyrata sont disposées sous forme de bandes saillantes, rouges, couvertes de squames blanches, droites ou flexueuses, et entourant d'une manière incomplète les membres ou le tronc.

Dans le *psoriasis diffusa*, les plaques présentent les configurations les plus variées ; elles existent sur le tronc, sur les membres, et souvent sur toute la surface cutanée. Elles sont larges, irrégulières, se réunissent quelquefois et offrent des formes très diverses.

Le *psoriasis inveterata* est la variété la plus grave. Il présente une marche essentiellement chronique : c'est lui surtout qui s'accompagne d'une production abondante de squames, d'épaississement et de gerçures de la peau.

2° *Variétés suivant le siége.* — Les variétés dénommées d'après le siége sont nombreuses, mais elles n'ont pas toute l'importance qu'on leur a attribuée ; aussi allons-nous en faire une énumération rapide.

Psoriasis capitis. — Le psoriasis s'observe fréquemment à la tête ; il commence presque toujours à la partie antérieure du cuir chevelu pour s'irradier en arrière ou sur les côtés. Il se présente sous la forme de plaques arrondies, sèches, plâtreuses, disséminées irrégulièrement au milieu des cheveux. Au-dessous des squames la peau est rouge, épaissie et rugueuse. Les bulbes pileux sont respectés ordinairement par la maladie ; si les poils viennent à tomber, ils repoussent après la guérison de l'affection.

Le psoriasis est rarement limité au cuir chevelu : en général il existe aussi sur le front, la face et surtout aux coudes et aux genoux.

Psoriasis unguium. — Le psoriasis est rarement borné aux ongles ; il coexiste le plus souvent avec des plaques situées sur les mains ou sur d'autres parties du corps. Il est caractérisé par un épaississement plus ou moins grand et par des cannelures longitudinales des ongles. Ceux-ci sont très friables, déformés, et présentent à leur extrémité libre une sorte de disjonction de leurs lamelles; souvent ils tombent et sont remplacés par une écaille épidermique informe. Mais ils repoussent et reviennent à leur état normal, si l'on a recours à un traitement rationnel.

Psoriasis palmaria et *plantaria*. — Le psoriasis peut être limité exactement à la paume des mains et à la plante des pieds, ou occuper tout le pied et la main entière. Les régions affectées présentent des squames épaisses et larges, des fissures profondes qui intéressent l'épiderme et le derme, une peau rouge et plus ou moins épaissie. Les lésions, en rendant les mouvements douloureux, gênent et empêchent souvent la préhension et la marche.

Lorsque le psoriasis est borné aux mains et aux pieds, il est un symptôme presque certain de la syphilis, si l'on s'en rapporte à une opinion partagée par beaucoup d'auteurs et formulée dans les leçons de M. Hardy. Nous nous sommes expliqué sur ce point, en disant que les psoriasis palmaire et plantaire, quand ils existent seuls, sont de nature arthritique dans l'immense majorité des cas (voir psoriasis arthritique).

Psoriasis præputialis, scrotalis. — Cette variété de psoriasis s'observe sur la verge, le gland, le prépuce et le scrotum. Elle présente des squames minces, molles, et des fissures qui rendent les érections douloureuses et s'opposent quelquefois à l'accomplissement de l'acte du coït. Cette forme de psoriasis appartient plus souvent à l'arthritis qu'à la dartre.

Psoriasis des paupières. — Le psoriasis peut occuper longtemps les paupières, dont il amène parfois le renversement ; les mouvements des voiles palpébraux sont difficiles. Souvent l'affection se propage à la muqueuse palpébrale et oculaire : on observe alors des blépharites chroniques de nature dartreuse, qu'on rapporte à tort à la diathèse scrofuleuse.

Psoriasis général. — Il existe un psoriasis général, qui est étendu à la plus grande partie, mais presque jamais à la totalité de la surface du corps. L'expression de psoriasis général est donc défectueuse ; elle n'indique en réalité qu'une chose, c'est l'existence de l'affection sur un grand nombre de régions.

Étiologie. — L'influence héréditaire ne saurait être niée dans le psoriasis herpétique.

Cette affection se montre ordinairement chez les sujets sanguins. Elle apparaît le plus souvent dans la jeunesse et l'âge adulte. On l'observe exceptionnellement dans l'enfance : nous avons vu un psoriasis généralisé sur une petite fille de deux ans et demi, psoriasis qui, traité avec succès par l'emploi des préparations arsenicales, s'est reproduit vers l'âge de neuf ans.

Le sexe masculin paraît plus prédisposé au psoriasis que le sexe féminin.

L'éruption psoriasique est plus fréquente au printemps qu'en toute autre saison. Elle disparaît souvent pendant l'été pour reparaître au printemps suivant.

Il existe encore un grand nombre de causes déterminantes : les émotions morales suffisent pour provoquer l'apparition du psoriasis ; les professions qui exposent à de grandes fatigues, au contact de substances irritantes, à l'action prolongée du calorique, ont une influence évidente sur le développement de l'affection psoriasique.

Nous citerons comme autant de causes occasionnelles les excès de table et de boissons, les aliments épicés, et quelquefois des plaies légères de la peau. Nous avons vu le psoriasis se montrer pour la première fois sur des parties cutanées, où, peu de temps auparavant, avaient été appliquées des ventouses scarifiées.

Diagnostic. — Il est facile de reconnaître le psoriasis d'après les caractères que nous en avons donnés : plaques rouges, comme cuivrées, épaississement et sécheresse particulière de la peau, squames épaisses, imbriquées, blanches et nacrées. Cependant on pourrait, dans certains cas, confondre cette affection avec le pityriasis, l'icthyose, l'herpès, le lichen et l'eczéma chronique.

Il sera aisé, le plus souvent, de distinguer le psoriasis du pityriasis. Il suffit d'opposer aux caractères du premier ceux du pityriasis qui sont : existence de squames fines, grisâtres ou jaunâtres, et absence d'épaississement de la peau. Cependant, dans le pityriasis palmaire, on trouve à la fois de l'épaississement et de la rougeur des téguments; en supposant que l'affection soit exactement limitée à la paume des mains, comment ferons-nous pour établir le diagnostic différentiel entre elle et le psoriasis palmaire? Dans ce cas, nous appuierons-nous spécialement sur les caractères objectifs des affections? Dans le psoriasis, on trouve des squames plus épaisses et plus larges que dans le pityriasis; la peau présente un épaississement plus marqué, des fissures plus profondes et plus nombreuses. Il faut reconnaître l'insuffisance de ces signes différentiels; les deux affections sont souvent confondues. Mais, s'il est difficile d'arriver au diagnostic du genre, nous devons nous féliciter de pouvoir connaître l'espèce sans beaucoup de difficulté. Nous savons, en effet, que le psoriasis et le pityriasis palmaires sont tous deux des affections arthritiques qui réclament le même traitement.

Je ferai d'ailleurs remarquer que l'affection limitée à la paume des mains et à la plante des pieds, décrite par quelques auteurs sous le nom de pityriasis *palmaire* et *plantaire*, pourrait bien n'être qu'un pseudo-pityriasis (eczéma chronique), et non une véritable affection squameuse.

L'icthyose est une affection congénitale; elle n'offre pas les plaques cutanées rouges et hypertrophiques du psoriasis; enfin, elle est caractérisée par des écailles épidermiques minces et grisâtres, qui ne ressemblent nullement aux squames psoriasiques.

Un examen superficiel pourrait faire confondre un psoriasis circiné avec l'herpès circiné. On remarquera que le cercle de la lèpre vulgaire est constitué par un grand nombre de saillies rouges, recouvertes de squames blanches et nacrées, tandis qu'il existe dans l'herpès circiné un cercle non proéminent et couvert de squames furfuracées et grisâtres. La marche est différente dans les deux affections, et, s'il restait du doute, le microscope viendrait le dissiper promptement.

Quelques formes de lichen, surtout le lichen circonscrit, présentent certaine analogie avec le psoriasis nummulaire; mais, dans le lichen, on rencontre des papules et des squames furfuracées et grisâtres. D'ailleurs, cette affection n'occupe pas les mêmes régions que le psoriasis, dont le siége de prédilection est aux genoux et aux coudes.

L'eczéma sec, arrondi, qui s'accompagne d'une desquamation plus ou moins abondante et qui a été décrit au nombre des arthritides, est susceptible d'être confondu avec le psoriasis. Cependant il présente, à une époque antérieure, une sécrétion humide qu'on ne trouve pas dans le psoriasis; ses squames ne sont jamais adhérentes, épaisses et blanches comme celles de l'affection précédente. Tandis que le psoriasis se développe sur toutes les parties du corps et principalement aux genoux et aux coudes, l'eczéma arthritique se montre sur le dos des mains et des pieds, aux organes génitaux, à la face et à la partie antérieure de la poitrine.

Le siége de l'affection peut être la cause de quelques autres erreurs dans le diagnostic. Dans certains cas, il serait possible de prendre le psoriasis des paupières pour une blépharite chronique de nature scrofuleuse, et le psoriasis de la lèvre supérieure pour un sycosis arthritique. La marche de l'affection, ses caractères propres, et surtout l'existence de taches psoriasiques sur d'autres régions du corps, viendront éclairer suffisamment le diagnostic.

Il nous resterait à établir le diagnostic entre le psoriasis herpétique et les psoriasis arthritique ou syphilitique. Cette question a été longuement traitée, quand nous avons étudié le psoriasis arthritique; nous renvoyons à ce que nous avons dit à propos de cette dernière affection.

Pronostic. — D'une manière absolue, le psoriasis n'est pas une affection grave. Il n'est fâcheux que par sa persistance et sa facilité à récidiver : on peut dire que nulle affection dartreuse ne possède à un degré si élevé la propriété de se reproduire. Le psoriasis est une des formes les plus fréquentes de la dartre, et aussi des plus bénignes, en ce sens qu'il reste longtemps à l'état d'affection locale sans entraîner d'accidents sérieux. Sur ce point, il diffère beaucoup des herpétides humides qui s'accompagnent promptement de dyspepsie, d'entéralgie, de diarrhée, etc. Toutefois, il n'est pas rare de rencontrer la coexistence du psoriasis avec la dyspepsie et d'autres névralgies; en interrogeant avec soin les malades, vous pourrez facilement vous convaincre de la vérité de cette assertion.

Néanmoins, si la dartre fait des progrès, le psoriasis se comporte comme les autres herpétides; il se transforme en affections variées dont l'élément n'est plus reconnaissable, et la cachexie se prononçant de plus en plus finit par amener la mort.

Traitement. — Le psoriasis disparaît, dans la plupart des cas, sous l'influence d'un traitement rationnel; mais on n'a jamais la certitude d'obtenir une guérison définitive. Au contraire, nous savons par expérience que les récidives sont habituelles, et que les malades, suivant leur expression, viennent se faire blanchir à l'hôpital tous les six mois ou toutes les années.

Pour combattre avec efficacité l'affection, il faudra employer simultanément des médicaments internes et des médicaments externes.

Au nombre des moyens locaux, se trouvent des pommades à l'huile de cade, au goudron, au précipité blanc et au soufre. Ces différents topiques agissent plus ou moins énergiquement par leur action substitutive; ceux d'entre eux que je préfère, sont les pommades à l'huile de cade et au goudron. A l'hôpital, nous sommes forcé de laisser de côté ces bonnes préparations; dans leur composition, on fait entrer des graisses rances et irritantes qui retardent la guérison. Nous remplaçons les pommades par l'huile de cade pure employée en frictions prolongées, non-seulement sur les parties malades, mais sur les intervalles de peau saine qui les séparent. Dans plusieurs cas, j'ai balayé de cette façon des psoriasis invétérés qui avaient résisté à toutes les médications. En parcourant les salles, il vous sera facile de constater les heureux résultats de cette méthode de traitement. Si l'on n'avait pas d'huile de cade à sa disposition, on pourrait employer le goudron avec un succès presque égal.

Parmi les topiques, nous plaçons encore les bains alcalins et les bains de vapeur que le malade prend tous les deux ou trois jours.

La médication interne consiste dans l'usage des préparations arsenicales. Aidée par les moyens topiques, elle hâte la guérison et éloigné les récidives; seule, elle détermine une amélioration facile à constater, et quelquefois la disparition complète du psoriasis. Les composés arsenicaux, dont je me sers habituellement, sont l'arséniate d'ammoniaque que j'administre en solution, et l'arséniate de fer que je prescris en pilules.

M. Hardy a mis en usage le baume de copahu dans le traitement du psoriasis. Mais les succès fournis par ce médicament, et ceux que j'ai obtenus moi-même avec la térébenthine et l'huile de cade administrées à l'intérieur, sont loin d'égaler ceux qui nous sont donnés par l'emploi des préparations arsenicales.

Nous ne considérons ici que le traitement du psoriasis herpétique; ailleurs, nous avons parlé des moyens destinés à combattre le psoriasis arthritique.

A la médication interne et externe, il faut ajouter la diététique, qui joue un rôle si important dans le traitement des maladies chroniques. Le dartreux devra s'abstenir d'aliments excitants, de café, de poisson, etc.; il aura soin surtout d'éviter les émotions morales.

En résumé, si l'on désire une prompte guérison du psoriasis dartreux, voici le traitement que l'on emploiera sur les sujets adultes : 1° tisane de saponaire, trois ou quatre verres par jour; 2° pilules composées de 5 centigrammes d'extrait de douce-amère et de 5 milligrammes d'arséniate de fer; on commence par ordonner deux pilules par jour, et l'on augmente graduellement la dose jusqu'à 10 et 15 centigrammes d'arséniate de fer par jour; 3° frictions rudes et répétées une ou deux fois par jour sur toutes les régions affectées jusqu'à production du *sycosis cadique;* on cesse, quand l'éruption artificielle remplace l'éruption pathologique; 4° tous les deux jours, alternativement un bain alcalin et un bain de vapeur.

En suivant la méthode que nous venons d'indiquer, on obtiendra la disparition du psoriasis dans l'espace de quatre à cinq semaines. Le malade devra continuer la médication interne pendant deux ou trois mois, s'il veut éviter une récidive; dès que celle-ci est imminente, il faut se hâter de reprendre les traitements interne et externe. De cette manière, les sujets atteints de psoriasis pourront remplir les devoirs que leur impose la société, sans être trop incommodés par leur affection. Cependant, il viendra une époque à laquelle le psoriasis se généralisera et ne cédera plus à nos agents thérapeutiques : dans ce cas, la dartre a pris droit de domicile, pour ainsi dire, et ne doit plus disparaître. Mais hâtons-nous d'ajouter que le psoriasis est souvent stationnaire ou ne fait que des progrès insensibles, et qu'une mort accidentelle enlève le dartreux avant qu'il soit arrivé à la dernière période de la maladie constitutionnelle.

CHAPITRE III.

DES HERPÉTIDES BOUTONNEUSES.

Les herpétides boutonneuses sont des affections essentiellement papuleuses. On sait que le tempérament nerveux, très fréquent dans la dartre, prédispose selon tous les auteurs aux éruptions papuleuses : dès lors, il est naturel que les herpétides boutonneuses soient, comme le psoriasis, une des manifestations les plus ordinaires de la dartre.

Les herpétides boutonneuses ne renferment que deux genres : le prurigo et le lichen. Encore, ne décrirons-nous pas ici un grand nombre de variétés de prurigo et de lichen, qui sont des affections symptomatiques de l'arthritis ou de la scrofule, et qui nous sont déjà connues.

§ I. — Prurigo herpétique.

Le *prurigo* doit être distingué du prurit, phénomène commun aux *lichen*, *scabies* et *psore* des Grecs. Mercuriali avait établi cette distinction ; néanmoins, il est probable que le prurigo, synonyme du *pruritus* des Latins, a été souvent confondu avec les affections lichenoïde et psorique. Willan a désigné le *pruritus* sous le nom de prurigo, et il en a déterminé avec soin les caractères et la lésion élémentaire. Biett et ses élèves ont adopté l'opinion de l'auteur précédent qui définit le prurigo de la manière suivante : c'est une affection caractérisée par des papules plus *volumineuses* que celles du lichen, sans changement de couleur à la peau, existant le plus souvent à la face dorsale des membres ou du tronc et constamment accompagnées d'un prurit très intense.

Cette définition est défectueuse dans quelques-unes de ses parties. Le prurigo se distingue-t-il spécialement du lichen par le volume plus considérable de ses papules? Ce caractère existe bien dans le *prurigo mitis*, de nature scrofuleuse, mais il manque souvent dans les autres espèces de prurigo. En effet, Alibert avait observé que la lésion élémentaire n'est pas toujours en rapport avec le prurit, et il a décrit un *prurigo latent*. M. Devergie ayant fait la même remarque, admet un *prurigo sans papules*. Bientôt nous étudierons une variété fréquente, le *prurigo formicans*, caractérisée par des démangeaisons très vives et par des papules qui ne surpassent guère en volume celles du lichen.

Les auteurs reconnaissent, d'après Willan, trois variétés de prurigo : 1° *prurigo mitis*, 2° *prurigo formicans*, 3° *prurigo senilis*. Ils décrivent aussi des variétés suivant le siège : *prurigo podicis*, *prurigo pudendi muliebris*, *prurigo scroti*.

I. Le PRURIGO MITIS est caractérisé par des papules volumineuses, si on les compare à celles qui existent dans les autres variétés, et par des démangeaisons modérées, presque nulles, bien différentes du prurit insupportable qu'on rencontre dans le *prurigo ferox* à petites papules. Il se montre dans l'adolescence ou l'enfance, et chez les sujets à tempérament lymphatique ; il coïncide fréquemment avec des ophthalmies chroniques, des adénopathies, des gourmes, etc. Cette affection est de nature scrofuleuse : elle trouve sa place dans le groupe des scrofulides boutonneuses. Elle a été décrite dans nos leçons sur la scrofule, et se distingue par des caractères propres des prurigo *formicans* et *senilis* dont nous allons donner l'histoire.

II. Prurigo formicans. — Le *prurigo formicans* appartient exclusivement à la dartre et mérite à ce titre de fixer plus longtemps notre attention.

Symptômes. — Le prurigo formicans est caractérisé par des papules petites, recouvertes en général à leur sommet d'une petite croûte noire et formée par une gouttelette de sang desséché, disséminées à la surface du corps et se montrant surtout à la face externe des membres, sur les épaules ou sur le dos.

Les gouttes sanguines qu'on trouve sur les papules attestent l'existence d'un prurit considérable. En effet, ce prurit précède et accompagne toujours l'éruption ; il est continu, plus marqué le soir et augmente constamment par la chaleur du lit. Il présente des caractères variés suivant les cas : un malade accuse des cuissons atroces ou une sensation de brûlure insupportable, un autre ressent une douleur qu'il compare à des piqûres d'insectes ou à des dilacérations produites par des aiguilles brûlantes. Le patient éprouve un besoin irrésistible de se gratter ; il ne recule pas devant l'emploi des corps durs et acérés qui déterminent des plaies plus ou moins profondes de la peau. Il ne saurait goûter un instant de repos : dès que le soir approche, il se lève, se promène et cherche à diminuer les démangeaisons en s'exposant à l'air, et souvent, pour les calmer, il est obligé de s'étendre sur le sol pendant une partie de la nuit. Si ces douleurs durent quelque temps, ou se reproduisent fréquemment, elles peuvent déterminer des troubles dans les facultés intellectuelles. Sous l'influence d'une surexcitation cérébrale qui conduit parfois à la folie, on voit dans quelques cas le malade chercher dans le suicide un terme à ses souffrances continuelles et intolérables.

L'éruption papuleuse n'est pas toujours en rapport avec le prurit, souvent elle existe à peine et s'accompagne néanmoins de démangeaisons très vives; c'est en se fondant sur ce fait qu'Alibert et M. Devergie ont admis successivement un *prurigo latent* et un *prurigo sans papules*. Pour nous, le prurit et les papules ne sont pas des maladies, mais des symptômes d'une maladie; l'un pourra prédominer, tandis que l'autre sera presque absent : nous ne cesserons pas de voir dans ces phénomènes une manifestation de la diathèse herpétique. Dans cette maladie constitutionnelle, le prurigo présente en général des démangeaisons très intenses et une éruption composée de papules rares et peu volumineuses.

Marche et durée. — Le prurigo est une affection essentiellement chronique; il peut exister pendant des mois et des années. Il est très sujet à récidiver; souvent, après avoir disparu un certain nombre de fois, il se montre de nouveau et persiste d'une manière indéfinie. Dans ce cas, la peau finit par présenter quelques altérations : elle est couverte de stries et de croûtes noires, qui sont le résultat du grattage exercé par le malade; elle offre, çà et là, des taches brunes ou des cicatrices blanches qui succèdent aux excoriations. Elle s'épaissit quelquefois sous l'influence des irritations continuelles auxquelles elle est exposée : il devient alors difficile de savoir si l'on a affaire au prurigo ou au lichen dont on constate les deux caractères principaux, à savoir, l'épaississement des téguments et l'éruption papuleuse.

D'ailleurs il serait inutile, dans un grand nombre de cas, de chercher à résoudre cette question de diagnostic différentiel : souvent il existe une véritable transformation du prurigo en lichen, et ces affections ont toutes deux la diathèse herpétique pour origine.

Le prurigo ne passe pas toujours à l'état chronique. Quelquefois il se montre pendant une partie de l'année, disparaît et se développe de nouveau à la même époque de l'année suivante.

Le premier phénomène de l'affection est habituellement le prurit : vient ensuite l'éruption papuleuse qui se manifeste d'abord sur les épaules, le cou, puis sur les membres supérieurs et inférieurs. Toutes les régions, même la figure, peuvent être le siége des papules de prurigo.

III. Prurigo senilis. — Le prurigo s'observe très souvent dans la vieillesse, et l'on a vu qu'il existait une espèce propre à cet âge : cette espèce fut désignée sous le nom de *prurigo senilis*.

Cette variété, *prurigo senilis*, ne saurait être considérée comme une espèce morbide ; elle se rattache dans tous les cas à deux maladies : le parasitisme et la diathèse herpétique.

Le *prurigo senilis* nous apparaîtra tantôt sous la forme du *prurigo formicans*, tantôt sous la forme du *prurigo pédiculaire*.

Le prurigo formicans (dartreux) se comporte chez le vieillard comme chez l'adulte ; nous ne reviendrons pas sur la description que nous venons d'en donner.

Quant au prurigo pédiculaire, il présente des caractères propres que nous avons fait connaître dans nos leçons sur les affections parasitaires.

Variétés suivant le siége. — Le prurigo partiel n'est pas la variété la moins rebelle ni la moins grave. Il offre en général des papules très petites et peu nombreuses : cette particularité l'a fait décrire sous les noms de *prurigo latent* (ALIBERT), et de *prurigo sans papules* (M. DEVERGIE). Les variétés de prurigo, d'après le siége qu'on observe le plus ordinairement, sont : le *prurigo podicis*, le *prurigo scroti*, le *prurigo pudendi muliebris*.

Ces différentes affections sont remarquables par l'existence d'un prurit très violent, qui peut revêtir les différentes formes dont nous avons eu l'occasion de parler plusieurs fois. Dans le *prurigo pudendi muliebris*, fixé aux grandes et aux petites lèvres, les démangeaisons se propagent quelquefois dans le vagin, deviennent une cause de nymphomanie et plus souvent d'onanisme.

On ne rencontre pas toujours des altérations locales en rapport avec l'intensité du prurit, qui fait le désespoir du malade. Dans le *prurigo podicis*, l'affection limitée au pourtour de l'anus présente des stries blanches qui tranchent sur la coloration brune de la région, un épaississement de la peau plus ou moins considérable, et, de temps en temps, un suintement séreux qui calme les démangeaisons ; dans la plupart des cas, les papules manquent ou sont tellement peu volumineuses qu'elles échappent à nos investigations. On observe dans le *prurigo scroti* et le *prurigo pudendi muliebris* les mêmes lésions, c'est-à-dire une coloration brunâtre qui est le résultat de l'hypersécrétion pigmentaire, un épaississement et un état onctueux particulier de la peau.

Le prurigo partiel est une affection très tenace ; il occasionne des douleurs très vives et très incommodes, qui finissent à la longue par inquiéter sérieusement le malade, et souvent par réagir sur les facultés intellectuelles. Du reste, on sait que les affections des parties génitales ont le triste privilége de conduire à l'hypochondrie, et parfois à l'aliénation mentale ou au suicide.

Le prurigo fixé sur des régions circonscrites coïncide fréquemment avec différentes affections herpétiques, telles que la migraine, la gastralgie, la bronchite dartreuse, etc. Souvent ces dernières s'exaspèrent, lorsque le prurigo présente une amélioration passagère; réciproquement, l'affection locale devient plus grave, si les autres accidents perdent de leur intensité.

Étiologie. — Le prurigo qui se montre dans l'enfance et dans l'adolescence appartient le plus ordinairement à la scrofule, c'est le *prurigo mitis.*

Le *prurigo formicans* (herpétique) se développe principalement dans l'âge adulte.

Les vieillards sont affectés de deux espèces de prurigo : le *prurigo pédiculaire* et le *prurigo formicans.*

Les conditions de rudesse et d'épaisseur de la peau semblent favoriser le développement du prurigo; nous verrons, au contraire, que le lichen se manifeste plus particulièrement sur les endroits les plus minces de la peau.

Le tempérament nerveux prédispose à toutes les espèces de prurigo.

Il existe une cause prédisposante plus générale que les causes précédentes, c'est la maladie constitutionnelle dont le prurigo n'est qu'une simple manifestation. Or, nous l'avons dit, cette affection se montre dans la scrofule, l'arthritis et la dartre; d'autres fois elle est produite par l'existence d'un parasite à la surface de la peau.

Les causes occasionnelles sont nombreuses; je citerai les

émotions morales, l'usage du poisson salé, l'abus des liqueurs, la malpropreté, la misère, et en général toutes les mauvaises conditions hygiéniques.

Diagnostic. — Il est facile de distinguer le prurigo de la gale et de l'eczéma.

Dans la gale, l'éruption papuleuse occupe l'abdomen, les parties génitales, les mamelles et la partie interne des cuisses. Le prurigo indépendant de la gale se montre au cou, aux épaules, aux membres dans le sens de l'extension, et au visage; cette dernière région n'est jamais envahie par l'affection psorique.

L'éruption de la gale disparaît promptement après la destruction de l'acarus : les prurigo herpétique ou arthritique sont des affections plus opiniâtres. Cependant il faut savoir que les papules persistent quelquefois dans la gale en l'absence de l'acarus; alors elles sont occasionnées par une cause générale, une diathèse qui a été éveillée par la présence de l'*acarus scabiei*.

Tous les jours, nous observons des dartreux dont les premières manifestations diathésiques ont été provoquées par l'existence antérieure d'une affection parasitaire.

Dans l'eczéma, on trouve des vésicules, une sécrétion plus ou moins abondante, des croûtes et des squames, phénomènes qui manquent dans les *prurigo podicis*, *pudendi muliebris* et *scroti*.

Comment arriverons-nous à reconnaître l'espèce du prurigo?

Le *prurigo mitis* présente des papules volumineuses et peu de démangeaisons. Le *prurigo formicans* est caractérisé par un prurit intense, par des papules petites, discrètes et recouvertes à leur sommet d'une petite croûte noirâtre. Le *prurigo pédiculaire* siège sur les parties latérales du cou, sur la nuque et les épaules; le prurigo de la gale occupe de préférence l'abdomen, les mamelles, les parties génitales, les fesses et la partie interne des cuisses : dans ces deux affections, il sera facile de constater la présence du parasite qui est la cause première de l'éruption. On voit qu'on peut établir le diagnostic des différentes espèces de prurigo par la seule inspection des caractères objectifs de l'affection : s'il y avait quelque doute dans l'esprit de l'observateur, il faudrait recourir à l'examen des antécédents du malade.

Pronostic. — Le prurigo n'est pas toujours une affection bénigne; sa gravité varie selon sa nature.

Le *prurigo mitis* présente une courte durée, ne s'accompagne d'aucun symptôme fâcheux et guérit spontanément. Toutefois, il n'est pas à l'abri des récidives.

Le *prurigo-pédiculaire* vient au second rang pour la gravité; le plus souvent, il ne résiste pas à l'action des bains sulfureux et cinabrés. Néanmoins, nous devons dire que, chez certains malades, les parasites se multiplient et repullulent avec une facilité surprenante.

Le *prurigo herpétique* est l'espèce qui offre le pronostic le plus fâcheux. Nous savons qu'il est remarquable par sa persistance, par ses récidives, par un prurit très intense, et qu'il détermine quelquefois des troubles intellectuels. Le prurigo partiel est plus difficile à guérir que le prurigo généralisé. Dans cette affection, on voit souvent d'autres éruptions herpétiques (lichen, eczéma, etc.) se développer sous l'influence des grattages répétés.

Traitement. — Nous nous occuperons ici du traitement spécial du *prurigo formicans* et du *prurigo partiel*, qui sont les seules espèces de prurigo développées sous l'influence de la diathèse herpétique.

La nature de l'affection nous fournit une première indication : on devra administrer à l'intérieur des préparations arsenicales. Dans le prurigo arthritique, qui coïncide ordinairement avec d'autres affections de même nature, vous vous rappelez que nous avons recommandé les alcalins, et en particulier, le sirop de bicarbonate de soude.

Quelques symptômes nous donnent d'autres indications.

Contre le prurit qui présente souvent une très grande intensité, on prescrira des bains frais et des lotions d'alun, de sublimé, d'eau blanche, d'eau vinaigrée, etc. Pour calmer les démangeaisons, on pourra tenter avec plus ou moins de succès les pommades à la glycérine, à l'oxyde de zinc et au sublimé. En même temps, on administrera à l'intérieur les préparations de belladone, d'opium ou d'atropine.

Chez les vieillards, il faudra s'adresser à la médication tonique pour relever l'état des forces.

Dans le prurigo partiel, il sera utile de toucher de temps en temps les parties affectées avec des agents irritants ou caustiques ; la cautérisation au nitrate d'argent a souvent donné des résultats favorables.

J'ai eu à me louer fréquemment de l'emploi de la pommade suivante : morphine, 0,10 centigr., et axonge, 30 gr. Cette pommade ne calme pas, comme on pourrait le croire, les démangeaisons ; elle provoque une cuisson, une véritable douleur plus facile à supporter que le prurit.

Les eaux minérales sont une ressource importante dans le traitement du prurigo. M. Hardy préconise l'usage des eaux sulfureuses et en particulier de celles de Louesche, qui produisent vers la peau des poussées papuleuses ou pustuleuses, et dont l'action favorable s'explique par une modification substitutive. Mais ce traitement est simplement local : le principe herpétique ne sera vraiment attaqué d'une manière efficace que par l'usage des eaux de Plombières ou de la Bourboule, qui contiennent une certaine quantité d'arsenic.

§ II. — Du lichen herpétique.

Le mot *lichen* (λιχην) est un ancien terme dont le sens est mal déterminé ; il a été considéré par le plus grand nombre des auteurs comme synonyme de l'*impetigo* des Latins. Hippocrate, en plaçant le *lichen* à côté des *prurigo*, *psora* et *lèpre*, semble désigner par cette expression une affection papuleuse.

Guidés par cette dernière considération, Willan et Biett ont appliqué le nom de *lichen* à une affection papuleuse, qui est caractérisée par des élevures solides, ordinairement très petites, presque toujours agglomérées, quelquefois rouges, conservant le plus souvent la coloration normale de la peau, donnant lieu à une légère desquamation et accompagnées de prurit.

A ces caractères, on peut en ajouter deux autres qui ont leur importance, ce sont l'épaississement et la sécheresse de la peau.

Symptômes. — Le lichen est annoncé quelquefois par des phénomènes fébriles, de l'inappétence et de la céphalalgie. Les prodromes manquent souvent ; quand ils existent, ils sont peu marqués et ne tardent pas à disparaître.

Le lichen se montre habituellement à l'état chronique, rarement à l'état aigu. Il se manifeste par une éruption de petites papules acuminées, de la grosseur d'un grain de millet, réunies en groupes de manière à former des plaques inégales et rugueuses. Dans la forme aiguë, les papules présentent une coloration rosée et étendue aux parties de peau saine qui les séparent; dans la forme chronique, elles possèdent la couleur normale de la peau.

Sur les surfaces affectées, on constate bientôt une sécheresse particulière de la peau et un épaississement marqué de cette membrane. Dans les régions mobiles, on observe souvent des crevasses, des espèces de rhagades qui intéressent profondément le derme : les plaques de lichen qui existent aux creux poplités, aux coudes, aux mains, etc., présentent fréquemment les gerçures ou les rhagades dont nous parlons.

Dans le lichen aigu, les papules perdent rapidement leur coloration rouge, s'affaissent et se terminent par une desquamation furfuracée. Mais les choses se passent différemment dans le lichen chronique : l'affection est prolongée pendant un temps plus ou moins considérable par des exacerbations et des poussées successives.

Quel que soit l'état de l'éruption, il existe un phénomène constant, c'est le prurit qui présente plusieurs degrés d'intensité. Si l'affection est aiguë, les démangeaisons sont modérées; mais, elles sont très vives dans le lichen chronique, et sont augmentées par la chaleur du lit, par l'usage des boissons alcooliques et par différentes causes excitantes.

L'existence de vives démangeaisons caractérise une variété de lichen décrite par Willan et Biett sous le nom de *lichen agrius*. Alors ce symptôme se montre à toute heure du jour; pendant les nuits, il oblige le malade à se lever, à se promener, souvent à se coucher sur le sol et à exercer des grattages continuels. Sous l'influence de ces grattages et des différents moyens employés pour calmer les démangeaisons, les papules irritées et excoriées présentent à leur sommet des vésicules ou de petites croûtes squameuses. Les croûtes ou les squames adhèrent par un point, sont libres dans la plus grande partie de leur étendue et simulent les lichens qui recouvrent les vieux arbres ; elles laissent souvent en se détachant des excoriations au sommet des papules, qui donnent lieu pendant quelque temps à un léger suintement séreux. Tel est l'aspect du *lichen agrius* à petites papules, qui appartient à la diathèse herpétique ; il ne faut pas le confondre avec le *lichen agrius* à grosses papules, dont la nature, comme nous l'avons enseigné, est scrofuleuse.

De l'aveu du plus grand nombre des auteurs, le lichen coïncide ou alterne fréquemment avec diverses affections nerveuses, telles que la gastralgie, les migraines, les névralgies intercostales. Ces affections sont, pour nous, autant de manifestations de la dartre.

Marche, durée. — Le lichen est dans la majorité des cas une affection chronique. Il présente de temps en temps une amélioration qui donne l'espérance d'une terminaison prochaine, quand une ou plusieurs poussées successives viennent ajourner la guérison. Il est donc impossible de déterminer d'une manière précise la durée du lichen, dont les récidives sont très fréquentes.

Lorsque l'éruption disparaît, elle laisse ordinairement un petit épaississement et une coloration brune de la peau qui s'effacent très lentement.

Siége. — Le lichen occupe parfois des régions circonscrites ; mais il ne tarde pas à envahir les parties voisines, et il peut même s'étendre presque à toute la surface du corps. Toutefois, il se développe de préférence à la face, au cou, à la partie antérieure et interne des cuisses, à la partie antérieure et interne des bras; nous avons vu que le prurigo se montre spécialement sur les régions externes des membres. Les mains sont fréquemment le siége du lichen, qui présente alors presque toujours les crevasses et les rhagades que nous avons signalées.

Il est une variété qu'on observe souvent aux parties génitales et à la tête : je veux nommer le *lichen pilaris* qui se rattache, comme nous l'avons dit, à la diathèse arthritique. Cette affection a été décrite parmi les arthritides boutonneuses.

Variétés. — En se fondant sur l'aspect, Biett a établi deux variétés de lichen : 1° *lichen simplex*, 2° *lichen agrius*.

Le *lichen simplex* comprend un certain nombre de sous-variétés qui sont : le *lichen strophulus*, le *lichen tropicus*, le *lichen pilaris*, le *lichen lividus*, le *lichen circumscriptus*, le *lichen gyratus* et le *lichen urticatus*.

Biett n'a décrit qu'une variété de *lichen agrius*; M. Devergie en décrit deux, qui sont pour nous des espèces différentes par leurs caractères objectifs et par leur nature.

1° Lichen simplex. — Nous allons passer en revue successivement toutes les variétés de lichen simplex.

A. Le *lichen strophulus* se montre chez les enfants qui ont présenté ou présentent encore un certain nombre d'affections scrofuleuses, telles que des gourmes, des blépharites chroniques, des adénopathies, etc. Il existe toujours à l'état aigu et se manifeste par une éruption de papules isolées, rouges, quelquefois blanchâtres, et plus volumineuses que celles du lichen herpétique. Cette affection s'accompagne toujours de démangeaisons; mais l'intensité de ce symptôme n'est pas comparable à celle du prurit qu'on observe dans le lichen dartreux.

En résumé, nous voyons que le strophulus diffère du lichen herpétique, qui a été décrit plus haut, par ses caractères objectifs et par sa marche exanthématique. D'un autre côté, il présente des rapports évidents avec différentes affections scrofuleuses, et se rapproche de ces dernières par quelques-uns de ses symptômes : nous mentionnerons surtout l'existence simultanée de papules volumineuses et d'un faible prurit, phénomènes qu'on retrouve dans les scrofulides boutonneuses. Le strophulus appartient à cette dernière classe d'affections ; il doit être étudié parmi les manifestations de la scrofule.

B. Le *lichen tropicus* se rencontre dans les climats qui sont sous les tropiques ; nous ne le connaissons point, et nous ne ferons que l'indiquer. Nous dirons, néanmoins, qu'il est caractérisé par de grosses papules, et qu'il appartient évidemment à la classe des affections artificielles.

C. Le *lichen pilaris* et le *lichen lividus* sont deux affections essentiellement arthritiques, et ont été décrits dans le chapitre consacré à l'étude des arthritides boutonneuses.

D. Le *lichen circumscriptus* des auteurs est parasitaire dans un grand nombre de cas. Il peut être aussi de nature arthritique et coïncider avec un lichen disséminé ou groupé, à papules déprimées.

M. Devergie rapporte (p. 393, 2e édition) trois exemples de lichen contagieux, développé sous la forme de plaques circonscrites : ces affections sont évidemment de nature parasitaire. Lorsqu'il est question de lichen circonscrit, le même auteur dit qu'il siége sur le dos de la main, plus souvent en dehors qu'en dedans des membres ; qu'il est beaucoup plus disposé que le lichen diffus à sécréter et à passer à l'état de lichen eczémateux. Il n'est pas difficile de voir que M. Devergie décrit, sous le nom de lichens circonscrits, des lichens parasitaires et des eczémas arthritiques.

M. Cazenave commet les mêmes erreurs. Il admet un lichen circonscrit et caractérisé par des groupes de papules réunies en cercles dont les bords, ordinairement très prononcés, sont continuellement agrandis par des éruptions nouvelles, en même temps que le centre se guérit par une exfoliation légère. N'est-ce pas là, au moins dans la plupart des cas, une affection parasitaire ?

Quand M. Hardy enseigne que le mélange de l'eczéma et du lichen est plus commun que ne le pensent les auteurs classiques, il a pris l'eczéma sec de nature arthritique pour du lichen circonscrit. Cependant cet auteur a bien décrit un lichen circonscrit, distinct du lichen parasitaire et de l'eczéma arthritique; cette espèce, qui appartient à l'arthritis, a été étudiée dans le chapitre consacré aux arthridides boutonneuses.

E. Le *lichen gyratus* est une variété établie d'après la forme de l'éruption ; il se présente sous l'aspect de bandes dont l'étendue et la direction sont variables.

F. Le *lichen urticatus* n'est qu'une variété de l'urticaire. Il est caractérisé par des papules volumineuses, rosées ou décolorées, qui présentent une marche fugace comme celles du cnidosis.

G. Le *lichen invétéré* se fait remarquer surtout par le symptôme prurit et par l'épaississement de la peau ; les papules sont peu nombreuses et peuvent faire défaut ; les parties affectées sont rudes et couvertes de squames plus ou moins abondantes qui ressemblent à celles de l'eczéma ou du psoriasis. Cette forme de lichen présente une longue durée ; elle persiste quelquefois pendant toute la vie.

2° Lichen agrius. — Biett a décrit sous ce nom une affection qui s'accompagne d'un prurit considérable, de papules, de vésicules ou de pustules qui rappellent à la fois l'aspect de l'eczéma et du lichen. M. Devergie admet deux variétés de lichen agrius, que nous reconnaissons également : l'une, celle qui appartient à la dartre, présente des papules petites et des démangeaisons très vives ; l'autre est caractérisée par de grosses papules, par un prurit beaucoup moins marqué et se trouve placée sous la dépendance de la diathèse scrofuleuse.

Étiologie. — Le lichen se rencontre principalement chez les sujets d'un tempérament nerveux. Il s'observe à tous les âges ; cependant, s'il apparaît comme manifestation herpétique, il se montre de préférence vers l'âge de vingt à vingt-cinq ans ou dans l'âge mûr.

L'éruption lichénoïde se développe pour la première fois et récidive souvent à l'époque du printemps et de l'automne.

Parmi les causes prédisposantes, il faut signaler quelques professions : on sait combien est fréquent le lichen des mains et des avant-bras chez les épiciers, les boulangers, les teinturiers, etc., qui manient des substances irritantes.

Les auteurs ont signalé l'influence d'un certain état gastralgique ou entéralgique sur le développement du lichen. Mais on a méconnu les véritables liens qui rattachent ces phénomènes nerveux aux symptômes cutanés : dans ce cas, gastralgie et affections de la peau sont des manifestations d'un même état morbide, la diathèse herpétique. C'est le même rapport qui existe, dans la syphilis, entre les douleurs ostéocopes ou rhumatoïdes et les affections cutanées.

Comme causes occasionnelles qui éveillent la dartre, dont le lichen est un symptôme, nous nommerons encore les émotions morales, les veilles prolongées, les excès de table, etc.

Le lichen est-il contagieux, comme l'admet M. Devergie? Nous ne saurions partager cette opinion, qui ne peut être expliquée que par une erreur de diagnostic. L'auteur précédent aura pris, ainsi que nous l'avons fait remarquer, pour du lichen dartreux le lichen parasitaire ou d'autres affections phyto-dermiques.

Diagnostic. — Le lichen est caractérisé par des papules petites, agminées, et couvertes de squames ou de petites croûtes grisâtres ou jaunâtres; il ne sera pas confondu avec le prurigo dont les papules sont plus volumineuses, disséminées et présentent à leur sommet une petite croûte noire qui est formée par une gouttelette de sang desséché.

Le psoriasis offre dans quelques circonstances une certaine analogie avec le lichen invétéré : on rencontre dans les deux affections un épaississement de la peau, des squames grises et furfuracées. Cependant il nous sera possible d'arriver au diagnostic en tenant compte du phénomène prurit, qui est ordinairement intense dans le lichen et presque nul dans le psoriasis; en outre, ce dernier peut se développer dans toutes les régions, mais il a une prédilection marquée pour celles du coude et des genoux : les plaques psoriasiques développées sur ces parties conservent habituellement des caractères nettement accusés.

Il n'est pas toujours facile de distinguer par une première inspection le lichen de l'eczéma arthritique, qui se présente sous la forme de plaques rouges, violacées, rugueuses et couvertes de squames minces, jaunâtres ou grisâtres. Néanmoins, en examinant avec attention les surfaces affectées, on remarquera que la peau ne présente pas d'épaississement dans l'eczéma, et qu'il existe sur quelques points des vésicules acuminées ; en l'absence de vésicules, on apprend qu'il y a eu un suintement plus ou moins abondant.

Le *lichen agrius* présente des lésions complexes, appartenant à deux affections cutanées : avons-nous affaire à un lichen ou à un eczéma? Les willanistes, qui établissent le diagnostic d'une affection cutanée d'après l'élément primitif, sont très embarrassés pour répondre à la question précédente. Pour nous, le lichen agrius est une affection mixte, caractérisée à la fois par des vésicules et des papules ; il est l'expression symptomatique d'une maladie constitutionnelle. Ces données nous suffisent pour instituer un traitement rationnel.

Il faut encore savoir distinguer entre eux le lichen agrius de nature herpétique et le lichen agrius d'origine scrofuleuse. Le premier apparaît ordinairement dans l'âge adulte et chez les sujets doués d'un tempérament nerveux ; il se fait remarquer par un prurit intense et par des papules peu volumineuses, recouvertes de vésicules ou de légères croûtes. Le lichen agrius de source scrofuleuse se montre chez les enfants âgés de douze à quinze ans et doués d'un tempérament lymphatique ; il présente des papules plus grosses, des vésicules, et plus souvent des pustules ; il est remarquable par le peu de démangeaison qu'il occasionne.

Nous ne reviendrons pas sur le diagnostic différentiel du lichen circonscrit et du lichen herpétique ; cette question a été traitée dans le chapitre qui renferme l'histoire du lichen arthritique (page 166).

Le lichen syphilitique se distinguera du lichen herpétique

par l'absence de prurit et par la coloration cuivrée de ses papules.

Le lichen artificiel, qui est produit quelquefois volontairement, pourrait être confondu avec le lichen lié à une maladie constitutionnelle. Il faudra tenir compte de la physionomie de l'affection.

Dans le lichen déterminé par des agents irritants, les papules et les parties de peau qui les séparent sont excoriées et uniformément rouges ; on trouve une inflammation plus vive et un prurit moins marqué, qui est souvent remplacé par de la cuisson et une sensation de chaleur. On surveillera le malade qui pourrait avoir intérêt à entretenir l'éruption, dont on triomphera facilement par le repos.

Qu'il nous soit permis d'ajouter ici quelques remarques sur le diagnostic du *lichen lividus*. Nous avons oublié de dire que cette affection, de nature arthritique, est confondue tous les jours avec la syphilide papuleuse et le psoriasis punctata. Cependant le lichen lividus se distinguera de la syphilide papuleuse par de vives démangeaisons, par l'absence des plaques muqueuses et de l'engorgement des ganglions lymphatiques, par la coloration violacée de ses papules, et souvent par l'existence de véritables taches hémorrhagiques dans l'épaisseur de la peau.

Les éléments du psoriasis guttata sont recouverts de squames blanches et nacrées, différentes de l'épiderme blanc et lisse qui fait corps avec la papille déprimée du lichen, et ne s'accompagnent pas d'un prurit aussi marqué que ceux du lichen lividus. Le psoriasis a pour lieux d'élection les coudes et les genoux.

Pronostic. — Toutes les espèces de lichen constitutionnel présentent à un degré plus ou moins grand une ténacité remarquable et une fâcheuse tendance à récidiver. Cependant le lichen herpétique surpasse de beaucoup, sous ce rapport, les lichens scrofuleux et arthritique. Par les progrès de la maladie constitutionnelle, ces deux derniers disparaissent nécessairement ; au contraire, le lichen dartreux persiste indéfiniment, se généralise et dure souvent jusqu'à la dernière période de la diathèse herpétique.

Traitement.— Le traitement que nous avons indiqué pour le prurigo, est applicable au lichen. Nous renvoyons au paragraphe précédent pour l'énumération des moyens destinés à combattre le lichen herpétique.

TROISIÈME SECTION.

DES HERPÉTIDES HUMIDES.

Nous appelons *herpétides humides* des affections cutanées développées sous l'influence de la diathèse herpétique et caractérisées par des groupes de boutons séreux ou purulents qui se convertissent en squames ou en croûtes.

Les herpétides humides diffèrent des arthritides humides par l'abondance de leur sécrétion, par la variété des régions qu'elles occupent, par leur tendance à se généraliser, par la symétrie qu'elles affectent dans leur développement, attaquant à la fois les deux côtés du corps ou les membres à droite comme à gauche, par le prurit qui les suit souvent, les accompagne et les précède.

Elles diffèrent des herpétides sèches par l'existence fréquente des phénomènes généraux et des métastases viscérales : de là découle en thérapeutique l'indication d'éviter l'emploi des agents perturbateurs, lorsqu'il s'agit de combattre ces affections.

Les herpétides humides, comme les arthritides humides, renferment trois chapitres :

1° *Herpétide vésico-squameuse* : eczéma ;

2° *Herpétide bullo-lamelleuse* : pemphiguus ;

3° *Herpétides puro-crustacées* : mélitagre, furoncle, ecthyma.

CHAPITRE PREMIER.

HERPÉTIDE VÉSICO-SQUAMEUSE.

Il n'existe qu'une seule herpétide vésico-squameuse, l'eczéma, que nous allons étudier.

§ I. — De l'eczéma.

L'eczéma a porté des dénominations variées : *herpes miliaris*, *herpes squamosus madidans* (Alibert), *dartre vive* (Sauvages), etc. Le mot eczéma (ἐκζέω, je brûle) a été employé pour désigner des éruptions accompagnées de douleur et de chaleur ; il paraît avoir été appliqué tantôt à des affections vésiculeuses ou pustuleuses, tantôt à des affections papuleuses.

Willan, le premier, donna une idée précise de l'eczéma dont il détermina avec soin les caractères, et qu'il définit : une éruption de vésicules ou de vésico-pustules acuminées, petites, agminées et occupant des surfaces plus ou moins étendues.

Bateman, Biett et tous les dermatologistes modernes ont adopté en principe la définition de Willan.

Pour M. Cazenave, le genre eczéma est caractérisé par des vésicules ou vésico-pustules, ordinairement très petites, agglomérées en grand nombre et occupant le plus souvent des surfaces très larges, non circonscrites et irrégulières.

Beaucoup d'auteurs définissent l'eczéma : une affection caractérisée par des vésicules, par une sécrétion plus ou moins abondante de sérosité, par la rougeur et la démangeaison des parties affectées.

M. Devergie regarde comme incomplètes les définitions précédentes et leur substitue la suivante : l'eczéma est une maladie superficielle de la peau caractérisée 1° par la rougeur de la surface malade, 2° par une démangeaison permanente plus ou moins intense, 3° par une sécrétion de sérosité citrine et limpide, tachant le linge en *gris* et l'*empesant* à la manière des taches spermatiques, 4° par un état ponctué et rouge de la peau, formé par l'orifice enflammé des canaux qui, par myriades, fournissent la sérosité.

Cette définition s'appuie sur quatre phénomènes importants de l'affection ; mais ces phénomènes n'existent pas dans toutes les variétés d'eczéma, et d'un autre côté, on ne tient pas compte de leur ordre de succession. Les mêmes objections s'adressent à la définition donnée par M. Hardy.

Dans la séméiotique cutanée, j'ai défini l'eczéma générique : une affection de la peau caractérisée par des vésicules développées sur un fond rouge, groupées, remplies d'un liquide séreux, qui se rompent bientôt et se transforment en squames ou en croûtes minces d'un jaune verdâtre ou blanchâtre.

L'eczéma n'est qu'une affection symptomatique, qui se

montre dans différentes maladies constitutionnelles : nous avons déjà décrit les eczémas scrofuleux, parasitaire et arthritique; nous n'admettons pas l'eczéma syphilitique jusqu'à ce que son existence nous soit démontrée par l'observation. Nous nous proposons ici de faire l'histoire de l'eczéma herpétique; il ne nous restera à étudier que l'eczéma artificiel dans nos leçons de l'année prochaine.

Divisions. — On admet généralement un *eczéma aigu* et un *eczéma chronique;* cette division, fondée sur la marche de l'affection, mérite d'être conservée.

Willan et ses élèves reconnaissent à l'eczéma aigu trois variétés : 1° l'*eczema simplex*, 2° l'*eczema rubrum*, 3° l'*eczema impetiginodes*. Cette seconde division nous paraît attaquable sur plusieurs points. L'*eczema simplex*, tel qu'il a été envisagé par les auteurs précédents, est un hydroa de cause externe ou de nature arthritique : nous avons décrit ce dernier parmi les arthritides, et plus tard nous étudierons l'autre dans les affections artificielles. L'*eczéma impetiginodes* n'est qu'une complication de l'*eczéma aigu;* il est souvent le résultat d'une irritation produite sur les surfaces eczémateuses par différents agents tels que pommades, eau sédative, etc. Il faut bien distinguer l'eczéma impétigineux, *consécutif*, la plupart du temps dans la dartre, de l'eczema impetiginodes *primitif* qui est une affection essentiellement scrofuleuse.

Il ne reste donc comme forme réelle que l'eczéma rubrum ; seulement, il est important d'établir dans cette affection une distinction qui n'a point été faite par les auteurs. Il existe, comme nous l'avons déjà dit, deux espèces d'eczéma rubrum. L'un présente l'aspect symptomatique des pseudo-exanthèmes ; il est caractérisé par des phénomènes fébriles, par une éruption étendue à la plus grande partie du corps, et il se termine par résolution dans l'espace de deux à trois septénaires. L'autre eczéma rubrum ne s'accompagne pas de symptômes fébriles; il se manifeste par une inflammation plus vive des surfaces affectées, occupe des régions moins étendues, offre une durée très variable, et peut guérir ou passer à l'état chronique. Nous sommes donc en présence de deux affections différentes et désignées sous le même nom, ce qu'il faut toujours éviter. Nous conservons la dénomination d'eczéma rubrum à la variété qui appartient à la classe des éruptions pseudo-exanthématiques ; quant à la seconde variété, elle peut être considérée comme le premier degré de l'eczéma chronique de nature herpétique, qui commence presque toujours par l'état aigu.

Dans l'eczéma herpétique, nous ne saurions admettre deux variétés, et nous ne reconnaissons que deux formes :

1° La *forme inflammatoire* (eczéma aigu, eczéma rubrum non pseudo-exanthématique) ;

2° La *forme sécrétante* (eczéma chronique).

I. *Forme inflammatoire.* — Dans cette forme, il existe quelquefois, au début, un peu de malaise, de l'inappétence et un léger mouvement fébrile. Les premiers symptômes sont des démangeaisons et un sentiment de chaleur sur les parties affectées. Bientôt on observe une surface rouge, plus ou moins étendue, sur laquelle naissent des vésicules agminées et si petites qu'elles passent souvent inaperçues. Ces vésicules acuminées et remplies d'une sérosité limpide ont une durée éphémère, qui dépasse rarement trente-six à quarante-huit heures : les unes se flétrissent après la résorption du liquide qu'elles renferment, les autres se rompent et laissent de petites ulcérations superficielles qui fournissent un liquide abondant, clair et visqueux. Ce liquide tache en gris, empèse le linge et ressemble à la sueur ; examiné au microscope, il renferme une grande quantité de lymphe plastique, des globules pyoïdes et souvent des globules de pus.

La partie affectée ne présente pas une rougeur uniforme, mais une surface criblée d'un grand nombre de petits points d'un rouge plus foncé, qui sont autant d'orifices par lesquels suinte la sérosité. La sécrétion continue pendant un temps qui varie de quelques jours à trois ou quatre septénaires, à moins que l'eczéma ne passe à l'état chronique. Lorsqu'elle vient à diminuer, le liquide se dessèche et se transforme en squames ou en croûtes minces, humides et jaunâtres. Ces squames ou croûtes se détachent bientôt et sont remplacées par une tache rouge qui persiste pendant un temps plus ou moins long, mais qui finit par disparaître à son tour sans laisser de cicatrices.

Les démangeaisons et la chaleur qui précèdent l'apparition des vésicules, durent pendant le développement de ces dernières ; elles perdent de leur intensité, dès que la sécrétion s'établit, et cessent complétement, lorsque l'eczéma arrive à l'état squameux. Ainsi, la diminution et la disparition des deux phénomènes, prurit et chaleur, annoncent une tendance vers la terminaison de l'affection ou la guérison définitive.

Que l'inflammation des glandes sudoripares et du derme présente un degré plus élevé, le liquide contenu dans les vésicules deviendra purulent ; vous aurez l'eczema impetiginodes des auteurs.

Marche, durée, terminaison. — L'eczéma aigu peut se terminer par la guérison, qui survient ordinairement au bout de trois à quatre semaines, et par son passage à l'état chronique. Lorsque l'affection a disparu, le malade n'est point à l'abri des récidives ; l'eczéma reparaît presque toujours un certain nombre de fois, jusqu'à ce que la forme chronique s'établisse d'une manière définitive.

Complications. — Nous avons déjà signalé l'eczema impetiginodes comme un accident de l'eczéma aigu ; nous mentionnerons encore, à titre de complications, les éruptions furonculaires et ecthymatiques.

II. *Forme sécrétante.* — Cette forme succède souvent à la forme inflammatoire ; elle peut aussi se montrer d'emblée. Dans ce dernier cas, on observe une surface rouge et couverte de vésicules, qui est le siége de chaleur et de démangeaisons. Ces phénomènes qu'on rencontre dans l'eczéma aigu, offrent ici moins d'intensité : la rougeur est moins vive et les vésicules sont plus discrètes, plus rares. A côté des premiers groupes vésiculeux, d'autres ne tardent pas à se montrer et occupent chaque jour des surfaces plus étendues ; parfois l'affection est limitée à certaines régions et se continue, alors, par des poussées successives sur les mêmes parties.

L'évolution de l'eczéma chronique ne diffère de celle de l'eczéma aigu que par une rapidité moins grande : les vésicules se rompent et fournissent une sérosité qui se concrète sous la forme de lamelles ou de croûtes molles et jaunâtres. A un moment donné, toute sécrétion cesse et les croûtes se détachent ; il ne reste plus qu'une surface rouge et une exfoliation épidermique qui a de l'analogie avec celle du pityriasis. Quelquefois, les squames sont épaisses et ressemblent à celles du psoriasis. On observe assez souvent dans l'eczéma chronique une surface rouge et luisante ; cet aspect vernissé de la peau annonce que l'affection n'est pas guérie, et qu'il faut s'attendre prochainement à de nouvelles poussées vésiculeuses.

Si l'on récapitule les différents phénomènes qu'on trouve dans l'eczéma, on voit successivement trois états : état vésiculeux, état sécrétant et état squameux.

Dans l'eczéma herpétique, l'état sécrétant est beaucoup plus fréquent que les deux autres : ce motif nous a déterminé à désigner sous le nom de *forme sécrétante* l'eczema chronique de nature dartreuse. Nous savons qu'au contraire l'état sec et squameux se montre ordinairement dans l'eczéma arthritique.

Quelquefois, soit dès le début, soit pendant le cours de l'eczéma, les vésicules sont remplacées par de petites fissures de l'épiderme. Le fond de ces fissures est rouge, fournit une sérosité plastique et analogue à celle qui s'écoule des orifices des canaux sudoripares enflammés : c'est sur cet aspect particulier de la surface affectée qu'on a établi une nouvelle variété sous le nom d'*eczéma fendillé*. Mais nous ne pensons pas qu'une modification anatomique si peu importante puisse autoriser à augmenter le nombre des variétés d'eczéma qui sont déjà trop multipliées.

L'eczéma herpétique se fait remarquer, avons-nous dit, par une sécrétion abondante. Il présente encore un autre symptôme non moins fréquent : nous voulons parler de la démangeaison.

Le prurit est ordinairement très intense ; il est plus marqué la nuit que le jour, et détermine souvent des insomnies. Il s'observe plus particulièrement à certaines périodes de l'affection : plus la sécrétion est abondante, moins le prurit est accusé ; réciproquement, il est d'autant plus vif que la sécrétion est moins considérable. De l'apparition de ce phénomène dans la dernière période de l'eczéma, on doit souvent conclure qu'une nouvelle poussée de vésicules ne tardera pas à se montrer.

Tous les observateurs ont signalé chez les malades atteints d'eczéma chronique un certain nombre d'affections : inflammation gastro-intestinale, asthme, catarrhes, angines, gastralgies ou autres névroses. Ils ont constaté aussi les relations qui existent souvent entre ces différentes affections et l'eczéma : celui-ci s'aggrave ou récidive, quand les premières diminuent ou disparaissent. Nous avons pu vérifier l'exactitude de ces faits ; mais, lorsqu'il s'agit de les interpréter, nous différons de l'avis de la plupart des auteurs. Ceux-ci ne voient dans ces affections que des phénomènes purement sympathiques ou des complications survenues accidentellement dans le cours de l'eczéma ; quant à nous, nous considérons, au contraire, ces différentes affections comme autant de symptômes d'une seule maladie constitutionnelle qui se manifeste successivement ou simultanément sur la peau, sur les poumons, sur les muqueuses, sur les nerfs, etc.

Marche, durée. — L'éruption présente trois degrés dans son évolution : état vésiculeux, sécrétant et squameux. Il est fréquent de trouver sur une même surface des éruptions à tous les degrés. La marche de l'eczéma est très irrégulière : les démangeaisons et la sécrétion ont cessé, et il ne reste qu'une surface un peu rouge, luisante et couverte de quelques squames ; soudain, une vive démangeaison et bientôt une nouvelle éruption se manifestent.

L'eczéma herpétique a une grande tendance aux récidives, qui sont séparées par des intervalles de temps variables suivant les conditions extérieures et surtout suivant l'âge. Chez quelques malades, l'affection ne se montre que tous les ans ou tous les deux ans; chez d'autres, elle apparaît plusieurs fois dans la même année.

Terminaisons. — L'eczéma ne laisse aucune cicatrice sur les surfaces qu'il a occupées; il est remplacé par une tache rouge qui disparaît lentement. Cependant, à un eczéma de longue durée succède souvent une coloration brune de la peau qui persiste indéfiniment. Le plus souvent, la guérison n'est que temporaire; les récidives sont très communes.

La métastase s'observe fréquemment dans l'eczéma dartreux: l'affection cutanée disparaît, et un catarrhe bronchique ou intestinal se manifeste; d'autres fois, c'est un asthme ou une hydropisie qui se montre à la suite de la brusque disparition de l'eczéma. Le retour de celui-ci, suivi de la guérison des accidents énumérés plus haut, prouve incontestablement qu'à la diathèse dartreuse il faut encore ajouter, comme cause des différentes manifestations sur les muqueuses, sur les séreuses, etc., l'influence exercée par la métastase de l'affection cutanée.

Pendant longtemps il existe une sorte de balancement entre l'affection cutanée et les affections viscérales. Mais, par les progrès de la maladie constitutionnelle, les deux sortes d'affections finiront par coexister et prendre des proportions plus considérables. L'eczéma recouvrira la plus grande partie du corps; une diarrhée rebelle, un catarrhe pulmonaire et divers troubles des fonctions digestives s'établiront d'une manière permanente; le malade tombera dans un amaigrissement extrême, souvent masqué par des hydropisies passagères; enfin, la fièvre hectique se déclarera, et la mort surviendra au milieu des symptômes qui caractérisent la cachexie dartreuse.

Siége. — La question qui concerne le siége anatomique de

l'affection, a été traitée avec les développements qu'elle comporte, lorsque nous avons étudié l'eczéma arthritique.

Ici nous nous bornerons à quelques considérations sur le siége topographique de l'eczéma dartreux.

L'eczéma herpétique se montre sur toute la surface cutanée du corps. Cependant il occupe de préférence la partie interne des membres, où la peau présente une grande finesse ; il est aussi plus fréquent dans les régions qui sont le siége habituel d'une transpiration abondante, ou qui présentent un grand nombre de follicules pileux : telles sont les régions des mamelles, des oreilles, de l'anus, du scrotum, etc.

L'eczéma dartreux ne reste pas longtemps limité aux mêmes surfaces ; il se développe rapidement sur des parties voisines ou éloignées. Dans cette affection essentiellement mobile, les variétés établies d'après le siége n'ont pas une grande importance. Néanmoins, nous allons énumérer ces différentes variétés avec les symptômes qui sont propres à chacune d'elles.

Variétés d'après le siége :

1° *Eczema capitis.* — L'eczéma dartreux s'observe fréquemment à la tête : nous savons que cette région est souvent occupée par les eczémas scrofuleux et arthritique. Ce dernier présente une physionomie qui lui est propre : il est caractérisé par des plaques circonscrites, rouges, rarement humides, ordinairement sèches et squameuses. Les eczémas dartreux et scrofuleux offrent entre eux une certaine analogie : ils s'étendent à la plus grande partie du cuir chevelu et se propagent à la face, au cou et à différentes régions. Mais l'eczéma scrofuleux est caractérisé par une sécrétion abondante et séro-purulente, s'accompagne d'engorgements ganglionnaires, d'ophthalmies, etc.; l'eczéma herpétique, au contraire, se fait remarquer par une sécrétion abondante de sérosité limpide, par des démangeaisons intenses, par une rougeur très vive des surfaces affectées, et rarement il se complique d'adénopathie qui se montre alors comme un phénomène purement sympathique.

L'eczema capitis de nature herpétique peut occasionner la chute des cheveux après une longue durée ; cependant la calvitie n'est jamais ni aussi prompte, ni aussi prononcée dans les affections dartreuses que dans les affections arthritiques. Les cheveux ne présentent pas non plus ces altérations de couleur et de structure qui caractérisent les phyto-dermides ; d'ailleurs, ils repoussent le plus souvent avec toute leur force habituelle après la disparition de l'affection.

Lorsque l'eczema capitis est guéri, il faut s'attendre, dans un temps plus ou moins prochain, à une récidive sur place ou sur des parties éloignées.

2° *Eczéma des oreilles*. — L'eczéma dartreux occupe souvent les pavillons auriculaires ; il ne tarde pas à se propager à la face et au cuir chevelu. Il détermine une rougeur et une tuméfaction considérables des parties constituantes de l'oreille, se propage fréquemment au conduit auditif externe : on observe alors un boursouflement de la muqueuse de ce conduit, qui produit une surdité momentanée.

3° *Eczéma des seins*. — C'est chez la femme qu'apparaît l'eczéma des seins dans le plus grand nombre des cas ; il se développe sous l'influence de la congestion qui s'opère dans les glandes mammaires à l'époque de la puberté, de la grossesse et de la lactation. Il se manifeste ordinairement sur le mamelon, l'aréole, et il s'étend progressivement vers la péri-

-phérie de la mamelle, en conservant une disposition plus ou moins arrondie. Dans cette affection, on rencontre souvent de petits abcès qui ont pour siége les glandes sudoripares. L'eczéma herpétique occupe simultanément les deux seins; il se montre bientôt sur d'autres parties du corps. On ne le confondra pas avec l'eczéma psorique, si fréquent dans ces régions.

4° *Eczéma de l'ombilic.* — L'irritation produite par la matière sébacée, accumulée dans la dépression ombilicale, détermine fréquemment l'eczéma herpétique. L'affection s'étend ordinairement aux parois abdominales et présente une grande ténacité; elle est prolongée et entretenue par la stagnation continuelle des produits de sécrétion sur les surfaces malades. Comme les variétés précédentes, elle est très exposée à récidiver.

5° *Eczéma des parties génitales.* — L'eczéma fixe des parties génitales appartient généralement à l'arthritis; toutefois l'eczéma dartreux peut aussi occuper ces mêmes régions. Tandis que le premier reste limité aux surfaces primitivement affectées, le second ne tarde pas à envahir les régions voisines, les cuisses, l'abdomen, etc.

L'eczéma herpétique des parties génitales est remarquable par une sécrétion extrêmement abondante, par la largeur des squames qu'on observe sur le scrotum et sur la verge, par l'existence de démangeaisons atroces et très incommodes. Le prurit intense occasionne une surexcitation des organes sexuels, qui est souvent chez l'enfant le point de départ de mauvaises habitudes. Chez la femme, l'affection a son siége sur les grandes lèvres, le périnée, et souvent elle se propage au vagin et au canal de l'urèthre. Alors, elle détermine des démangeaisons non moins

vives que chez l'homme, qui peuvent aussi conduire à
l'onanisme. Lorsque l'éruption s'étend dans les cavités muqueuses, elle donne lieu à un écoulement abondant, séreux et
plastique, en un mot, à un catarrhe de nature évidemment
herpétique.

L'eczéma, malgré son extension sur d'autres régions, persiste longtemps sur le lieu primitivement affecté et résiste
avec opiniâtreté à nos agents thérapeutiques.

6° *Eczéma des mains et des pieds.* — L'eczéma limité
aux mains et aux pieds appartient le plus souvent à l'arthritis; nous avons signalé les phénomènes propres à cette
affection.

L'*eczema manuale*, qui se montre dans la dartre, coïncide
presque toujours avec un eczéma étendu aux bras, à la face
ou à d'autres régions. D'ailleurs, il ne présente dans ses
symptômes aucune particularité importante à noter.

Variétés suivant l'aspect. — Les auteurs ont admis un
assez grand nombre de variétés d'après l'aspect : *Eczema
simplex, eczema impetiginodes, eczema rubrum, eczema
nummulaire, eczéma fendillé.*

De toutes ces variétés, l'*eczéma nummulaire* est la seule
que nous conservions : cette affection est tantôt arthritique,
tantôt parasitaire. Nous avons dit précédemment pourquoi
nous ne reconnaissions pas, à titre de variétés de l'eczéma
herpétique, les *eczema simplex, impetiginodes* et *fendillé.*

Complications. — Si l'inflammation est très intense, elle
détermine les phénomènes attribués à la variété eczema impetiginodes. Des éruptions furonculaires et ecthymatiques
viennent fréquemment compliquer l'eczéma herpétique. Aux
aisselles, au sein et dans les régions pourvues d'un grand

nombre de glandes sudoripares, on voit souvent de petites tumeurs dures, rouges, arrondies ou ovales, situées dans l'épaisseur de la peau et arrivant quelquefois à suppurer. Ces petites tumeurs inflammatoires ont leur siége dans les glandes sudoripares; elles ont été étudiées par M. Verneuil dans un mémoire très intéressant.

Étiologie. — L'eczéma herpétique est rare dans l'enfance; il se montre quelquefois à l'âge de la puberté; il est fréquent surtout vers l'âge de vingt-cinq à trente ans ou de trente-cinq à quarante ans.

On l'observe souvent chez les vieillards, mais presque toujours à l'état de récidive. On le rencontre plus fréquemment chez la femme que chez l'homme.

La transmission héréditaire de l'eczéma dartreux est admise par tous les auteurs.

L'eczéma, s'il est symptomatique de la dartre ou de l'arthritis, n'est pas contagieux. La contagion ne s'exerce que dans l'eczéma parasitaire : ceci demande une explication.

Quand nous disons que cette affection est contagieuse, nous entendons par là que le malade peut transmettre à un autre par un contact plus ou moins prolongé le parasite qui a déterminé l'éruption dont il est question ; que ce parasite provoquera chez le second sujet telle ou telle éruption, selon ses prédispositions morbides et selon les conditions particulières de sa membrane tégumentaire.

La puberté, l'âge critique, la grossesse, la lactation éveillent fréquemment la manifestation eczémateuse de la diathèse herpétique; le tempérament lymphatico-nerveux prédispose davantage à cette affection que les autres tempéraments.

Dans un grand nombre de cas, les affections cutanées de nature herpétique sont occasionnées par les parasites animaux ou végétaux. La plupart des dartreux ont eu, comme nous l'avons dit, des affections parasitaires qui ont été la cause déterminante de l'eczéma ou de telle autre éruption herpétique.

Parmi les causes capables de provoquer l'apparition de l'eczéma, nous citerons les vésicatoires, les moxas, les piqûres de sangsues, le froid, la fatigue, les excès de boissons alcooliques et une nourriture trop excitante ; nous mentionnerons surtout l'influence des émotions morales. Toutefois, ces causes seraient insuffisantes à produire l'affection, si le malade n'était déjà porteur de la diathèse herpétique à l'état latent.

Diagnostic. — L'eczéma est caractérisé par des signes nombreux : vésicules, état pointillé et rouge, suintement, squames, prurit intense, chaleur de la peau. Cependant il offre de l'analogie avec plusieurs affections qui sont : la miliaire, le pityriasis, l'impétigo, le pemphigus, le psoriasis et le lichen.

La miliaire est facile à distinguer de l'eczéma : elle présente des vésicules plus volumineuses et moins confluentes, une transpiration abondante et des phénomènes généraux plus ou moins graves.

Au début, l'eczéma diffère du pityriasis par l'existence de vésicules et par le suintement de sérosité qui l'accompagne. Plus tard, il passe à l'état squameux et présente la plus grande ressemblance avec l'affection précédente ; d'ailleurs, le pityriasis peut parfaitement remplacer l'eczéma. Dans ce cas, la partie vraiment importante de la question consistera dans le diagnostic de l'espèce : il n'y a aucun avantage à traiter une affection plutôt que l'autre, si elles sont toutes deux de même nature.

L'eczéma se distingue de l'impétigo par des caractères bien accusés. Le premier offre des vésicules remplies d'un liquide transparent, visqueux, quelquefois séro-purulent et se concrétant sous la forme de squames minces et jaunâtres ; le second présente des pustules plus volumineuses, remplies d'un liquide purulent qui forme des croûtes épaisses, jaunes ou brunes et rugueuses.

Dans l'eczéma fixé à la paume de la main et à la plante des pieds, les vésicules se réunissent souvent et donnent lieu à des bulles qui ressemblent à celles du pemphigus. Cependant le diagnostic sera promptement éclairé par la marche de l'affection : s'il existe un pemphigus, on ne tardera pas à observer sur les parties malades des bulles de nouvelle formation ; d'un autre côté, l'éruption de l'eczéma se fait aussi par poussées successives, et des vésicules caractéristiques apparaîtront à une époque plus ou moins rapprochée.

Lorsque le pemphigus a duré longtemps et qu'il s'est étendu à toute la surface du corps, les bulles se développent incomplétement ; on ne trouve plus que des squames larges et foliacées, des ulcérations superficielles et un suintement abondant. On pourrait croire alors à l'existence d'un eczéma généralisé. Toutefois on remarquera que le suintement de la première affection est séreux, qu'il ne ressemble pas au liquide plastique de l'eczéma ; on verra que ses squames ont une largeur que n'atteignent pas celles de l'affection eczémateuse. Le pemphigus foliacé peut occuper la totalité du corps, tandis que l'eczéma n'envahit jamais complétement toute la surface de la peau ; enfin, pendant la durée du premier, on observera de temps en temps des bulles ou des débris de bulles qu'on ne saurait méconnaître.

Le lichen présente des papules, une sécheresse et un épaississement de la peau qui font défaut dans l'eczéma. Quelquefois le lichen et l'eczéma sont associés et constituent une affection mixte, connue sous le nom de *lichen agrius*, que nous avons décrite parmi les scrofulides.

Dans la plupart des cas, il sera facile de distinguer l'eczéma du psoriasis. Le psoriasis est caractérisé par des squames plus épaisses, plus blanches que celles de l'eczéma ; il présente un signe qui manque dans l'affection eczémateuse, c'est une surface rouge et saillante au-dessus du niveau de la peau ; enfin, dans le psoriasis, on n'observe aucun suintement de sérosité. Toutefois, une espèce de psoriasis, celle qui appartient à l'arthritis, s'accompagne souvent d'une sécrétion analogue à celle de l'eczéma. Nous savons en effet que le psoriasis nummulaire est caractérisé par la réunion des éléments de l'eczéma et du psoriasis : sécrétion et squames humides, et en même temps squames blanches, nacrées et reposant sur une surface d'un rouge cuivré. L'association des lésions de l'eczéma et du psoriasis constitue une affection mixte qui mérite d'être conservée comme espèce, qui se reconnaît facilement et a été décrite précédemment au nombre des arthritides.

Dans l'étude de l'eczéma arthritique, nous avons établi le diagnostic des différentes espèces d'eczéma. Nous avons énuméré les caractères propres des eczéma scrofuleux, dartreux et arthritique, et nous avons vu qu'on arrivait dans la plupart des cas à reconnaître la nature de chacune de ces affections par le seul examen des symptômes objectifs. Nous croyons inutile de répéter tout ce que nous avons dit sur ce sujet important; nous renvoyons donc au paragraphe qui traite de l'eczéma arthritique (p. 191). Cependant nous disions également que les symptômes objectifs de l'affection pouvaient être dénaturés et qu'il fallait puiser d'autres renseignements dans les antécédents du malade. Nous désirons nous appesantir quelque temps sur cette seconde partie du diagnostic que nous avons presque passée sous silence.

Le malade atteint d'un eczéma dartreux, reconnaissable déjà à tels signes que nous avons donnés, présente souvent une constitution sèche, un tempérament nerveux et une transpiration peu abondante. Il est tourmenté de temps en temps par des démangeaisons, par des migraines, par des dyspepsies, par des névralgies intercostales, etc.; il est doué d'un caractère mélancolique ou très irascible. Si l'on interroge les antécédents du sujet, on constate l'existence antérieure de différentes affections qui appartiennent évidemment à la dartre : prurigo herpétique, urticaire aiguë ou cnidosis, zona accompagné de névralgie intercostale, psoriasis, lichen, etc. Tous ces phénomènes ne se rencontrent pas seulement chez le malade, mais ils se trouvent aussi chez le père, la mère, les frères ou les sœurs. Tel est le tableau des principaux symptômes offerts par le dartreux ; comparons-le à celui que présente le scrofuleux.

Le scrofuleux se fait remarquer par une coloration rosée des téguments, plus souvent par un teint pâle, anémique, par une sorte de bouffissure de la face, par une certaine irrégularité dans la nutrition, par une sensibilité générale peu développée et par des adénopathies survenant sous l'influence des causes les plus légères. Avant et pendant la durée de l'eczéma, on trouve diverses affections éminemment scrofuleuses : engorgement strumeux des ganglions, ophthalmies chroniques, otites, coryzas, etc. Les parents ont présenté des caries, des tumeurs blanches, des scrofulides bénignes ou malignes, etc., sont morts fréquemment de phthisie scrofuleuse ou d'une autre affection viscérale de même nature.

Le sujet atteint d'eczéma arthritique offrira de son côté un certain nombre de phénomènes propres, que nous avons considérés comme les prodromes de l'arthritis. Ces phénomènes nous sont connus, et nous allons les rappeler brièvement : transpiration abondante, obésité, chute prématurée des cheveux, constipation habituelle, migraines et dyspepsies arthritiques, fréquentes congestions hémorrhoïdaires, bourdonnements d'oreille, troubles de la vue, système musculaire développé. On aura observé ou l'on trouvera actuellement chez le malade, et très souvent chez les parents, une des affections suivantes : rhumatisme, goutte, eczéma ou lichen circonscrits, hydroa bulleux, érythème noueux, érythème papulo-tuberculeux, sciatique, asthme humide, lésions organiques du cœur, etc.

Nous pensons qu'en interrogeant l'état local et l'état général dans un eczéma, on arrivera presque constamment à en reconnaître non-seulement le genre, mais l'espèce ; quelquefois il sera plus facile d'arriver à la notion de l'espèce qu'à celle du genre. Or, il ne faut pas oublier que dans le traitement d'une affection, il est beaucoup plus important de connaître sa nature que les lésions élémentaires qui la caractérisent.

Pronostic. — L'eczéma dartreux est la plus grave de toutes les espèces d'eczéma. On sait que les eczéma artificiel et parasitaire sont faciles à guérir par la soustraction des causes qui les ont déterminés, et que les eczéma scrofuleux et arthritique disparaissent naturellement par le fait des évolutions successives de la maladie constitutionnelle dont ils ne sont qu'un symptôme. Au contraire, l'eczéma herpétique est une affection rebelle, il récidive facilement et finit par se généraliser. Il constitue la forme la plus fréquente de la dartre humide, dont les conséquences sont toujours plus funestes que celles de la dartre sèche. En effet, il détermine des inconvénients qui viennent interrompre les occupations ordinaires de la vie : le malade, obligé de couvrir de linge ou de différents topiques les parties affectées, est condamné à un repos plus ou moins absolu. Ajoutons encore qu'on observe plus fréquemment les métastases après la guérison de l'eczéma dartreux qu'après celle de la dartre sèche.

Traitement. — La forme inflammatoire de l'eczéma réclame la médication antiphlogistique ; on emploiera avec avantage la poudre d'amidon ou de fécule, des lotions d'eau de guimauve, des cataplasmes de fécule et des bains d'amidon. Nous avons l'habitude de donner pendant l'existence des phénomènes aigus de l'éruption un léger purgatif, que nous répétons tous les trois ou quatre jours : nous ordonnons à chaque fois deux ou trois verres d'eau de Sedlitz. Il sera même utile d'administrer ce purgatif de temps en temps pendant toute la durée du traitement.

Au début, nous prescrivons aussi des boissons rafraîchissantes, soit la limonade, soit une tisane renfermant une petite quantité d'acide sulfurique ; plus tard, nous conseillons les tisanes de houblon, de pensée sauvage ou de petite centaurée.

La diététique joue un grand rôle dans le traitement de l'affection : on recommandera une alimentation douce, composée de viandes blanches, de légumes herbacés, et l'on proscrira le café, les liqueurs, les mets épicés, etc.

La saignée est rarement utile ; elle ne sera pratiquée que chez les sujets jeunes et vigoureux. Elle sera indiquée par une éruption étendue à de grandes surfaces et accompagnée de phénomènes fébriles intenses. Sous l'influence des moyens que nous venons d'énumérer, la congestion cutanée et les symptômes généraux qui existent quelquefois, ne tardent pas à disparaître : c'est à cette époque seulement qu'on doit avoir recours à la médication spécifique.

On donne les préparations arsenicales sous différentes formes : la liqueur de Fowler, la liqueur de Pearson, les solutions d'acide arsénieux, d'arséniate de soude ou d'arséniate d'ammoniaque. Nous administrons de préférence ce dernier composé; nous prescrivons aussi des pilules d'arséniate de fer chez les sujets débilités ou doués d'un tempérament lymphatique. En même temps, nous continuons les topiques émollients ou légèrement astringents ; toutefois, dans cette période de l'eczéma, nous employons souvent des bains légèrement sulfureux ou alcalins et des bains de vapeur. Ainsi, nous donnons alternativement un bain d'amidon et un bain légèrement sulfureux ou alcalin, et nous prescrivons de temps en temps un bain de vapeur.

Si le prurit est intense et ne cède pas à l'action des moyens précédents, nous avons recours à la pommade de calomel ou aux lotions d'acétate de plomb et de bichlorure de mercure.

Lorsqu'on a soin d'éloigner les causes déterminantes qui tiennent quelquefois à la profession du malade et qu'on suit régulièrement le traitement que nous venons d'indiquer, l'eczéma cesse bientôt de sécréter et arrive promptement à l'état squameux.

L'état squameux de l'eczéma peut persister longtemps et donne lieu à de nouvelles indications. Rien n'est plus facile, en général, que d'amener la disparition des squames observées dans la troisième période de l'affection. Nous recommandons le moyen suivant qui réussit presque toujours : on recouvre la surface malade avec un mélange, à parties égales, d'huile de cade et d'huile d'amande douce; on ne laisse sur la peau qu'une très faible quantité du mélange, qui est absorbé par l'application immédiate d'une compresse de linge fin. Toutefois il faut user avec réserve de ce topique qui peut ramener l'affection à l'état aigu; dans ce cas, on diminuerait la quantité d'huile de cade afin de rendre le mélange moins irritant. Si l'on n'a point d'huile de cade à sa disposition, on la remplacera par le goudron dont l'action n'est pas aussi efficace.

Après la disparition de l'eczéma, on devra continuer l'usage des préparations arsenicales pendant deux ou trois mois : c'est le moyen d'éviter ou du moins d'éloigner les récidives.

L'affection disparait durant un certain temps sous l'influence d'un traitement rationnel; mais elle récidive souvent, finit par devenir permanente et par se généraliser. Alors l'amaigrissement fait de rapides progrès; différents troubles des fonctions digestives se manifestent et ne permettent plus l'emploi des préparations arsenicales; la médication reconstituante sera seule indiquée en attendant qu'on puisse revenir à la médication spécifique. Nous devons dire que l'affection arrivée à ce degré est placée ordinairement au-dessus des ressources de l'art et que la mort ne tarde pas à survenir.

Tels sont les moyens de traitement que nous recommandons contre l'eczéma herpétique. Les auteurs qui n'ont pas établi de distinction entre les eczéma scrofuleux, arthritique et dartreux, semblent préconiser dans toutes les espèces d'eczéma les préparations sulfureuses. Nous nous sommes expliqué sur l'emploi des sulfureux, que nous réservons spécialement au traitement de la scrofule; nous ne les ordonnons que très accessoirement, et seulement comme modificateurs locaux, dans l'eczéma dartreux passé depuis longtemps à l'état chronique. Les sulfureux administrés d'une manière différente dans la dartre produisent toujours des résultats fâcheux.

L'action curative de la térébenthine s'est manifestée dans quelques cas; mais, ce médicament est loin de posséder des vertus thérapeutiques aussi puissantes que les préparations arsenicales. Plusieurs fois la térébenthine a déterminé des diarrhées rebelles qui empêchent d'avoir recours à la médication spécifique.

CHAPITRE II.

HERPÉTIDE BULLO-LAMELLEUSE.

Pemphigus herpétique.

(*Pemphigus chronique ou diutinus, Pompholyx de Willan.*)

Nous avons distingué deux variétés de pemphigus chronique de nature arthritique; l'une, le pemphigus prurigineux à petites bulles, est une affection bénigne; l'autre, le pemphigus érysipélateux à grosses bulles, est une affection maligne qui se termine assez ordinairement par la mort. Dans la dartre, il n'existe qu'une variété de pemphigus *diutinus*, toujours très grave; nous allons donner les caractères qui appartiennent spécialement à cette dernière variété.

Symptômes. — Le pemphigus *diutinus*, qui se montre comme symptôme de la dartre, se manifeste par une éruption de bulles arrondies, plus ou moins volumineuses, remplies d'un liquide citrin et transparent, se développant par poussées successives et se terminant par la formation de croûtes minces et foliacées.

Les bulles sont précédées d'une tache érythémateuse qui s'agrandit du centre à la circonférence; elles recouvrent plus ou moins complétement cette surface érythémateuse et sont entourées d'une aréole rouge. Quelquefois, la tache et l'aréole n'existent point; en tout cas, elles ne ressemblent nullement aux plaques érysipélateuses que nous avons signalées dans le pemphigus arthritique.

En général, les bulles du pemphigus dartreux sont plus volumineuses que celles du pemphigus arthritique : elles présentent des dimensions qui varient depuis la grosseur d'une noisette ou d'une noix jusqu'à celle d'un œuf de poule. Elles sont encore plus distinctes et plus régulières : dans le pemphigus arthritique, les bulles sont groupées en plus ou moins grand nombre sur une même plaque, se touchent par leur circonférence et sont remarquables par leur différence de volume; dans le pemphigus dartreux, au contraire, les bulles sont séparées par des intervalles de peau saine et se rapprochent plus ou moins par leur volume.

Nous ne ferons qu'énumérer les phénomènes successifs qui se présentent dans l'évolution de la bulle du pemphigus et que nous avons décrits précédemment : soulèvement de l'épiderme par un liquide séreux, rupture de la membrane épidermique ou résorption du liquide, formation de croûtes brunes, minces, foliacées et se continuant avec l'épiderme circonvoisin; vers le septième jour, chute des croûtes qui laissent une tache violacée et lente à disparaître. Il arrive parfois qu'après la rupture des bulles l'épiderme ne s'applique point sur le derme ; il reste alors une surface rouge, ulcérée, douloureuse, qui sécrète une sérosité transparente et abondante.

Parmi ces différents phénomènes, il en est un qui présente quelques particularités à noter dans le pemphigus dartreux : la sérosité qui distend les bulles est claire, alcaline, peu plastique et empèse à peine le linge. Elle se distingue donc par ses qualités du liquide plastique de l'eczéma et du liquide purulent ou séro-purulent qu'on trouve dans les bulles du pemphigus arthritique. Au nombre des symptômes locaux, nous mentionnerons encore le prurit, qui se manifeste quelquefois avec une grande intensité. Cependant ce phénomène est loin d'égaler les démangeaisons qui accompagnent le pemphigus arthritique et en particulier l'hydroa bulleux.

Avant l'apparition des bulles, le malade accuse quelquefois un peu de malaise et de l'anorexie ; ces symptômes sont peu marqués et passent souvent inaperçus. Pendant un certain temps, la santé semble conservée et tout se résume en une affection locale. Mais, à une époque plus ou moins éloignée, soit qu'un flux abondant se déclare dans l'intestin, soit que l'éruption devienne générale, on ne tarde pas à voir un amaigrissement et un grand affaiblissement qui obligent le malade à garder le lit.

Marche, durée, terminaison. — La marche du *pemphigus diutinus* est très variable sous le rapport de la rapidité et de l'étendue de l'éruption.

Quelquefois l'affection est constituée par l'apparition d'une bulle unique, qui disparaît et se reproduit à des intervalles plus ou moins éloignés : cette variété a reçu le nom de *pompholyx solitaire*.

Dans une variété établie par M. Hardy et désignée sous le

nom de *pemphigus foliacé*, les bulles n'existeraient pas dans un grand nombre de cas, et l'affection pourrait revêtir dès le début l'apparence foliacée. Nous ne saurions partager cette opinion : nous n'avons jamais vu le pemphigus se manifester primitivement par des squames humides, et nous croyons que M. Hardy aura pris des pityriasis rubra généralisés pour des pemphigus généralisés.

Le pemphigus se développe habituellement par des poussées successives ; quelques bulles apparaissent sur les membres ou sur le tronc, d'autres naissent pendant les jours suivants, jusqu'à ce que l'affection finisse par envahir toute la surface du corps. L'éruption reste souvent localisée sur certaines régions pendant longtemps ; elle disparaît quelquefois, mais pour se montrer de nouveau et pour marcher avec une plus grande rapidité. Après plusieurs récidives, toute l'enveloppe cutanée est recouverte par des bulles à différents degrés de leur évolution : on trouve des bulles complétement remplies de sérosité, des croûtes squameuses, des surfaces érythémateuses ulcérées, douloureuses et qui sont le siége d'une sécrétion abondante, enfin, des taches violacées. D'autres fois, c'est dans le *pemphigus foliacé*, on observe des squames roulées sur leurs bords, ayant une étendue de 2 à 5 centimètres, se détachant avec une grande facilité, se reproduisant promptement, recouvrant une surface ulcérée qui laisse suinter une sérosité légèrement plastique ; on rencontre aussi çà et là quelques bulles à différents degrés de développement.

L'éruption bulleuse se manifeste non-seulement sur toutes les parties de la peau, mais aussi sur un certain nombre de muqueuses ; on l'a constatée sur les muqueuses bucco-pharyngienne et génitale. Alibert a décrit un *pemphigus intes-*

tinal, dont l'existence n'a pas encore été démontrée par l'observation.

Lorsque le pemphigus est généralisé, le malade est obligé de garder le lit. Les forces sont épuisées par la sécrétion qui a lieu sur toute la surface cutanée : à cette première cause d'épuisement il faut ajouter celle qui résulte des vives douleurs occasionnées par les ulcérations consécutives à la rupture des bulles. A cette période de la maladie, on voit habituellement un certain nombre d'affections se déclarer et hâter la terminaison funeste. On observe fréquemment des vomissements incoercibles ou un flux abondant dans l'intestin : les malades ont des coliques vives, des selles séreuses et répétées. On pourrait croire que l'éruption s'est propagée à la muqueuse gastrique et intestinale ; à l'autopsie, la membrane interne du tube digestif ne présente le plus souvent qu'un peu d'amincissement et une légère pâleur. Outre ces phénomènes observés du côté de l'intestin, il en existe d'autres qui intéressent la fonction d'absorption ; l'hydropisie générale ou partielle est très fréquente. Si l'épanchement de sérosité a lieu dans une des grandes cavités splanchniques, il entraîne souvent la mort.

La mort n'arrive pas uniquement dans les pemphigus généralisés ; elle survient quelquefois après la disparition de l'éruption cutanée, dans des pemphigus circonscrits, alors que rien n'annonçait une terminaison aussi prochaine. L'affection de la peau n'est donc pas toute la maladie, elle n'est que l'expression d'un état morbide qui déprime et finit par anéantir toutes les forces de l'économie. Toutes les considérations précédentes font pressentir la terminaison du pemphigus chronique : cette affection détermine constamment la mort, et les pemphigus qui ont guéri sont des pemphigus aigus ou des pemphigus arthritiques à petites bulles (hydroa bulleux).

La marche très variable du pemphigus chronique empêche de lui assigner une durée fixe ; l'affection peut se terminer au bout de quelques mois, comme elle peut aussi se prolonger pendant des années.

Complications. — Dans la dernière période du pemphigus chronique, on observe fréquemment l'entérite et l'hydropisie qui sont des complications souvent mortelles ; nous signalerons encore les bronchites aiguës qui peuvent hâter la terminaison funeste, et les éruptions furonculaires qui ne manquent presque jamais de se montrer dans le cours de l'affection. Si l'albumine existe dans les urines, elle s'y rencontre probablement d'une manière temporaire, comme nous l'avons vu dans les eczéma chroniques ou dans d'autres herpétides.

Étiologie. — Dans l'histoire du pemphigus, l'étiologie est une des parties les plus obscures. On a dit que cette affection était plus fréquente chez les vieillards que chez les adultes ; cependant on sait que ceux-ci sont loin d'en être exempts. Les excès, les fatigues, les veilles, les chagrins et les émotions morales sont autant de causes occasionnelles. Le pemphigus attaque quelquefois des sujets débilités ; mais il se montre aussi chez des individus bien constitués et placés dans les meilleures conditions hygiéniques.

Diagnostic. — Le pemphigus présente des caractères qui empêchent de le confondre avec le plus grand nombre des affections cutanées ; toutefois il offre une certaine ressemblance avec plusieurs de ces dernières.

Nous avons dit, dans l'étude du pemphigus arthritique, à quels signes on distingue le pemphigus du rupia.

Les vésicules de l'herpès se réunissent parfois et forment

de petites bulles qui simulent celles du pemphigus. Mais on remarquera que les vésicules ou les bulles rudimentaires de l'herpès sont groupées sur des surfaces rouges, tandis que les bulles pemphigoïdes sont généralement isolées et entourées seulement d'une légère aréole rosée ; cette aréole manque dans quelques cas.

Lorsque le pemphigus présente l'aspect squameux qui caractérise la variété désignée sous le nom de *pemphigus foliacé*, il est pris quelquefois pour une des trois affections suivantes : eczéma, psoriasis et pityriasis rubra. On arrivera à le distinguer de l'eczéma en tenant compte des caractères de la sécrétion, de l'étendue de l'éruption et de l'aspect des squames. On sait que le pemphigus s'accompagne d'une sécrétion séreuse, peu visqueuse, qui diffère beaucoup de la sécrétion plastique de l'eczéma ; qu'il peut recouvrir toute la surface du corps, ce qui n'existe jamais dans l'eczéma ; qu'il présente des squames foliacées, peu adhérentes, qui ne ressemblent nullement aux squames adhérentes et plus épaisses de l'eczéma.

Le pemphigus foliacé et le pityriasis rubra sont caractérisés par une sécrétion épidermique abondante, par des squames larges et foliacées et par une éruption étendue à la plus grande partie du corps. Mais dans la première de ces affections, on observe de temps en temps l'apparition de quelques bulles, qui mettent promptement sur la voie du diagnostic.

Le psoriasis nummulaire, de nature arthritique, présente des squames larges, lamelleuses, reposant sur des surfaces rouges, et s'accompagne parfois d'une sécrétion séreuse abondante. Cette affection ressemble par ces différents symptômes au pemphigus foliacé : on se rappellera que le psoriasis arthritique est fixé sur l'hypogastre, le cuir chevelu, les parties génitales, etc., tandis que le pemphigus foliacé recouvre la totalité de l'enveloppe cutanée. D'ailleurs, cette dernière affection se reconnaîtra encore par l'apparition de quelques bulles à des intervalles plus ou moins éloignés.

Le pemphigus diutinus appartient, comme on le sait, à l'arthritis et à la dartre ; après avoir établi le diagnostic du genre de cette affection, il faut chercher à en connaître l'espèce. Le pemphigus arthritique renferme deux variétés : l'une d'elles, l'hydroa bulleux, est une affection bénigne qui ne saurait être confondue avec le pemphigus dartreux (voir p. 200) ; la seconde variété, le pemphigus à grosses bulles, présente plusieurs points de ressemblance avec le pemphigus dartreux. En effet, les deux affections sont caractérisées par des bulles volumineuses ; elles ont la même marche et la même durée ; toutes deux s'accompagnent d'un prurit intense ; enfin, elles se terminent constamment par la mort. Nous avions cru un instant à la guérison d'un pemphigus arthritique, mais le malade, ainsi que nous l'avons dit, vient de succomber à une récidive de l'affection. Toutefois, malgré la similitude qui existe entre les pemphigus chroniques arthritique et dartreux, on arrivera à les distinguer dans la plupart des cas en se fondant sur quelques caractères objectifs et sur la physionomie particulière de l'éruption. Ainsi, les bulles du pemphigus dartreux renferment une sérosité citrine et transparente, tandis que celles du pemphigus arthritique sont remplies d'un liquide séro-purulent et même purulent. Dans la première affection, les bulles sont isolées, séparées par des parties de peau saine et quelquefois entourées d'une aréole rouge ; dans la seconde affection, elles sont groupées sur de larges plaques érysipélateuses et sont remarquables par leur inégalité de volume : les unes ont le volume d'un petit pois ou d'une noisette, les autres atteignent la grosseur d'une noix et des dimensions plus considérables. Enfin, le pemphigus arthritique s'accompagne d'un prurit plus intense et d'un certain nombre de complications inflammatoires telles que la lymphangite, la phlébite, l'adénite, des abcès du derme et des éruptions ecthymatico-furonculaires. Pour compléter ce diagnostic différentiel, il faudra prendre encore en considération l'état de santé actuel et les antécédents du malade.

Pronostic. — Le pronostic du pemphigus diutinus est excessivement grave. Jusqu'à présent, les faits nous autorisent à dire que cette affection, qu'elle soit herpétique ou arthritique, est constamment mortelle. Il ne faut pas se faire illusion dans les intervalles qui séparent les récidives du pemphigus chronique : tôt ou tard la mort sera déterminée par les progrès de la maladie et quelquefois par les complications que nous avons signalées.

Traitement. — La médication spécifique a échoué dans le traitement du pemphigus dartreux comme dans celui du pemphigus arthritique. Les préparations arsenicales n'ont pas agi et ont souvent produit des troubles gastriques ou des phénomènes cutanés qui ont obligé de suspendre le médicament. Dans quelques cas, l'affection a paru guérie ; mais la récidive s'est toujours montrée au bout d'un certain temps. Il faut donc se borner à faire un traitement basé sur les symptômes.

Les moyens locaux qu'on emploie le plus fréquemment, sont les poudres d'amidon, de fécule, de tan ou de lycopode, dont on saupoudre les régions affectées. On donne aussi quelques bains émollients pour détacher les croûtes et les squames qui recouvrent la peau, mais il faut user avec réserve des bains, dont l'action provoque souvent des poussées bulleuses. Au début, on devra combattre assez fréquemment la constipation, contre laquelle on administrera de légers purgatifs.

A une période plus avancée de l'affection, on s'adressera à la médication tonique pour lutter contre l'affaiblissement progressif : on prescrira une nourriture réparatrice, le vin de quinquina et les préparations martiales qui sont parfois, il est vrai, supportées difficilement. Lorsque la diarrhée se déclare, et elle est fréquente à cette époque, il faudra renoncer aux toniques : on ordonnera la poudre de bismuth, le diascordium, une potion à la ratanhia, les lavements laudanisés, etc., toute la série des agents que l'on emploie journellement contre les flux intestinaux.

Il n'est pas nécessaire d'ajouter que le traitement établi sur les données précédentes, est purement palliatif et qu'il ne saurait retarder beaucoup la terminaison fatale. Il reste donc à trouver le médicament destiné à combattre avec efficacité le *pemphigus diutinus*.

CHAPITRE III.

DES HERPÉTIDES PURO-CRUSTACÉES.

Les herpétides puro-crustacées renferment deux genres : 1° la *mélitagre*, 2° l'affection *ecthymatico-furonculaire*. Nous allons commencer l'étude de ces affections par la description de la *mélitagre* ou *dartre crustacée*.

§ I. — Mélitagre.

Melitagra flavéscens (Alibert). — *Impetigo* (Willan).

La mélitagre est une affection cutanée, caractérisée par des pustules psydraciées qui se convertissent rapidement en croûtes rocheuses, épaisses, jaunâtres, ressemblant à une couche de miel concret répandue à la surface de la peau.

Alibert a créé l'expression de *mélitagre* pour désigner l'affection décrite par Willan sous le nom d'*impétigo ;* il en a fait une affection constitutionnelle, qu'il a placée dans la classe des dermatoses dartreuses. Nous admettons bien comme Alibert que l'impétigo n'est que la manifestation d'un état général, mais nous différons de cet auteur, lorsqu'il s'agit de déterminer la nature de cet état général. Pour nous, l'impétigo n'appartient pas uniquement à la diathèse dartreuse ; il est encore symptomatique de la diathèse scrofuleuse. Il existe donc un impétigo scrofuleux (*impetigo franc*), qui a été décrit parmi les *scrofulides exsudatives*, et un impétigo herpétique que nous distinguerons du précédent en lui appliquant la dénomination de *mélitagre*.

Bateman a décrit cinq variétés d'impétigo : 1° *figurata*, 2° *sparsa*, 3° *erysipelatodes*, 4° *scabida*, 5° *rodens*. Nous avons démontré, dans nos leçons sur la scrofule, que l'impétigo *figurata* et l'impétigo *rodens* étaient des affections scrofuleuses. Nous ne conserverons pas à titre de variété l'impétigo *érysipelatodes*, caractérisé uniquement par l'existence d'un état inflammatoire qui, se montrant quelquefois au début de l'affection, doit être considéré comme une complication légère. L'impétigo *sparsa* et l'impétigo *scabida* sont les seules variétés qui appartiennent à la dartre : ce sont elles que nous étudierons collectivement sous le nom de *mélitagre*.

M. Gibert, dans son *Manuel des maladies spéciales de la peau*, donne l'observation d'un impétigo constitutionnel qui se rapporte évidemment à la mélitagre.

Symptômes. — On observe quelquefois de légers symptômes précurseurs tels que malaise, lassitude et anorexie ; les premiers phénomènes sont ordinairement un prurit très intense et l'apparition de taches rouges, irrégulières et disséminées dans différentes régions. Sur ces taches se montrent des vésicules purulentes qui se transforment promptement en croûtes épaisses, rugueuses et jaunâtres ou verdâtres ; lorsque ces croûtes sont détachées par des cataplasmes, elles laissent à nu des ulcérations superficielles qui sécrètent une sérosité claire, plastique, capable de se concréter et de former de nouvelles croûtes. Ces dernières disparaissent d'une manière définitive en laissant une coloration violacée et lente à s'effacer. Tels sont les différents phénomènes de la mélitagre dans l'ordre de leur évolution : nous allons étudier chacun de ces symptômes en particulier.

Les pustules sont précédées par des taches rouges, plus ou moins larges ; ces taches, au lieu d'être éparses et isolées, se réunissent, atteignent parfois des dimensions considérables et recouvrent la plus grande partie d'un bras, d'une jambe ; mais leurs bords sont toujours irréguliers et jamais limités comme ceux qu'on observe dans la variété *figurata*. Dans quelques cas, la peau présente une injection érysipélateuse et un gonflement notable ; c'est sur l'existence de ces phénomènes inflammatoires qu'on se fonda pour établir la variété *impétigo érysipelatodes*.

Les plaques rouges que nous venons de mentionner se recouvrent promptement de pustules agminées, qui sont peu saillantes et ont à peine le volume d'un grain de chènevis. Ces pustules sont constituées par des vésicules remplies d'un liquide purulent ou séro-purulent ; elles se distinguent ainsi des pustules d'ecthyma qui sont accompagnées d'une induration à leur base. Après une durée de deux à trois jours, elles se rompent, laissent écouler un liquide jaunâtre, plastique et formant des croûtes épaisses et rugueuses que l'on a comparées à de petites masses de miel desséché ; la sécrétion continue pendant quelque temps au-dessous des croûtes qui augmentent en épaisseur, en largeur et arrivent à se toucher par leurs bords. Sur la limite de la surface malade, on voit encore quelques pustules qui rappellent l'élément primitif. Si les croûtes sont disséminées sur différentes régions telles que les épaules, les bras, la face et surtout les membres inférieurs, l'affection prend le nom d'*impétigo sparsa*. D'autres fois les pustules occupent des surfaces plus considérables ; elles donnent naissance à des croûtes brunâtres ou jaunâtres, très adhérentes, très épaisses, qui recouvrent tout un membre et qui ont été comparées à l'écorce rugueuse de certains arbres : à cause de cet aspect particulier de l'éruption, l'affection a été décrite sous le nom d'*impétigo scabida*.

Lorsque les croûtes se détachent spontanément, par l'application de cataplasmes ou de quelque autre topique, elles laissent à nu une surface rouge, humide et des ulcérations superficielles ; celles-ci fournissent une exhalation abondante de sérosité qui tache le linge comme le liquide de l'eczéma. Cette sécrétion se tarit peu à peu et disparaît complétement au bout d'un temps variable. La mélitagre guérit sans laisser aucune cicatrice à la peau.

Nous devons arrêter un instant notre attention sur le prurit qui accompagne l'éruption mélitagreuse. En effet, le phénomène prurit est constant dans l'impétigo dartreux, tandis qu'il est nul ou peu marqué dans l'impétigo scrofuleux. C'est donc avec raison que M. Devergie a dit : « L'*impétigo franc* n'est pas sensiblement accompagné de démangeaison. » Le prurit précède et accompagne l'éruption croûteuse; il offre quelquefois un tel degré d'intensité que le malade ne peut goûter un instant de repos pendant la nuit. Nous observions dernièrement un de ces infortunés qui, depuis plusieurs mois, ne dormait que trois ou quatre heures dans la journée.

La mélitagre coïncide souvent avec des migraines, avec des dyspepsies ou avec d'autres accidents herpétiques. Lorsqu'elle envahit une grande surface, comme la totalité d'un membre, on conçoit qu'elle rende les mouvements difficiles et douloureux.

Siége topographique.—Le siége occupé par l'impétigo dartreux est important à considérer. En général, l'affection existe sur plusieurs régions et présente une disposition symétrique : elle se montre sur les deux bras, sur les deux jambes, sur les deux joues, etc. La symétrie de l'éruption est un caractère que nous avons signalé dans la plupart des herpétides.

Dans la variété *sparsa*, l'éruption est disséminée par plaques petites et irrégulières sur différentes régions; dans la variété *scabida*, elle se fait par larges plaques et se trouve répartie sur un plus petit nombre de surfaces.

La mélitagre se manifeste dans des lieux de prédilection différents de ceux que l'on rencontre dans l'impétigo scrofuleux : elle se montre de préférence sur les membres, et particulièrement aux creux poplités, aux plis des bras, à la partie interne des cuisses et des bras ; elle se développe fréquemment sur les épaules, sur la partie antérieure de la poitrine et sur les joues. L'impétigo dartreux peut encore siéger sur le cuir chevelu; mais il est aussi rare dans cette région que l'impétigo scrofuleux y est fréquent.

Marche, durée et terminaison. — Dans les cas les plus ordinaires, la mélitagre guérit sans laisser aucune cicatrice. Elle a une durée très variable; ainsi, elle peut exister pendant quelques septénaires, ou elle se prolonge des mois et des années. Souvent la guérison n'est que temporaire; les récidives sont séparées par des intervalles de temps variables comme la durée de l'affection elle-même.

Il ne faut pas croire que l'impétigo dartreux présente toujours une terminaison favorable. Dans la mélitagre ancienne qui occupe de grandes surfaces, l'abondance de la sécrétion, les vives démangeaisons et les insomnies répétées finissent par amener un épuisement considérable.

La mort pourrait donc survenir dans cet état de faiblesse; mais, elle est causée plus souvent par des complications diverses telles que des catarrhes pulmonaires, des dyspepsies ou des diarrhées rebelles qui troublent profondément les fonctions digestives, l'anasarque ou des épanchements séreux dans les grandes cavités splanchniques. Dans le cas d'impétigo constitutionnel, rapporté par M. Gibert, le malade a succombé en présentant des phénomènes gastriques rebelles, de l'œdème en plusieurs points et une aggravation dans les symptômes d'un catarrhe qui datait de plusieurs années.

Diagnostic. — L'impétigo est suffisamment caractérisé par le développement de pustules psydraciées, disposées sur des surfaces rouges, et par des croûtes épaisses, rocheuses et jaunâtres; il est facile de le distinguer de l'acné et de l'ecthyma. S'il siége à la face ou au cuir chevelu, il pourrait être confondu avec la mentagre, avec le favus et avec l'eczéma impétigineux. Ces différents points de diagnostic sont importants et ont été traités, lorsque nous avons étudié l'eczéma et les affections parasitaires.

Nous passons immédiatement à une autre partie du diagnostic non moins intéressante, à celle qui concerne la nature de l'impétigo. Cette affection, comme nous l'avons dit, peut être produite par des causes externes et par des causes internes. Il n'est pas difficile d'arriver à connaître la nature de l'impétigo artificiel, qui résulte ordinairement de la présence des parasites animaux ou végétaux ; mais l'impétigo constitutionnel n'est pas une affection aussi simple : il est symptomatique de la syphilis, de la scrofule et de la dartre. Toutefois le diagnostic est possible dans l'immense majorité des cas entre ces trois espèces d'impétigo.

L'impétigo syphilitique est caractérisé par des croûtes noirâtres, adhérentes, disposées sous la forme de cercles ou de demi-cercles, reposant sur des ulcérations profondes qui laissent des cicatrices indélébiles. Ajoutons à ces signes objectifs les renseignements fournis par le malade, et nous arriverons facilement à reconnaître l'impétigo syphilitique.

L'impétigo scrofuleux et l'impétigo dartreux présentent entre eux une plus grande ressemblance qu'avec l'affection précédente ; cependant ils se distingueront par leurs caractères objectifs et par leurs relations avec des affections antérieures ou concomitantes. Nous avons vu que l'impétigo scrofuleux occupe de préférence le cuir chevelu ou la face, et que la mélitagre se montre plus souvent aux membres, à la poitrine ; nous savons que le premier se développe sous la forme de larges plaques arrondies ou ovalaires (*impetigo figurata*), et que le second se manifeste par des groupes pustuleux, par des croûtes rugueuses et disséminées dans différentes régions (*impetigo sparsa*), ou par plaques irrégulières, couvertes de croûtes rocheuses et étendues à de grandes surfaces (*impetigo scabida*). On sait encore que la mélitagre affecte une certaine symétrie dans son développement et qu'elle présente une coloration rosée des téguments, des croûtes jaunâtres, une sécrétion séro-purulente, puis séreuse et plastique, tandis que l'impétigo scrofuleux n'offre aucune symétrie dans l'éruption et qu'il est caractérisé par une coloration violacée des surfaces malades, par des croûtes plus foncées ou verdâtres, par une sécrétion abondante et purulente. Les engorgements ganglionnaires sont rares et purement sympathiques dans l'affection dartreuse; ils sont constants dans l'affection scrofuleuse. Celle-ci ne présente que de faibles démangeaisons, celle-là est remarquable par l'intensité du prurit. Enfin, la mélitagre se manifeste ordinairement chez l'adulte et chez le vieillard; l'*impétigo franc* existe plus fréquemment chez l'enfant, jusqu'à l'âge de la puberté. Les affections concomitantes ou antérieures sont différentes de part et d'autre : d'un côté, vous trouverez des ophthalmies strumeuses, de l'acné de même nature, des abcès ganglionnaires, etc.; d'un autre côté, vous observerez des furoncles, du prurigo, des blépharites herpétiques. Dans le diagnostic différentiel de l'impétigo scrofuleux et de l'impétigo dartreux, nous prendrons encore en considération la constitution et les antécédents du malade.

Connaissant la nature de l'impétigo herpétique, il nous sera facile de lui appliquer un traitement rationnel. Tout ce qui concerne l'*étiologie* et le *traitement* de la mélitagre se trouve exposé dans le chapitre précédent, à propos de l'eczéma dartreux.

Pronostic. — La mélitagre présente une longue durée et des récidives fréquentes. Si elle venait à disparaître trop rapidement par l'emploi d'agents perturbateurs, on aurait à craindre de graves accidents métastatiques. Enfin, nous avons vu que la mort peut être la conséquence de l'affection ou de plusieurs complications que nous avons énumérées.

§ II. — De l'ecthyma ou phlyzacia. — Du furoncle.

Dans le chapitre consacré à l'étude des arthritides puro-crustacées, nous avons exposé les caractères de l'ecthyma et du furoncle. Nous avons montré l'analogie qui existe dans les phénomènes de ces deux affections : l'une est caractérisée par une inflammation des couches superficielles du derme, l'autre par une inflammation des aréoles du derme ; toutes deux présentent parmi leurs éléments morbides une production pseudo-membraneuse.

Les furoncles et les pustules d'ecthyma sont quelquefois occasionnés par la malpropreté et par l'application d'agents irritants sur la peau ; ils se rencontrent souvent dans la gale et dans les teignes. Dans ces deux circonstances, ces affections sont produites artificiellement par des causes externes.

L'éruption ecthymatico-furonculaire apparaît encore comme affection pathogénétique chez les malades traités pendant longtemps par les préparations arsenicales et alcalines.

Enfin, on observe fréquemment l'ecthyma et le furoncle dans le cours des affections arthritiques et herpétiques. On pourrait se demander si l'éruption ecthymatico-furonculaire est bien un symptôme de la dartre, et si elle n'est pas plutôt une complication de cette maladie constitutionnelle ou une affection pathogénétique. La longue durée, les poussées successives de l'affection ecthymatico-furonculaire, ses alternances avec d'autres affections herpétiques dont elles semblent parfois tenir la place, les modifications qu'elle subit sous l'influence de la médication anti-herpétique, toutes ces considérations nous empêchent de lui refuser un caractère constitutionnel.

TROISIÈME PARTIE.

OBSERVATIONS.

Les limites de cet ouvrage ne nous permettent pas de rapporter autant d'observations que nous aurions voulu. Nous nous bornerons à donner l'histoire de quelques affections types de l'arthritis et de la dartre. Parmi les observations déjà nombreuses que nous possédons, nous avons choisi celles qui se rapportent aux arthritides et aux herpétides les plus communes, et partant, les plus importantes au point de vue pratique.

OBSERVATION Ire. — *Érythème papulo-tuberculeux arthritique.*

Laurentine (Marie), âgée de trente-cinq ans, cuisinière, est entrée le 8 juillet 1859.
Absence de renseignements sur la santé des parents.
La malade a toujours joui d'une bonne santé. A l'âge de quinze ans, menstruation, qui a été constamment irrégulière et peu abondante. Les règles sont supprimées depuis cinq mois ; il n'y a pas de grossesse.
L'affection s'est montrée il y a quinze jours ; elle a été précédée de fatigue, de douleurs vagues dans les jambes, et de quelques picotements au cou et aux mains. Une éruption rouge et boutonneuse apparut sur le dos des mains et sur la nuque ; au bout de huit jours, un érythème accompagné de gonflement et d'élancements s'est déclaré sur les deux jambes. Cette nouvelle éruption décide la malade à entrer à l'hôpital.

État actuel. — Sur la face dorsale des mains, on voit deux larges plaques arrondies, qui occupent aussi le dos du poignet; ces plaques présentent une coloration d'un rouge foncé, violacé, et sont limitées par des éminences papulo-tuberculeuses de même couleur et de volume variable. Parmi les papules, les unes ont le volume d'une petite lentille, les autres acquièrent les dimensions d'un petit pois. Dans le voisinage des deux plaques principales, on en voit d'autres plus petites, qui sont larges comme une pièce de cinquante centimes ou d'un franc. Sur la face postérieure de l'avant-bras, on observe encore des éléments papulo-tuberculeux violacés et groupés en nombre variable ou isolés.

Au début de l'affection, le milieu des plaques était garni de papules qui ont disparu successivement du centre à la circonférence, à mesure que de nouvelles papules se montraient à la périphérie; l'éruption (érythème circiné) s'est donc développée comme celle de l'herpès circiné.

A la nuque, on observe une plaque semblable à celles des mains, mais large comme une pièce de cinq francs, et se prolongeant sur les parties latérales du cou. On voit encore quelques groupes papuleux et d'un rouge livide sur les joues, le lobule du nez et le menton. Il existe une rougeur assez vive aux conjonctives; cette rougeur était beaucoup plus intense, à ce qu'il paraît, avant l'entrée de la malade.

Sur les jambes l'éruption a disparu complétement.

Les régions affectées sont le siège de picotements et d'élancements.

D'ailleurs, absence de fièvre, bon appétit, sommeil.

Traitement. — Repos, purgatif et tisane de houblon.

14 juillet. Les surfaces ont pâli et les papules se sont affaissées; mais la malade accuse de vives douleurs dans les deux genoux.

25 juillet. Les douleurs n'ont duré que cinq jours. La coloration des conjonctives a disparu, celle des autres parties affectées est moins foncée.

15 août. L'éruption n'existe plus. Elle s'est terminée par résolution sous l'influence du repos, d'un purgatif et d'un régime convenable.

Obs. II. — *Érythème papulo-tuberculeux arthritique.*

X. L..., âgée de quarante et un ans, est entrée le 17 juin 1859.

La malade n'a pas connu ses parents et ne peut donner aucun renseignement sur eux. Elle n'a pas eu de maladies graves, mais des indispositions assez nombreuses. Ainsi, elle a été atteinte de gourmes dans son enfance; alors il existait déjà des maux de tête violents et fréquents.

Vers l'âge de onze ans, menstruation ; à partir de cette époque, coryzas répétés, maux de tête moins forts qu'autrefois, mais plus durables, dyspepsie avec aigreur et pyrosis, étourdissements pour lesquels la malade s'est fait saigner tous les ans, jusqu'à l'âge de trente-trois ans. En outre, le sujet est atteint de crevasses aux mains pendant les hivers, et de bronchites plus ou moins intenses à chaque printemps..

Apparition de varices à l'âge de trente ans : rupture et ulcères variqueux à différentes reprises.

Il y a huit jours, la malade a été prise d'une bronchite à la suite d'un refroidissement ; augmentation d'intensité dans les symptômes de la bronchite et développement vers le quatrième jour d'un érythème sur les mains, la conjonctive, les paupières et le lobule du nez.

État actuel. — Sur le dos des deux mains, plaques circulaires, violacées et de grandeur variable ; les plus considérables ont la largeur d'une pièce de deux francs, les autres ont celle d'un centime, d'une pièce de dix sous ou d'un franc. Parmi ces plaques, les unes sont lisses et livides, un peu saillantes et comme papuleuses ou tuberculeuses ; d'autres sont couvertes de papules et de tubercules arrondis ; d'autres, enfin, sont lisses à leur centre et papuleuses à leur circonférence.

Le tissu cellulaire cutané du dos de la main est le siége d'un œdème considérable et rénitent.

Les conjonctives sont fortement injectées et présentent une couleur violacée ; à droite, il existe même une hémorrhagie dans l'épaisseur de la muqueuse.

Les paupières, et surtout la paupière supérieure, le lobule du nez sont occupés par une rougeur érythémateuse d'un rouge foncé, livide.

D'ailleurs, sur les parties malades, absence de prurit et présence de chaleur ou de cuisson.

Traitement. — Repos, régime doux,

25 juin. La bronchite a cessé, l'œdème est moins considérable et se laisse déprimer.

30 juin. L'infiltration du tissu cellulaire a disparu, l'éruption papuleuse s'est affaissée en grande partie et ne détermine que de légers picotements.

15 août. La malade est guérie. Il ne reste aucune trace de l'affection.

Obs. III. — *Erythème noueux et eczéma arthritique.*

Drouart (Joséphine), âgée de vingt ans, couturière, est entrée le 8 juin 1859.

Antécédents. — Le père de la malade est mort à trente-six ans ; pas de renseignements sur sa santé.

La mère de la malade est âgée de cinquante ans ; elle est souvent affectée de douleurs rhumatismales dans les jambes, les bras ou les reins ; ces douleurs exigent le repos au lit pendant plusieurs jours. Varices volumineuses aux jambes, maux de tête qui consistent en une pesanteur continuelle, blépharite chronique et fistule lacrymale. Cette femme a eu trois sœurs, dont l'une est affectée de douleurs rhumatismales ; elle a eu six enfants qui existent tous. L'enfant le plus âgé a vingt-six ans ; il est maigre, d'une faible constitution, sujet à s'enrhumer ; il a eu des convulsions dans son enfance. Une fille, âgée de vingt-quatre ans, a eu également des convulsions ; elle se plaint souvent de douleurs à l'estomac, aux reins et dans le bas-ventre ; pendant quelque temps, dartres à la figure. Un garçon, âgé de vingt-deux ans, est fréquemment atteint d'angines pendant les hivers : épistaxis, coryzas fréquents.

Quant à la malade, elle était sujette aux maux de tête dans son enfance et s'enrhumait facilement ; la facilité à contracter des bronchites sous l'influence des changements de température ou des refroidissements persiste encore. A quatorze ans, menstruation : règles peu abondantes. Après la puberté, la malade a toussé longtemps ; elle avait de fréquentes angines et de la dyspepsie. Depuis quatre ou cinq ans, elle a eu, à plusieurs reprises, des plaques d'eczéma fixées sur la figure et sur les mains (ces plaques ressemblaient à celles que porte la malade en ce moment).

Pendant cinq à six jours, malaise, lassitude générale, douleurs dans les jambes et dans les reins, mouvement fébrile vers le soir et perte d'appétit. Alors des plaques rouges, accompagnées d'élancements se sont développées sur les jambes : en même temps, apparition d'un groupe vésiculeux d'eczéma au-dessus de la pommette gauche, et au bout de quelques jours, éruption de vésicules sur le dos des mains.

Etat actuel. — Sur la face antérieure des jambes existent plusieurs taches ovalaires d'un rouge vif et même violacé, de la largeur d'une pièce d'un ou de deux francs. Quelques-unes de ces taches se réunissent pour former de larges plaques indurées. Ces plaques et ces taches sont un peu saillantes et constituées par un noyau d'induration qui intéresse l'épaisseur du derme et pénètre dans le tissu cellulaire ; elles sont le siège de picotements, d'élancements et d'une vive douleur à la pression.

Au-dessus de la pommette gauche, se trouve une plaque large comme une pièce de cinq francs, couverte de vésicules et de petites squames grises et un peu humides ; sur le front existe une plaque analogue, mais plus petite. Sur le dos des deux mains, on voit aussi quelques petits groupes d'eczéma sec. Enfin, sur les bras, nous observons des taches rouges et un peu saillantes ; mais elles sont plus petites et moins nombreuses que celles des jambes. D'ailleurs, la malade est fortement constituée ; elle est douée d'un tempérament sanguin. Comme il existe encore un peu de fièvre, on prescrit une saignée le premier jour.

12 juin. — L'appétit n'est pas revenu : la langue est saburrale. Il n'existe plus de fièvre.

Parmi les plaques, les unes ont perdu leur coloration primitivement rouge et offrent une teinte noirâtre ou ecchymotique ; d'autres sont moins dures et paraissent comme fluctuantes.

On prescrit un purgatif : une bouteille d'eau de Sedlitz.

20 juin. — Toutes les tumeurs sont en voie de disparition ; quelques-unes n'existent plus ou sont remplacées par une légère teinte jaunâtre, véritablement ecchymotique. L'appétit est revenu. On a ordonné quelques bains alcalins.

1ᵉʳ juillet. — La malade est guérie à la fois de l'érythème noueux et de l'eczéma. Elle demande à sortir.

Obs. IV. — *Arthritides multiples : urticaire avec hémorrhagie, lichen urticans, érythème marginé. — Ulcères variqueux.*

Daubremer (Jacques), âgé de cinquante ans, jardinier, est entré le 15 avril 1859.

Antécédents. — Père mort à soixante-dix-sept ans du choléra ; il avait des varices aux jambes et des douleurs dans les reins et dans les membres. Il toussait souvent pendant les hivers, et il eut une pneumonie ; à plusieurs reprises, il fut affecté de dartres peu étendues et arrondies sur le visage et sur les mains. D'ailleurs, il avait le teint coloré et il était doué d'une forte constitution.

La mère du malade est morte du choléra à soixante-quinze ans ; elle était sujette à des maux de tête violents, qui revenaient presque tous les huit jours et l'obligeaient à garder le lit; elle avait aussi des douleurs d'estomac et souvent des digestions pénibles. Elle eut quatre enfants : l'un (âgé de quarante et un ans) se livrait à la boisson, et mourut en quatre jours avec délire et perte de connaissance subite; une autre (fille âgée de quarante-trois ans) est morte à la Pitié, à la suite d'une opération motivée par un *ulcère de matrice*.

Le troisième enfant est le malade dont il est question. — Absence de signes de scrofule.

Dans sa jeunesse, coryzas fréquents, angines légères, répétées et survenant dans l'hiver. A l'âge de quinze ans, douleur rhumatismale dans la nuque et les parois thoraciques pendant cinq mois; depuis cette époque, les douleurs n'ont pas reparu. Vers quarante ans, établissement d'un flux sanguin par le rectum, paraissant tous les mois et même deux fois par mois; aucune tumeur hémorrhoïdale visible à l'extérieur.

Dès sa jeunesse, varices sur les deux jambes.

A trente-huit ans, congestion cérébrale avec perte de connaissance, saignée; à quarante ans, nouvelle congestion, saignée.

Depuis quatorze ans, les varices se sont ulcérées.

Constitution forte, tempérament sanguin.

Le malade se nourrit assez bien et avoue qu'il abuse parfois des alcooliques.

Etat actuel. — On voit à la face interne des jambes deux vastes ulcères, larges comme la paume de la main. Ces ulcères présentent des bords épais et calleux, une surface violacée et fongueuse; ils sont entourés par des veines volumineuses et flexueuses, qui se continuent à la face interne des cuisses. La saphène interne, au niveau de la cuisse, a le volume du petit doigt. Il existe peu de douleur, quand le malade garde le repos.

Les pieds et les jambes sont œdématiés.

En ce moment, flux sanguin par le rectum, éblouissements et dureté de l'ouïe. Déjà la dureté de l'ouïe s'est manifestée trois ou quatre fois depuis cinq ans; elle persistait chaque fois pendant deux à trois mois. Bon appétit, digestion facile.

Traitement. — Repos, un bain, cataplasmes.

16. Les plaies, sous l'influence des moyens précédents, offrent un meilleur aspect; on les recouvre de bandelettes de diachylon.

19. Les ulcères sont cicatrisés dans la moitié de leur étendue. On place de nouvelles bandelettes.

22. La cicatrisation marche avec rapidité; il reste deux plaies de la

largeur d'une pièce de 5 fr. Mais on aperçoit ce matin des saillies rouges, grosses comme une lentille ou comme un petit pois, disséminées sur les cuisses et les bras ; quelques-unes existent sur l'abdomen. Cette éruption s'accompagne de cuisson et de prurit.

23 avril. Les papules sont plus nombreuses ; elles se réunissent sur quelques points au nombre de quatre à cinq et forment de petites plaques arrondies et à bords proéminents : ces petites plaques existent sur les cuisses et les mains. Démangeaisons vives, picotements, surtout vers le soir.

26 avril. L'éruption papuleuse et en plaques persiste, mais depuis hier, des plaques nouvelles se sont montrées : elles sont arrondies, déprimées et blanches au centre, rouges sur leurs bords qui sont saillants ; à côté de ces plaques complètes et circulaires, on en observe d'autres qui forment des moitiés de cercle, qui sont plus pâles et même tout à fait blanches. Il paraît, au dire du malade, qu'elles étaient plus nombreuses et plus rouges dans la soirée et dans la nuit.

29 avril. Les plaques d'urticaire sont devenues confluentes à la face et autour du genou ; plusieurs d'entre elles présentent des taches hémorrhagiques. On voit en outre sur le scrotum trois larges plaques rouges et couvertes de grosses vésicules purulentes. Hier, avant la nuit, j'examinai le malade : l'éruption était remarquable par une coloration rouge et même violacée ; une congestion intense s'observait sur toute l'étendue de la peau. Démangeaisons et surtout élancements. Le pouls n'était point accéléré.

6 mai. L'éruption est moins confluente : elle est formée par un mélange de papules, de plaques d'urticaire et de taches hémorrhagiques en voie de disparition. Les ulcères variqueux sont à peu près cicatrisés.

Traitement. — Un bain légèrement alcalin et un bain d'amidon tous les deux jours.

26 mai. Le malade demande à sortir. Les ulcères sont guéris ; mais il reste encore un assez grand nombre de papules rosées sur les cuisses et les bras.

Obs. V. — *Hydroa vésiculeux.*

Duchemin (Victor), âgé de vingt-six ans, tourneur sur cuivre, est entré le 13 mai 1859.

Antécédents. — Le père du malade est mort du *pylore*, à l'âge de vingt-neuf ans ; vomissements incoercibles.

La mère du malade est âgée de quarante et un ans. — Varices volumineuses et démangeaisons aux jambes ; maux de tête fréquents. Elle a deux sœurs : toutes deux ont eu des migraines, et l'une d'elles était *asthmatique* et avait *des pituites*. Son père est mort à l'âge de soixante-dix ans : il avait des maux de tête, des étourdissements, et souvent il perdait la mémoire.

Un frère du malade, âgé de seize ans, est sujet aux épistaxis et aux céphalalgies ; il lui survient tous les cinq ou six mois, depuis deux ans, une éruption vésiculeuse sur le menton et quelquefois sur les mains : cette éruption ressemble à celle que présente le malade.

Quant au malade, il fut atteint de convulsions dans son enfance ; puis il a été affecté de la fièvre intermittente, à des époques rapprochées, jusqu'à l'âge de douze ans. Il est sujet aux coryzas, aux bronchites, aux angines et aux étourdissements ; fluxion de poitrine à l'âge de quinze ans ; à plusieurs reprises, éruptions furonculaires ; douleurs musculaires aux lombes et dans les membres, pour lesquelles le malade a pris un grand nombre de bains de vapeur. Teint coloré, cheveux châtains et tempérament sanguin.

Le 11 mai, le malade s'aperçut à son réveil qu'il avait sur les avant-bras des taches rouges et accompagnées de démangeaisons ; il alla prendre un bain. Le lendemain, fièvre et douleur à la gorge ; des vésicules s'étaient développées sur les taches qui existaient la veille, et d'autres taches s'étaient montrées.

État actuel. — Sur la face externe des avant-bras, mais surtout sur le dos de l'avant-bras gauche, on observe des taches rouges, violacées, arrondies, dont les dimensions varient depuis celles d'une petite lentille jusqu'à celles d'une pièce de vingt centimes. Ces taches présentent des bords légèrement saillants et nettement accusés ; elles sont légèrement déprimées au centre et entourées d'une petite aréole rosée qui se confond insensiblement avec la couleur normale de la peau. Quelques-unes offrent à leur partie médiane une petite vésicule remplie d'un liquide transparent ; d'autres sont remarquables par l'existence d'une petite croutelle noirâtre ou jaunâtre et entourée d'un liséré blanchâtre ; enfin, les bords de plusieurs d'entre elles sont couverts d'un grand nombre de vésicules miliaires, tandis qu'il existe une vésicule centrale plus volumineuse.

L'éruption est discrète : les plaques sont isolées en général, mais quelques-unes se touchent par leur circonférence.

L'isthme du gosier est uniformément rouge ; la base de la luette est enveloppée par une couronne de vésicules blanchâtres qui reposent sur des taches violacées.

Il existe à peine quelques démangeaisons sur les bras. Les symptômes fébriles ont cessé ; bon appétit.

Traitement. — Tisane de houblon, bains alcalins.

18 mai. La plupart des croûtes se sont détachées en laissant des macules violacées.

Les plaques ne sont plus saillantes.

25 mai. Le malade sort en ne conservant que quelques taches rouges qui s'effacent de jour en jour.

Obs. VI. — *Hydroa vésiculeux.*

Noirot (Annette), âgée de vingt-sept ans, domestique, est entrée le 29 avril 1859.

Antécédents. — Absence de renseignements sur la santé du père et de la mère.

La malade a cinq frères qui se portent bien ; elle a eu dans son enfance des gourmes et des ophthalmies à plusieurs reprises.

A dix-neuf ans, menstruation et dysménorrhée ; maintenant règles plus régulières et peu abondantes. La malade a eu plusieurs angines ; mais le coryza est l'affection la plus fréquente chez elle : il revient tous les hivers et dure longtemps.

Il y a trois ans, à la suite d'un refroidissement, apparition de boutons semblables à ceux qui existent aujourd'hui.

La jeune fille habite Paris depuis un an. Au commencement de l'hiver, après une marche prolongée, éruption de tâches rouges et de vésicules sur les deux genoux, avec démangeaisons. L'affection ne préoccupa nullement la malade et disparut peu à peu. Mais il y a trois jours, fatigue, malaise, fièvre, picotements et démangeaisons sur le dos des mains ; le lendemain développement de taches rouges et de vésicules sur les mains.

Etat actuel. — L'éruption siége sur le dos des mains et des doigts : elle est caractérisée par des taches rouges, circulaires, de la largeur d'une grosse lentille, à bords saillants. Sur quelques-unes on aperçoit une croûte noirâtre, un peu déprimée ; sur d'autres, on observe une vésicule unique et remplie d'une sérosité jaunâtre. On peut suivre le développement de l'affection : il existe d'abord une petite vésicule transparente, puis se montre autour de la vésicule une auréole rouge qui s'élargit du centre à la circonférence, en même temps que ses bords deviennent légèrement saillants.

Sur le dos des mains, plusieurs disques se confondent par leur circonférence; la plupart sont isolés. Autour des genoux on remarque des taches violacées, mais on ne voit aucune vésicule. On trouve quatre taches violacées et vésiculeuses à la face interne de la lèvre inférieure.

Absence de phénomènes généraux; un peu de prurit et picotements; bon appétit.

La malade est bien constituée, douée d'un tempérament sanguin; caractère irascible.

Traitement. — Tisane de pensée sauvage et bains alcalins.

20 avril. La malade sort; il ne reste que des taches rouges à la place occupée par l'éruption.

Obs. VII. — *Hydroa vésiculeux.*

Dijou (Sophie), femme de ménage, est entrée le 22 juillet 1859, âgée de cinquante-deux ans.

Antécédents. — Le père était atteint d'un catarrhe depuis un grand nombre d'années; il est mort subitement à l'âge de soixante-quinze ans.

La mère de la malade est morte subitement à l'âge de soixante-quatorze ans. Elle avait de l'embonpoint et était d'une grande taille; elle a souffert longtemps de douleurs dans les genoux et dans les mains.

La malade a été affectée de gourmes dans son enfance; petite vérole à quatre ans; menstruation à dix ans; dysménorrhée. A partir de la puberté, dyspepsies fréquentes, céphalalgies jusqu'à quarante ans; douleurs goutteuses dans les mains dès la jeunesse (médius de la main droite présentant des tophus au niveau des articulations phalangiennes).

Coryzas et bronchites fréquentes pendant l'hiver, crampes dans les membres..

A quarante ans, suppression des règles à la suite d'une frayeur; l'hiver dernier, ophthalmie avec érythème palpébral à droite.

Il y a trois mois, apparition de taches rouges, accompagnées de démangeaisons sur l'avant-bras gauche; le lendemain, développement de petites vésicules sur les taches; quelques jours après, des vésicules analogues se sont montrées sur la main, puis sur l'avant-bras du côté droit.

Poussées successives depuis cette époque; la malade s'est contentée de boire de la tisane de houblon.

Bonne constitution, tempérament sanguin; nourriture assez convenable.

État actuel. — Sur les avant-bras, on aperçoit de petites taches violacées de la largeur d'une pièce de vingt centimes ; quelques-unes, à droite, présentent des bords légèrement saillants et, à leur centre, une croûte jaunâtre ou une petite vésicule transparente ; d'autres sont recouvertes de grosses vésicules remplies de pus, et du volume d'un petit pois. Enfin, on observe des disques rouges sans vésicules et des taches violacées qui ont remplacé les croûtes.

Ces éléments éruptifs sont isolés et assez nombreux ; ils occupent sur les deux avant-bras deux surfaces qui ont la largeur de la paume de la main.

A la face antérieure et sur les côtés des genoux, on remarque des groupes de taches, dont les unes se présentent sous la forme de l'érythème marginé (disques saillants sur les bords), et dont les autres supportent à leur centre une vésicule ou une petite croûte jaunâtre. Quelques taches analogues existent aussi sur la partie antérieure de la poitrine, au niveau de l'extrémité supérieure du sternum. D'ailleurs, l'appétit est conservé ; constipation, dyspepsies moins fréquentes et moins intenses depuis l'existence de l'éruption. Il faut noter la présence de picotements sur les parties affectées ; les démangeaisons sont presque nulles.

Traitement. — Bains alcalins, tisane de houblon, et sirop alcalin.

8 août. Tandis que les vésicules se transforment en croûtes qui tombent en laissant des macules violacées, des vésicules et des taches nouvelles se produisent de temps en temps.

15 août. Les poussées sont moins fréquentes ; même état général et même traitement.

20 août. L'éruption est beaucoup moins confluente ; il n'existe plus que quelques groupes vésiculeux sur les avant-bras ; ailleurs, on n'observe que des taches rouges. La malade demande à sortir et à continuer le traitement chez elle.

Obs. VIII. — *Pemphigus chronique, de nature arthritique.* — *Mort.*

Carret (Louis), âgé de cinquante-cinq ans, cuisinier, est entré le 10 juin 1859.

Antécédents. — Père mort à soixante-quinze ans ; il a été malade pendant six mois : il avait de violentes douleurs de tête et avait perdu complétement l'appétit ; il a succombé subitement. Il était souvent affecté, pendant l'hiver, de crevasses au talon qui empêchaient la marche ; il eut un frère qui mourut d'attaque d'apoplexie à l'âge de soixante-sept ans.

Sa mère toussait hiver comme été depuis de longues années ; elle vomissait fréquemment, surtout le matin. Elle est morte dans un état voisin de la démence, à l'âge de soixante-dix-sept ans, quelque temps après la perte de son mari.

Le malade eut une grave fluxion de poitrine à l'âge de quatorze ans ; à trente ans, apparition de varices sur les jambes. Il a toujours été sujet aux maux d'estomac et à contracter des bronchites : il vomit tous les matins à jeun, et il est atteint d'un catarrhe chronique depuis plusieurs années. Il y a deux ans, existence de démangeaisons vives à l'anus, au scrotum et aux jambes.

Il travaille dans un endroit humide et peu éclairé ; il a beaucoup fatigué depuis le mois d'avril. Le début du pemphigus remonte à deux mois, mais depuis longtemps il avait déjà des démangeaisons sur le corps, principalement à la plante des pieds et à la paume des mains. L'affection a commencé par l'apparition de quelques bulles, d'abord sur le poignet gauche, puis sur l'avant-bras du côté droit. L'éruption était très discrète et avait lieu par poussées successives ; elle n'a pas empêché le malade de travailler jusqu'à ce jour.

Absence de phénomènes généraux, bon appétit ; digestions faciles ; les vomissements ont cessé depuis l'existence des bulles ; constipation habituelle. Constitution forte ; tempérament sanguin et nerveux.

Etat actuel.—Il existe une tuméfaction œdémateuse des mains et des avant-bras. On voit une rougeur vive et uniforme sur le dos des mains ; la coloration est moins vive sur les avant-bras et s'y montre par larges plaques irrégulières. A droite sur le dos de la main, on observe une bulle unique, transparente, et du volume d'une petite noix ; sur le poignet, groupes de vésicules dont les unes sont transparentes, et les autres sont remplies de sérosité purulente : ces bulles ont un volume qui varie depuis celui d'une lentille et même d'un grain de millet jusqu'à celui d'un petit pois. A gauche, on aperçoit des groupes vésiculeux analogues sur la main et l'avant-bras. D'ailleurs, état général satisfaisant : appétit, bonne digestion, mais constipation et insomnies. Ces dernières sont produites par un prurit très intense sur les parties affectées, sur les cuisses et les jambes.

Traitement. — Nourriture légère, poudre d'amidon en application sur les régions malades, eau de Vichy à l'intérieur.

14 juin. Les démangeaisons sont très vives et existent sur tout le corps ; des poussées nombreuses de plaques érysipélateuses, couvertes de bulles transparentes ou opaques, purulentes, se sont montrées sur les membres supérieurs, sur la face, surtout aux jambes et aux cuisses ; sur ces dernières, l'éruption est très confluente.

Le malade se plaint principalement des vives démangeaisons qui existent ; il est agité et ne peut dormir.

Traitement.— On supprime l'eau de Vichy et l'on se borne aux applications émollientes.

20 juin. Les poussées se sont multipliées : des bulles et des plaques occupent le dos, l'abdomen et même le cuir chevelu. On trouve des bulles remplies d'une sérosité transparente, des bulles contenant une sérosité purulente et du pus, des croûtes jaunes et humides, des plaques rouges avec décollement de la lame superficielle de l'épiderme, des exulcérations qui sécrètent un liquide séro-purulent.

Des phénomènes généraux se sont déclarés : fièvre, agitation, délire pendant la nuit et un peu de diarrhée.

25 juin. L'état s'est aggravé de jour en jour : délire continuel, sécheresse de la langue, pouls très fréquent. L'éruption a continué par poussées successives. Le malade a succombé dans la nuit précédente.

A l'autopsie, on trouve la muqueuse intestinale injectée. Aucune autre lésion dans les viscères. Le crâne n'a pas été ouvert ; peut-être existait-il quelques lésions dans le cerveau ou ses membranes.

Obs. IX. — *Pemphigus chronique, de nature arthritique.* — *Acné pilaris arthritique.* — *Mort.*

Lejeune (Pierre), âgé de soixante ans, charretier, est entré le 8 juillet.

Le père a été malade pendant trois ans ; il est mort à quarante-six ans, et il était paralytique.

La mère du malade est morte à quatre-vingts ans ; elle était sujette aux migraines et était affectée d'un catarrhe chronique.

Le malade eut des gourmes dans son enfance ; depuis l'âge de quinze ans, fréquents maux de tête avec des étourdissements ; fièvre intermittente pendant plusieurs années. A trente-huit ans, blennorrhagie et chancre; dans le cours de l'année suivante, développement d'une dartre (?) sur la figure, entrée à l'hôpital Saint-Louis et guérison en quarante-deux jours. A l'âge de quarante-quatre à quarante-cinq ans, pneumonie; vers cette époque, apparition de douleurs assez vives dans les bras, les jambes et les lombes : un grand nombre de bains de vapeur ont été pris pour combattre ces douleurs qui ont disparu au bout de deux ans.

Le malade est, depuis sa jeunesse, sujet aux démangeaisons, aux coryzas, aux angines et aux bronchites pendant les hivers; il a eu des éruptions furonculaires à différentes reprises.

Au mois d'avril dernier, le sujet entre à l'hôpital pour se faire traiter; il avait une angine avec fièvre, et l'on pratique une saignée. Le lendemain des bulles se montrent sur les avant-bras, et les jours suivants d'autres bulles se développent sur les cuisses. On garda le malade pendant un mois, mais des poussées se manifestaient de temps en temps.

Constitution forte; système musculaire développé; tempérament sanguin; bonne nourriture, mais excès de boissons alcooliques.

État actuel. — Sur la partie antérieure des bras et des avant-bras, on observe de petites bulles dont le volume varie depuis celui d'une lentille à celui d'un petit pois. Quelques-unes de ces bulles, les plus grosses, sont isolées et entourées d'une aréole d'un rouge foncé; la plupart sont groupées, au nombre de cinq, dix à vingt, sur des plaques arrondies, érysipélateuses.

Parmi ces bulles, les unes sont globuleuses et transparentes, les autres présentent une tache jaunâtre à leur centre qui est déprimé; on en voit encore qui sont remplies de pus ou qui sont remplacées par une croûte molle et jaunâtre. Outre les bulles et les plaques érysipélateuses, on observe des taches violacées, des disques rouges et légèrement saillants.

L'éruption bulleuse est disséminée irrégulièrement sur les régions nommées plus haut; elle existe aussi à la face interne des cuisses, mais elle est moins confluente.

Les régions affectées sont le siège de démangeaisons très vives qui troublent le repos du malade.

Traitement. — Nourriture légère et eau de Vichy; bains d'amidon.

12 juillet. Les phénomènes se sont aggravés; les démangeaisons sont plus vives que celles des jours précédents; les plaques sont plus rouges; des bulles et des plaques nouvelles se sont montrées sur les

régions primitivement affectées et sur la face ; dans le dos, apparition de quelques furoncles.

Traitement. — On supprime l'eau de Vichy et l'on ordonne une potion renfermant deux gouttes de teinture de cantharide.

16 juillet. Les démangeaisons sont beaucoup moins marquées ; le malade peut dormir. L'éruption est améliorée : les plaques sont moins rouges et recouvertes pour la plupart de croûtes brunes ou jaunâtres. Il n'y a pas eu de nouvelles poussées. On a élevé la dose de teinture de cantharide qui a été portée à cinq gouttes dans une potion.

19 juillet. Exacerbation ; prurit très intense ; plaques rouges ; développement de l'éruption sur la face et sur le dos. Le malade prenait une potion renfermant huit gouttes de teinture de cantharide : on supprime la potion et l'on saupoudre avec la poudre d'amidon les surfaces affectées.

26 juillet. La congestion cutanée est beaucoup moins marquée, et le prurit est moins intense. Tous les matins on constate l'apparition de quelques bulles.

Traitement. — On reprend la potion avec deux gouttes de teinture de cantharide.

30 juillet. Amélioration notable : les démangeaisons sont presque nulles et les bulles en voie de disparition

Traitement. — Potion avec cinq gouttes de teinture de cantharide.

10 août. Depuis trois jours le malade prend sept et huit gouttes de teinture de cantharide par jour. Des poussées nombreuses se montrent sur les membres, la face et le dos ; vives démangeaisons. On cesse l'emploi de la potion.

15 août. Les phénomènes inflammatoires ont à peu près disparu : le prurit est beaucoup moins marqué. Constipation depuis plusieurs jours.

Traitement. — Deux verres d'eau de Sedlitz.

28 août. On a repris la potion ; mais on n'élève pas la dose de teinture au delà de deux gouttes à prendre dans la journée.

L'état local est satisfaisant : les bulles sont rares et transformées en croûtes ; les démangeaisons sont peu vives. Bon appétit, mais toujours constipation.

15 septembre. Il existe encore quelques bulles et croûtes brunes, des taches rouges : il n'y a plus de poussées. Le prurit se fait sentir de temps en temps à l'approche de la nuit. Jusqu'à présent on a prescrit la potion avec une dose de deux à six gouttes de teinture de cantharide, on n'a pas dépassé cette quantité.

4 octobre. Le malade demande à sortir. Il n'y a pas eu de poussées depuis longtemps : il reste un peu de prurit et des taches violacées en voie de disparition.

5 décembre. Le malade vient à l'hôpital pour nous consulter sur une angine qu'il a contractée depuis quelques jours. Il existe une rougeur érythémateuse sur le voile et les piliers du palais, sur le pharynx et les amygdales : cuisson et douleur dans la déglutition. Le pemphigus n'a pas reparu, mais il y a toujours un peu de prurit.

Le malade assure n'avoir jamais été aussi bien portant depuis dix ans : les étourdissements et les céphalalgies ont presque disparu. Mais il attire notre attention sur une nouvelle affection qui s'est développée sur le front, les temps et la nuque. En effet, on voit à la racine des cheveux une série de petits tubercules rouges et indurés, groupés par quatre ou cinq, recouverts à leur sommet d'une petite croûte jaune et déprimée ; parmi ces petites saillies, quelques-unes sont traversées par un poil à leur centre. Les éléments tuberculeux sont disséminés sur le front suivant une ligne qui unit les deux tempes ; ils existent aussi, mais en plus petit nombre, sur la partie antérieure du cuir chevelu ; sur les tempes et à la nuque, on observe des plaques arrondies et constituées par de grosses papules analogues à celles qu'on trouve sur le front. Dans toutes ces régions, le malade accuse des picotements et un peu de démangeaison ; depuis sa sortie il a eu des furoncles, et on en observe deux qui sont volumineux et situés sur les épaules.

Traitement. — On lui prescrit un gargarisme avec quatre grammes de borax, et on l'engage à revenir dans quelques jours.

Janvier. Le malade demande à rentrer à l'hôpital dans les premiers jours de janvier : une récidive s'est montrée et a été occasionnée par des excès de boissons alcooliques. La mort est survenue : les bulles se sont développées sur toute la surface du corps et sur la muqueuse buccale. A l'autopsie, nous n'avons découvert aucune lésion appréciable des viscères.

Obs. X. — *Psoriasis scarlatiniforme (arthritique).*

Thord (Jean-Baptiste), âgé de quarante-sept ans, entré le 2 décembre 1859.

C'est un homme fort, vigoureusement constitué, d'un embonpoint assez considérable ; sa santé a toujours été bonne et lui a permis, pendant de longues années, de satisfaire à des fonctions assez pénibles, d'abord dans les messageries, puis dans les chemins de-fer.

Rien de scrofuleux dans ses antécédents.

Rien de syphilitique, non plus, qu'il sache.

Il n'est sujet ni aux maux de tête, ni aux douleurs d'estomac; il a bon appétit, et digère bien tout ce qu'il prend. Mais il y a trois ans, il resta environ six semaines au lit; c'était, à n'en pas douter, un rhumatisme articulaire aigu, presque généralisé, mais sévissant surtout, suivant sa remarque, sur les articulations du côté gauche.

Immédiatement après ces accidents, et sans transition appréciable, apparurent à la face palmaire de la main gauche les premiers signes de l'affection cutanée actuelle; c'est encore là qu'aujourd'hui nous la trouvons avec ses caractères les plus tranchés. Elle débuta, nous dit le malade, par de légères crevasses ou de petits points reconnaissables à leur rougeur insolite et aux écailles qui les recouvraient: puis, peu à peu, d'une façon lente et progressive, ces sillons et ces points s'étendirent en surface, et envahirent ainsi la presque totalité de la main.

Cependant l'éruption ne resta pas longtemps isolée à la main gauche, et peu de semaines après, d'autres plaques analogues, ayant commencé de la même façon, se montrent à peu près simultanément à la main droite, à la tête, aux parties génitales et à la partie voisine des cuisses et aux pieds.

Il entra alors dans le service de M. Bazin, qu'il quitta après quatre mois de séjour, amélioré, mais non guéri.

Puis, l'affection ayant repris une nouvelle intensité, il revint à Saint-Louis le 2 décembre 1859.

Voici ce que nous constatons aujourd'hui, 25 février, et par conséquent après trois mois d'un traitement approprié et rigoureusement suivi.

Et d'abord nous pouvons dire, d'une manière générale, que dans ces derniers temps surtout, une modification très sensible s'est produite; les plaques se sont blanchies dans certains points, ont presque disparu, et les vives démangeaisons qui tourmentaient le malade sont nulles ou presque nulles depuis une quinzaine de jours.

Passons à la description:

La main gauche, point de départ du premier siége du mal, est presque entièrement envahie; la région dorsale est restée seule intacte, du moins au niveau des métacarpiens; dans tous les points affectés, mais surtout à la face palmaire, la peau est rouge, dure, luisante, parcheminée, recouverte çà et là d'écailles épidermiques que le malade enlève facilement par le grattage; ces squames sont blanches, nacrées, argentées, assez minces; elles ont été beaucoup plus larges et plus épaisses.

L'affection ne diffère presque pas sur les doigts, qu'elle enveloppe complétement de leur racine à leurs extrémités; les ongles eux-mêmes ont participé au travail morbide, et leurs altérations sont remarquables; ils sont inégaux, raboteux, comme érodés en certains points et hypertrophiés dans d'autres; leur couleur est rougeâtre, leur sécrétion a été déviée et pervertie, à la manière de la sécrétion épidermique, et il en est résulté une apparence en rapport avec la forme et le mode de formation de ces lames cornées.

La main droite est moins malade que la gauche, et ne présente les lésions précitées qu'à la face palmaire, sous la forme d'une plaque assez large, et à la partie dorsale des dernières phalanges; les ongles sont moins difformés qu'à la main gauche.

Nous devons ici noter un phénomène curieux, c'est une sorte de rétraction de la peau de la face palmaire des mains; par suite de la modification profonde qu'a éprouvée cette membrane, elle est devenue rigide, comme inextensible, et les doigts ne peuvent être complétement étendus. Cette lésion, d'abord très prononcée, diminue de jour en jour.

A la tête, l'éruption psoriasique ne l'a cédé nullement en intensité, à ce que nous venons de voir; il y a quelques mois, le cuir chevelu était complétement recouvert de squames épaisses que le malade arrachait, entraînant avec elles les cheveux auxquels elles étaient adhérentes. Le point de départ de l'affection, dans cette région, a été à la partie supérieure et médiane du cuir chevelu. Aujourd'hui les lésions sont moins caractérisées, quoique encore très manifestes. On voit, de tous côtés, mêlés aux cheveux, des débris épidermiques blanchâtres, qui tombent abondamment sur les vêtements. Si l'on écarte les cheveux, on trouve au-dessous les surfaces encore rouges par places, et recouvertes çà et là de squames plus ou moins adhérentes et épaisses.

Mais c'est au front, surtout dans la partie qui confine au cuir chevelu, et de chaque côté, que l'on observe de belles plaques psoriasiques, rouges, à bords irréguliers, et recouvertes de squames assez larges, minces, détachées à leurs bords qui forment une zone blanchâtre, contrastant avec la rougeur de la partie médiane restée adhérente; ces squames simulent jusqu'à un certain point les pellicules formées par le dessèchement du collodion appliqué en couche assez épaisse.

La face est rouge, mais on n'y trouve aucune trace de psoriasis, aucune desquamation, si ce n'est au front, comme nous avons vu, et au menton, où a existé une plaque actuellement guérie.

A la région sternale est une large surface psoriasique, irrégulièrement arrondie, et présentant tous les caractères décrits plus haut : rougeur autrefois violacée, vineuse, pâlie maintenant, squames blanches, nacrées, minces, etc. Cette plaque est la dernière qui ait paru, il y trois mois environ, et elle s'est beaucoup étendue dans ces derniers temps.

Notons, enfin, des plaques analogues dans le pli génito-crural de chaque côté, et qui ont presque disparu aujourd'hui ; disons également que les pieds n'ont pas été exempts d'altérations, lesquelles siégeaient uniquement à la face dorsale des orteils, comme nous les avons décrites aux mains.

Interrogé sous le rapport des sensations qu'il éprouve ou a éprouvées, le malade n'hésite pas à leur donner le nom de démangeaisons ; il se grattait beaucoup et se gratte encore un peu ; cependant ces démangeaisons, qui ont été très violentes, ont presque complétement cédé depuis une quinzaine de jours. Toutefois, pendant les périodes d'acuité qui apparaissent de temps en temps, le malade éprouve une chaleur brûlante, de la cuisson et des élancements dans les parties affectées.

Traitement. — Alcalins : sirop et bains. Houblon.

Le malade est dans les salles, en voie de traitement.

Obs. XI. — *Psoriasis nummulaire, de nature arthritique.*

Marquet (Thérèse), âgée de trente-trois ans, cuisinière, est entrée le 16 septembre 1859.

Antécédents. — Père mort subitement en quarante-huit heures, à l'âge de soixante-quatre ans ; il avait des rhumatismes mobiles.

Mère de la malade morte hydropique, à cinquante-quatre ans, c'est-à-dire à l'âge critique ; métrorrhagies fréquentes dans les dernières années ; douleurs rhumatismales dès la jeunesse. Elle a eu treize enfants : un jeune homme âgé de vingt-quatre ans est mort de la poitrine, un autre âgé de trente-trois ans se livrait à la boisson et mourut en quelques jours (?). Quant aux enfants qui vivent encore, une fille, âgée de cinquante-quatre ans, est tourmentée par les *douleurs ;* une autre, âgée de trente-sept ans, est attaquée de la poitrine.

La malade a eu des gourmes jusqu'à l'âge de douze ans ; beaucoup de furoncles ; à quinze ans, menstruation régulière et peu abondante ;

fièvre typhoïde à vingt-trois ans; quatre enfants, dont deux sont morts en bas âge, tandis que deux petites filles survivent et sont d'une faible santé. Depuis le mariage de la malade (vingt-trois ans), maux de tête fréquents et névralgies de la face qui duraient quatre, six ou huit jours et nécessitaient souvent l'application de sangsues ; deux pneumonies ; angines et bronchites fréquentes pendant l'hiver. Il y a sept ans, après des chagrins, des points blancs et couverts de petites écailles se sont montrés sur la face antérieure de l'avant-bras gauche ; ces points se sont réunis en une seule plaque (psoriasis). Cette plaque a duré pendant une année; elle a été remplacée par une autre située sur les grandes lèvres et le pénil : démangeaisons très vives, picotements et élancements. Peu à peu des taches analogues ont paru à l'hypogastre, aux avant-bras et aux jambes ; depuis trois semaines, l'affection s'est développée au cuir chevelu et aux mains. Il y a six semaines environ, douleur dans l'épaule gauche, qui a duré quinze jours.

Etat actuel. — On observe une plaque qui recouvre la plus grande partie de l'hypogastre et s'avance sur les grandes lèvres. Cette plaque présente des bords irréguliers et des squames d'aspect variable : là, les squames sont sèches, grisâtres ou blanches, épaisses, arrondies et ressemblent aux squames psoriasiques ; ailleurs, elles sont lamelleuses, jaunes, humides comme on l'observe dans l'eczéma. Les surfaces affectées sont le siége d'une sécrétion humide en certains points, et sont remarquables par leur sécheresse sur d'autres points. De temps en temps, sécrétion abondante de sérosité plastique et tachant le linge en gris, puis absence de sécrétion et sécheresse. La peau présente une coloration d'un rouge foncé et quelques gerçures.

Sur la face antérieure des deux avant-bras, on voit de petites plaques circulaires, rouges et recouvertes soit par une squame blanche, soit par une croûte lamelleuse et jaunâtre. Sur le dos des mains, il existe trois ou quatre petites taches rouges avec des squames grisâtres.

On observe sur la partie antérieure du cuir chevelu et un peu sur le front, des croûtes jaunâtres et légèrement humides, ainsi que des squames blanches, épaisses et argentées. Jamais l'affection n'a existé *ni aux coudes ni aux genoux.*

Dans toutes les parties qui sont le siége de l'éruption, principalement à l'hypogastre et aux parties génitales, démangeaisons très vives et picotements. D'ailleurs, l'appétit est bon ; cependant la malade digère difficilement et éprouve des *tiraillements* d'estomac. Transpiration abondante à la tête et aux mains.

Palpitations depuis l'âge de vingt-trois ans : le cœur présente une légère hypertrophie.

Traitement. — Sirop alcalin et bains d'amidon.

25 septembre. La sécrétion a cessé complétement ; les démangeaisons et la rougeur de la peau ont diminué. On prescrit des frictions à l'huile de cade.

10 octobre. Les squames se sont détachées en partie ; les téguments sont à peine rouges. Les démangeaisons se font encore sentir. Même prescription.

15 octobre. Les démangeaisons et une légère sécrétion ont reparu sur la plaque située à l'hypogastre. On supprime les frictions à l'huile de cade, et l'on revient aux bains d'amidon.

28 octobre. On a repris l'emploi de l'huile de cade depuis huit jours. La peau est d'un rose pâle : il existe à peine quelques squames complétement sèches, et un peu de prurit. La malade demande à sortir et à continuer le traitement chez elle.

Obs. XII. *Acné rosea* (*arthritique*).

Élisa Gouen, âgée de vingt-neuf ans, couturière, est entrée le 18 mars 1859.

Antécédents. — Père âgé de cinquante-neuf ans ; une fluxion de poitrine pendant chaque hiver, de l'âge de vingt-cinq à trente ans. Depuis deux ans, bronchite continuelle avec expectoration pendant l'hiver. Angines, coryzas fréquents ; hémorrhoïdes fluentes ; lumbago qui se montre souvent ; dyspepsie continuelle.

La mère de la malade est âgée de soixante-cinq ans ; depuis l'âge de quarante-six ans, douleurs rhumatismales se manifestant tantôt dans les membres, tantôt dans différents points du tronc ; lorsque ces douleurs quittent les parties précédentes, elles viennent souvent se fixer à la tête et durent longtemps. — Catarrhes depuis plusieurs années. — Troubles des facultés intellectuelles, dont le début remonte à quatre ans : mélancolie et jalousie excessive. Souvent les pieds et les jambes sont enflés.

Quant à la malade, elle a toujours été sujette aux épistaxis, aux maux de tête qui se montrent après les repas ; dyspepsie habituelle. Menstruation à l'âge de treize ans, un peu irrégulière. Depuis plusieurs années, douleurs notables dans les membres et le dos. Constipation.

Vers l'âge de douze ans, apparition de dartres sèches sur le visage, au printemps. Depuis l'âge de quinze ans, à la même saison, des dartres semblables se sont montrées sur l'éminence thénar de chaque main ; il y a cinq ans, quelques dartres analogues sur la partie antérieure de la poitrine et sur le cou. Aux dartres ont succédé des éruptions de furoncles dans le dos et sur la figure. Depuis quatre ans, angines et coryzas fréquents : apparition d'acné sur les deux joues.

La malade est entrée dans le service de M. Bazin, il y a six mois, pour se faire traiter.

On a prescrit du sirop d'iodure de fer, de la tisane de houblon ; on a fait trois applications d'huile de noix d'acajou sur les joues. Amélioration très grande. Depuis le mois de décembre 1858, l'affection s'étant aggravée de nouveau, la malade revient à l'hôpital.

État actuel. — On aperçoit sur les joues deux plaques rouges, nettement limitées en haut par le bord inférieur de l'orbite et en bas par le sillon naso-labial. Ces plaques présentent un grand nombre de petites papules rouges, acuminées et dures ; quelques-unes supportent à leur sommet une petite pustule blanchâtre, et presque toutes se terminent par la formation d'une pustule. Le nombre des papulo-pustules est très grand, et varie d'un jour à l'autre ; plusieurs sont si petites qu'on les sent plutôt qu'on ne les voit. La peau qui sépare les éléments acnéiques présente une rougeur violacée et des capillaires manifestement variqueux ; elle est un peu épaissie et indurée vers le centre des plaques.

Derrière les ailes du nez et à l'orifice des narines, tache rouge, permanente et étant le siège de démangeaisons.

Sur les joues, élancements, cuissons, démangeaisons.

Au niveau de l'éminence thénar de la main droite, un peu d'eczéma arthritique, trace de l'affection qui se montrait au printemps depuis un grand nombre d'années.

La malade a les cheveux châtains, la peau fine ; elle s'enrhume facilement pendant les hivers ; coryzas et angines fréquents pendant cette saison ; enfin, dyspepsie habituelle et constipation.

Traitement. — Huile de cade, sirop alcalin, houblon, bains sulfureux et alcalins.

10 avril. Les plaques ont légèrement pâli ; les pustules sont moins nombreuses.

La malade se plaint d'avoir mal à la gorge. L'examen montre que l'isthme du gosier et le pharynx sont le siège d'une couleur érythémateuse avec sécheresse des parties. On continue le traitement auquel on ajoute un gargarisme avec miel rosat et borax.

20 avril. Il existe encore un peu de cuisson au pharynx et une certaine gêne dans la déglutition.

15 mai. L'amélioration n'est pas douteuse ; cependant, on constate souvent, le matin, l'apparition de quelques nouvelles pustules.

Traitement.—*Id.*, et l'on ordonne des douches d'eau froide sur la figure.

20 mai. Les douches ont produit une diminution de la congestion cutanée, mais elles ont déterminé une nouvelle angine. On reprend le premier traitement.

29 juin. La malade sort : l'affection est améliorée, mais non guérie. La peau est plus souple et a perdu la vive rougeur qui existait au moment de l'entrée de la malade.

On ne voit plus que trois ou quatre papules à peine saillantes sur les deux joues.

Depuis, nous avons revu plusieurs fois la malade ; l'affection a reparu, sans présenter cependant l'intensité qu'elle avait autrefois.

Obs. XIII. — *Eczéma arthritique.*

Trouard (Éléonore), âgée de quarante-neuf ans, domestique, est entrée le 18 février 1859.

Antécédents.— Père mort, à l'âge de soixante-huit ans, du choléra ; il toussait et crachait beaucoup chaque hiver ; douleurs mobiles, apparaissant au moment des variations de température et se faisant sentir dans les membres et les lombes ; ces douleurs déterminaient quelquefois une claudication temporaire ; éruptions furonculaires assez fréquentes ; dartre rouge, arrondie et peu étendue à la partie interne de la jambe gauche pendant les quatre dernières années de la vie.

La mère a succombé au choléra, à la même époque que son mari ; elle était âgée de cinquante-deux ans ; elle a eu des hémorrhoïdes fluentes (de trente-cinq à quarante ans) et des varices. Étant jeune, elle eut un accès de manie aiguë à la suite d'une frayeur.

Quant à la malade, elle eut des gourmes dans son enfance ; une de ses sœurs a eu des gourmes et des ophthalmies chroniques. Menstruation à l'âge de treize ans ; aucune indisposition jusqu'à l'âge de vingt-cinq ans ; à cette époque, grossesse et vive démangeaison à la vulve ; cessation et retour du prurit après et pendant chaque grossesse, et elle a eu sept enfants ; tumeurs hémorrhoïdaires fluentes et constipation dans l'intervalle des grossesses.

Vers l'âge de vingt-cinq ans, des céphalalgies se sont montrées et ont duré jusqu'à ces derniers temps ; ces maux de tête s'annonçaient par une sorte d'engourdissement dans l'un des bras, puis dans la face, et se caractérisaient par une douleur tensive, lourde, occupant la région frontale et disparaissant dans le sommeil. Ces céphalalgies n'existaient ni pendant la grossesse ni pendant l'existence du flux hémorrhoïdaire.

Après la dernière couche, il y a dix ans, apparition de varices, et souvent éruptions furonculaires ; la malade est sujette à contracter des angines.

Vers l'âge de quarante ans, développement d'une plaque d'eczéma sur la commissure du pouce et de l'index de la main gauche ; crevasses dans la paume des mains, cuisson, picotements et démangeaisons. Ces affections ont persisté, peu ou beaucoup, pendant sept années. Un an après l'apparition de l'eczéma sur la main, développement d'une plaque eczémateuse sur le cou-de-pied gauche, puis dans le creux poplité du même côté; ces deux dernières éruptions n'ont jamais guéri malgré l'emploi des pommades au soufre, au goudron, des bains sulfureux.

Depuis cinq semaines, nouvelle plaque d'eczéma à la nuque et nouvelle apparition des crevasses aux mains.

Il y a trois mois que la céphalalgie ne s'est point montrée ; les hémorrhoïdes ont également disparu.

Mais, pendant l'été, à deux reprises différentes, existence d'une douleur intense dans tout le côté droit de la poitrine et ayant duré une quinzaine de jours à chaque fois.

Etat actuel. — Sur la nuque, on voit une large plaque, à contours sinueux, rouge, violacée, couverte de squames minces et grisâtres ou jaunâtres ; cette plaque se continue avec une autre qui occupe la partie postérieure du cuir chevelu et qui est le siége d'un suintement séreux ; cette dernière n'existe que depuis quinze jours.

Dans le creux poplité gauche, surface rouge, irrégulière, un peu humide et couverte de croûtes foliacées et jaunâtres ; l'affection se prolonge sur le tiers de la face postérieure de la jambe.

Varices cutanées aux cuisses; varices sous-cutanées aux jambes, plus marquées à gauche.

Dans la commissure du pouce et de l'index gauches, plaque arrondie, rouge, inégale, sèche et couverte de petites squames adhérentes et grises ; crevasses au niveau des articulations phalangiennes.

Sur le dos des deuxièmes phalanges de la main droite, petites plaques d'eczéma sec, couvertes de squames.

Démangeaisons et picotements sur les parties affectées. Bon appétit, digestions faciles, constipation habituelle.

Traitement. — Sirop alcalin, bain alcalin, frictions à l'huile de cade.

15 mars. Les surfaces ont pâli, les squames n'existent plus; même traitement.

18 mars. La malade sort; il reste un peu de rougeur et quelques squames dans le creux poplité.

Obs. XIV. — *Eczéma arthritique.*

Chapuis (Frédéric), âgé de vingt-deux ans, employé, est entré le 18 mars 1859.

Antécédents. — Père âgé de cinquante-quatre ans, a offert des signes de scrofule : adénites suppurées et abcès aux jambes dans sa jeunesse.

La mère du malade est âgée de soixante ans ; elle a eu des douleurs rhumatismales aux jambes, il y a huit ans ; pas d'autres renseignements.

Le malade a un frère âgé de dix-sept ans, qui s'enrhume facilement, est sujet aux épistaxis et aux douleurs dans les jambes. Quant au malade, il est atteint de coryzas et d'angines pendant tous les hivers; épistaxis fréquentes ; vers l'âge de dix-sept ans, adénites cervicales et sous-maxillaires, qui ont suppuré pendant quatre ans. L'année dernière, à vingt et un ans, rhumatisme articulaire aigu qui a duré un mois.

Le malade est placé dans de bonnes conditions hygiéniques.

Il y a cinq semaines, démangeaisons sur la figure et sur le scrotum, apparition de plaques rouges autour de la bouche, au cou, et presque sur toute la figure.

État actuel. — Toute la figure est un peu rouge, congestionnée ; elle est couverte de squames minces, légèrement humides et peu adhérentes. La peau elle-même n'est pas sèche, mais un peu humide, comme on l'observe lorsque l'eczéma passe du second degré au troisième degré. Sur le front, sur les ailes du nez et sur la lèvre supérieure, petites croûtes jaunâtres, molles et écorchures produites par les ongles du malade.

Les régions sus-hyoïdienne, mastoïdienne et cervicale postérieure présentent des plaques rouges, comme violacées, arrondies et se touchant presque toutes par leur circonférence ; ces plaques sont un peu humides et couvertes de petites squames jaunâtres.

Dans le cuir chevelu, démangeaisons et petites plaques rouges sans desquamation.

Sur la partie antérieure de la poitrine, quelques boutons d'acné.

Au niveau de la région précordiale, cicatrices des ventouses appliquées dans le cours du rhumatisme.

A la partie postérieure et inférieure du bras droit, démangeaison; la peau est légèrement rouge.

Sur le scrotum et la verge, prurit et desquamation furfuracée; autrefois, suintement léger dans ces parties.

Cicatrice scrofuleuse sur la partie moyenne du muscle sterno-mastoïdien, glandes sous-maxillaires engorgées; adénites au niveau du bord antérieur du muscle cléido-mastoïdien. Démangeaisons sur toutes les parties affectées et à l'anus.

Traitement. — Sirop d'iodure de fer, sirop alcalin, bains d'amidon et bains alcalins.

10 avril. A la face, la coloration rouge et le prurit ont disparu ; les démangeaisons sont moins vives à la tête et au scrotum.

Les plaques du cou se sont affaissées et ont pâli; l'adénite est en voie de résolution. Même traitement.

29 avril. Le malade est sorti ; il n'y a plus de squames sur aucune région, mais seulement un peu de rougeur sur les parties du cou qui avaient été affectées. Absence de prurit.

Obs. XV. — *Eczéma arthritique.* — *Squirrhe?*

Horn (Louis), âgé de cinquante-neuf ans, teinturier, est entré le 25 février 1859.

Antécédents. — Le père se livrait à la boisson ; il toussait et était oppressé pendant l'hiver ; il avait beaucoup de varices ; il est mort, à l'âge de cinquante-trois ans, d'une maladie de poitrine (d'un catarrhe probablement).

La mère du malade est morte d'une attaque d'apoplexie à l'âge de soixante-dix-huit ans. Elle avait eu pendant longtemps des maux de tête ; à partir de quarante ans, douleurs rhumatismales dans les lombes et les membres, disparaissant et revenant tous les deux ou trois mois ; elle avait des varices très développées et un ulcère aux jambes. Elle était oppressée et toussait pendant l'hiver ; elle avait fréquemment des douleurs d'estomac. Pendant la durée des céphalalgies, épistaxis. Elle a eu deux frères : l'un est mort d'apoplexie, l'autre de congestion cérébrale.

Le malade eut cinq frères : l'un d'eux était épileptique et mourut à vingt-deux ans ; un autre est mort d'une maladie de poitrine à la suite d'un refroidissement ; les trois autres ont succombé dans leur enfance. Quant au malade lui-même, il eut la petite vérole à neuf ans ; jusqu'à vingt ans, céphalalgies intenses et fréquentes; coryzas et bronchites pendant l'hiver. Vers l'âge de trente ans, hémoptysies répétées, mais peu abondantes ; à cette époque, développement de varices aux jambes. En tout temps, éruptions furonculaires.

Depuis l'âge de vingt-quatre ans, fréquentes douleurs rhumatismales : lumbago, torticolis, douleurs dans les genoux, et surtout dans le genou gauche ; la douleur du genou gauche disparaît, puis revient et dure deux ou trois mois.

Il y a trois mois, le malade a travaillé pendant six mois dans une fabrique de blanc de céruse : légères coliques de plomb.

Il y a quinze mois, les jambes deviennent enflées. Le malade entre dans le service de M. Gibert : cataplasmes et repos. Au bout de quelques jours, l'enflure avait disparu, mais un eczéma se montrait sur les jambes ; le malade sort avec cette nouvelle affection.

Depuis deux mois, coryza continuel, douleur et sécheresse de la gorge, bronchite catarrhale, apparition d'une tumeur située dans l'épaisseur ou tout au moins dans la gaîne du sterno-mastoïdien. Aucun signe de syphilis.

État actuel. — Sur le dos du pied gauche, autour de l'articulation tibio-tarsienne du même côté et sur le quart inférieur de la jambe, il existe des plaques irrégulières d'eczéma. La peau est rugueuse, rouge, couverte de squames sèches, blanchâtres ou jaunâtres ; elle est d'un rouge plus foncé et un peu humide sur quelques points. On trouve des varices volumineuses sur toute l'étendue de la jambe, surtout à sa partie interne.

Sur la jambe droite sont disséminées des plaques d'eczéma sec, qui ont le même aspect que les précédentes ; dos du pied, malléole externe, malléole interne, articulation tibio-tarsienne sont affectés. Une plaque plus large que les autres recouvre la face supérieure des quatre premiers orteils. Varices à la partie interne de la jambe.

Élancements, picotements et prurit sur les parties malades.

Coryza gênant le malade pendant le sommeil ; rougeur érythémateuse de l'isthme du gosier et déglutition douloureuse.

Derrière la branche montante du maxillaire, on voit une tumeur du volume d'un petit œuf, datant de deux mois (au dire du malade). Cette tumeur est située à l'extrémité supérieure du muscle sterno-mastoïdien et dans la gaîne de ce muscle ; elle est parfaitement lisse, remarquable par sa consistance qui ressemble à celle du squirrhe ; elle est le siége d'élancements : la pression n'y détermine pas de douleur.

A droite, on trouve sous la mâchoire plusieurs ganglions (dont l'un a le volume d'une petite noix) qui ont la même dureté que la tumeur précédente.

Traitement. — Sirop alcalin, bains d'amidon.

2 mars. Les surfaces eczémateuses ont meilleur aspect : sécrétion nulle et rougeur peu marquée. Les tumeurs ne diminuent point : on se demande s'il n'existerait pas là quelque chose de syphilitique. Dans le traitement, on ajoute une potion renfermant deux grammes d'iodure de potassium.

12 avril. L'eczéma est guéri ; les tumeurs ont conservé le même volume et la même consistance. Le malade demande à sortir.

Obs. XVI. — *Eczéma arthritique.*

Vailhé (Charles), âgé de cinquante-trois ans, clown, est entré le 25 février 1858.

Aucun antécédent scrofuleux, dartreux ou syphilitique.

Il y a quinze ans, douleurs dans les épaules, qui ont duré dix-huit mois.

Depuis deux ou trois ans, il éprouve dans les jambes et dans les cuisses des douleurs vagues, qui augmentent à l'époque des variations atmosphériques.

L'affection, pour laquelle il entre à l'hôpital, a débuté depuis treize mois par un point épaissi, rude au toucher, et sur lequel des crevasses se sont formées. Les surfaces malades ne donnaient lieu à aucun suintement ; mais elles étaient le siège de démangeaisons très vives et de picotements. Peu à peu, la plaque primitive s'est agrandie ; elle occupe la paume de la main depuis trois mois.

Cette plaque présente un fond rouge, sur lequel siégent de larges écailles épidermiques très adhérentes ; elle est limitée par un liséré blanchâtre et formé par l'épiderme décollé ; sur le pourtour, et près de sa partie inférieure, elle présente une petite fente qui donne lieu à une vive douleur, quand le malade ouvre la main.

Au niveau du sillon qui sépare la face antérieure du poignet de la main, on trouve une plaque rouge, large comme une pièce d'un franc, datant d'un mois, sèche comme la précédente et recouverte d'écailles épidermiques adhérentes. Un petit point, ayant la largeur d'une pièce de vingt centimes et les caractères précités, se remarque au niveau de la région hypothénar.

Dans la paume de la main gauche, on rencontre trois plaques très petites, qui offrent les caractères indiqués plus haut ; ces plaques existent depuis vingt jours ; elles ont paru après l'emploi de cinq bains sulfureux qui avaient été ordonnés à la consultation de l'hôpital.

Sur la partie externe des jambes ont paru quelques plaques disséminées, d'un rouge pâle, sèches et recouvertes de squames légères ; ces dernières se sont montrées dans les deux premiers jours qui ont suivi l'entrée du malade.

Traitement. — Bains d'amidon, onctions avec la pommade d'oxyde de zinc ; à l'intérieur, sirop de bicarbonate de soude.

12 mars. Le malade sort. Les plaques de la paume de la main droite sont plus pâles, recouvertes d'un nombre moins grand de squames ; il n'existe aucune crevasse. Les autres plaques n'ont pas subi de modification sensible.

Obs. XVII. — *Eczéma arthritique.*

Masson (Alexandre), âgé de trente et un ans, boulanger, est entré le 1ᵉʳ avril 1859.

Antécédents. — Le père du malade est fort et jouit habituellement d'une bonne santé ; pas de maladies graves ; mais depuis l'âge de vingt-trois ans, dartres aux coudes et aux genoux, dartres qui n'augmentent ni ne diminuent. Age, soixante et dix ans.

La mère du malade est âgée de soixante-neuf ans ; depuis l'âge de trente-cinq à quarante ans, elle se plaint souvent d'éprouver des douleurs dans les jambes, dans les bras et dans les reins ; à quarante-cinq ou quarante-six ans, lumbago intense qui retint la malade au lit pendant trois semaines ; elle tousse souvent pendant l'hiver ; elle est sujette aux maux de tête, elle a des varices, et quelquefois de la dyspepsie ; elle est obligée de manger peu à la fois, mais souvent. Elle a un frère qui était tourmenté par des rhumatismes et mourut subitement à l'âge de soixante et dix ans.

Elle a eu neuf enfants ; trois sont morts ; une petite fille, âgée de neuf ans, de convulsions, une autre de la fièvre typhoïde, et la troisième d'un accident.

Sur les six enfants qui restent, une fille, âgée de trente-cinq ans, a eu des dartres comme celles du père et a été aliénée pendant deux ans.

Quant au malade, il n'a pas eu de gourmes ni d'autres signes de scrofule ; mais, depuis son enfance il est sujet à s'enrhumer, à contracter des coryzas et des angines ; autrefois, maux de tête plus fréquents qu'aujourd'hui. Souvent il est atteint de dyspepsie, qui se montre toujours après des excès et dure pendant deux ou trois jours.

Depuis deux ans, le malade ressent souvent des douleurs dans les reins, bien que son habitation ne soit point humide. Il souffre surtout d'une douleur placée dans l'épaule droite, qui vient quelquefois se fixer dans les parois de la poitrine ; il fut obligé une fois de se faire appliquer des ventouses scarifiées.

L'an dernier, blennorrhagie qui a duré cinq mois ; pas de chancre.

Quelques varices aux jambes.

Il y a un mois, se montre une petite plaque rouge sur chaque joue ; sur ces plaques, apparition de petits boutons blancs et de suintement ; picotements et élancements. Le malade se contente de faire des lotions d'eau de guimauve, et continue de travailler à la boulangerie ; on sait que les boulangers sont exposés à une forte chaleur. L'affection ne guérit pas ; le malade entre à l'hôpital.

État actuel. — Sur chaque joue, on voit une plaque d'eczéma, arrondie, large comme une pièce de cinq francs et couverte de croûtes jaunes, épaisses et un peu rugueuses. Pour expliquer cette abondante sécrétion qui existe, il faut réfléchir que le malade n'a pas cessé depuis un mois d'avoir la figure exposée à la chaleur d'un four.

Sur l'épaule gauche, petite plaque rouge, arrondie, sèche et légèrement squameuse. Un peu de pityriasis existant depuis longtemps dans le cuir chevelu et les sourcils.

Traitement. — Bains d'amidon, sirop alcalin.

6 avril. Les croûtes se sont détachées : surface rouge, sèche et couverte de petites squames. Démangeaisons et picotements.

Traitement. — Bains alcalins et sirop de bicarbonate de soude.

24 avril. Le malade demande à sortir ; les plaques sont d'un rouge pâle et ne présentent plus de squames.

Obs. XVIII. — *Psoriasis herpétique (diffusa)*. — *Mentagre cadique*.

Maupetit (Casimir), âgé de trente-deux ans, menuisier, est entré le 23 avril 1858.

Antécédents. — Sa mère est morte, à cinquante ans, d'une attaque d'apoplexie ; son père est mort aussi d'une manière subite (?), et il avait eu dans sa jeunesse des dartres semblables à celles dont notre malade est affecté.

Le malade a deux frères, dont le plus jeune présente du psoriasis sur le front et les parties génitales.

Quant au malade, il n'a offert aucun signe de scrofule. Il est sujet, depuis deux ans, à des migraines très intenses qui durent à peu près quatre heures et reviennent tous les quinze jours. Il n'éprouve pas de douleurs à l'estomac, mais il rend souvent par la bouche un liquide qui ressemble au blanc d'œuf. Depuis dix-huit mois, il ressent fréquemment des élancements dans la cuisse et la jambe du côté droit : il se plaint, à son réveil, d'avoir la tête lourde ; sommeil pénible et agité.

La région lombaire est occupée par une large plaque de couleur rouge, violacée, avec des squames épaisses et argentées. La partie supérieure des cuisses présente aussi de larges plaques, ainsi que les jambes, les membres thoraciques et le tronc.

Traitement. — Solution d'arséniate d'ammoniaque, large badigeonnage à l'huile de cade, alternativement bains de vapeur et alcalins.

Les frictions d'huile de cade ont déterminé sur les jambes et les cuisses des indurations petites, papuleuses et même tuberculeuses, traversées par des poils. C'est une inflammation des follicules pileux déterminée par l'huile de cade (mentagre cadique).

4 juin. Le malade sort. L'éruption est complétement balayée ; il ne reste plus que des taches d'un rouge pâle.

Obs. XIX. — *Psoriasis herpétique.* — *Blépharite chronique.*

Simon (Jean), âgé de trente-trois ans, pidleur, est entré le 11 février 1859.

Antécédents. — Absence de renseignements sur le père ; mère morte à soixante-sept ans, du choléra ; elle avait de fréquentes migraines, était sujette aux démangeaisons et aux éruptions boutonneuses. Elle eut huit enfants : une fille âgée de vingt et un ans fut alitée pendant six mois et finit par succomber ; elle eut à plusieurs reprises des vomissements abondants de sang, et elle rendit un jour une grande quantité de sang dans les selles. Quant au malade, il eut dans son enfance la figure couverte de croûtes pendant quelque temps ; jamais de glandes. Vers l'âge de quatre ans, des ophthalmies, et surtout des blépharites se montrèrent : elles ont passé à l'état chronique. Il eut plusieurs fois des furoncles et même des anthrax ; on voit deux larges cicatrices d'anthrax à l'épigastre et à la nuque. Depuis l'âge de trente ans, le malade est tourmenté par des douleurs fixées à la région frontale et revenant à des intervalles irréguliers, par des douleurs situées dans les parois thoraciques.

Le psoriasis s'est développé depuis dix mois ; il s'est montré d'abord aux coudes, puis au cuir chevelu, aux bras, aux cuisses, enfin, à la lèvre supérieure.

État actuel. — Sur la partie postérieure du bras gauche, on voit une plaque rouge, arrondie, un peu saillante et couverte de squames blanches et nacrées ; sur la partie postérieure de l'avant-bras du même côté, au-dessous de l'olécrâne, trois petites plaques de psoriasis guttata ; trois plaques analogues sur l'avant-bras droit.

Sur la partie externe de la cuisse gauche existe une plaque arrondie, large comme une pièce de cinq francs, saillante sur ses bords, déprimée au centre et couverte de squames épaisses et brillantes.

Sur le sinciput on trouve une plaque saillante, un peu irrégulière, supportant des lames blanches et imbriquées : elle a paru peu de temps après celles des coudes. Sur la ligne médiane de la lèvre supérieure, on aperçoit une plaque d'un rouge foncé, proéminente, se prolongeant un peu dans les fosses nasales et sur le bord postérieur des ailes du nez ; elle est couverte d'écailles épidermiques blanches et sèches, et de petites croûtes jaunâtres et noirâtres.

Sur le front et à la nuque, éruption furonculaire.

Les bords des paupières sont rouges et un peu renversés ; les cils manquent complétement ; la conjonctive palpébrale est d'un rouge foncé ; celle qui recouvre le globe oculaire n'est point injectée. La sécrétion des larmes augmente par l'exposition à l'air : prurit fréquent et intense du bord des paupières.

Il existe aussi des démangeaisons, le soir surtout, sur les régions affectées de psoriasis. Un peu de coryza habituellement ; d'ailleurs, bon appétit et digestions faciles.

Traitement. — Bains de vapeur et d'amidon, arséniate d'ammoniaque.

Badigeonnage à l'huile de cade, épilation de la lèvre supérieure, sur laquelle on fait des onctions avec le liniment oléo-calcaire.

12 mars. Amélioration très grande de l'éruption, surtout au niveau de la lèvre supérieure : les squames se sont détachées et ne se reproduisent plus ; les plaques se sont affaissées et sont d'un rose pâle. Le malade demande à sortir.

Obs. XX. — *Psoriasis herpétique.*

Luister (Pierre), âgé de trente ans, garçon de chantier, entré le 9 avril 1858.

Antécédents. — Père mort ; absence de renseignements. La mère existe encore et n'a jamais eu de maladie sérieuse. Ni le père ni la mère n'ont eu de dartres ou de taches sur la peau.

Quant au malade, il n'a pas eu de gourmes ni de glandes ; à l'âge de sept ans, ophthalmie qui a duré trois mois.

A la fin de juin 1847, il s'est aperçu qu'il avait au-devant des genoux de petits boutons rouges qui se recouvraient d'écailles blanches ; au commencement de janvier 1848, il a paru aux coudes de petites plaques rouges.

Peu à peu l'affection s'est étendue, et l'on constate maintenant sur la partie antérieure de la poitrine et dans le dos, principalement sur ce dernier point, des cercles complets et incomplets, dont le centre est sain ; les bords en sont formés par un bourrelet très épais et recouvert par des squames d'un blanc d'argent ; au milieu du cercle, les tissus sont rouges et un peu rugueux.

Sur les bras, surtout à leur face externe, on rencontre des gouttes de psoriasis, les unes avec dépression centrale, les autres sans dépression, et parmi elles se remarquent des cercles, complets et incomplets, qui présentent les caractères énumérés plus haut.

De chaque côté, au niveau du coude, il y a une large plaque rouge, épaissie et recouverte de squames d'un blanc chatoyant.

Sur les membres inférieurs, l'éruption est plus prononcée que sur les parties dont nous venons de parler ; elle occupe la face externe des cuisses et des jambes. Au-devant des genoux se remarquent de larges plaques psoriasiques avec rougeur, épaississement et squames nacrées ; sur la face externe des jambes se voient des cercles avec un bourrelet épaissi et couvert de squames.

Les démangeaisons se font sentir de temps en temps.

Le malade n'a jamais eu de migraine. Au mois de janvier, après avoir été mouillé, il a perdu l'appétit et a été pris de vomissements qui apparaissaient de temps en temps après le repas et consistaient en matières alimentaires ou glaireuses ; il n'éprouvait pas de douleurs d'estomac. C'est à cette époque que l'éruption psoriasique est devenue plus intense.

Les vomissements ont duré trente-cinq jours, et depuis, le malade n'en a éprouvé que le 22 février, jour où il a vomi pendant toute la nuit.

Traitement. — Bains de vapeur et alcalins ; frictions d'huile de cade.

4 juin. Le malade sort sur sa demande. L'éruption est à peu près disparue ; il ne reste çà et là que quelques plaques violacées.

Obs. XXI. — *Psoriasis herpétique.*

Bourselot, quarante-cinq ans, entré le 20 janvier 1859.

Antécédents. — Dans son enfance, il avait fréquemment à la face de petites éruptions suivies de desquamation furfuracée ; le prurit était très léger et n'augmentait pas la nuit. Il ne sait pas s'il a eu des gourmes ; jamais d'épistaxis.

Prédisposition très grande aux coryzas ; prurit fréquent aux ailes du nez ; céphalalgie sus-orbitaire, surtout du côté droit, douleur pongitive se reproduisant très souvent. Éruptions furonculeuses, pendant sa jeunesse. Il n'a jamais eu de ganglions engorgés. Pas d'accidents rhumatismaux.

A l'âge de neuf ans, il perdit sa mère, qui mourut d'une affection pulmonaire (malade un mois) ; son père vit encore, et il a souffert longtemps de douleurs à la région lombaire ; il n'aurait jamais eu d'autre affection, à la connaissance du malade.

Bourselot est à Paris depuis l'âge de dix-huit ans, et c'est vers sa vingt-cinquième année qu'apparut la première éruption. De larges plaques papuleuses se montrèrent sur le cuir chevelu et occasionnaient un prurit incommode, mais uniforme ; le grattage en faisait tomber de larges squames blanches. Caché en partie par la chevelure, l'exanthème fut supporté par le malade pendant cinq ans, sans l'alarmer. A cette époque (il y a quinze ans), après des excès de boissons continués pendant trois jours, il survint, la nuit, une éruption caractérisée par de larges plaques d'un rouge vif, arrondies ou ovalaires, limitées par des papules. Aux papules succédèrent de grandes squames nacrées, qui s'enlevaient facilement. Ces plaques de psoriasis pâlirent, disparurent, mais il s'en produisit d'autres ; depuis, il en a toujours eu. L'état général est constamment resté bon. La digestion s'opérait normalement, et le malade continuait à boire journellement une grande quantité de vin. Pendant le travail de la digestion, et sous l'influence de la marche, le prurit augmentait.

Trois ans après l'apparition du psoriasis sur le corps, il a eu un chancre, et plus tard deux chaudepisses. Le chancre n'a été cicatrisé qu'au bout du sixième mois. Il a eu des plaques muqueuses à l'anus ; mais les autres accidents secondaires auraient manqué. Il n'a pas remarqué que la syphilis ait influé sur l'évolution du psoriasis. Il n'a jamais consulté de médecin. Traitement antérieur nul.

Ce malade est père de famille ; il a deux enfants. L'aînée a douze ans, sa santé est bonne ; elle a eu des éruptions vésiculeuses suivies d'une exfoliation furfuracée pendant sa première enfance ; elle est menstruée. Pas de névralgies, de démangeaisons, ni flux catharral. Elle n'a pas d'accidents syphilitiques constitutionnels. Le plus jeune a dix ans, et n'aurait eu aucun accident syphilitique, ni dartreux, ni scrofuleux.

Depuis un an, les plaques sont devenues plus abondantes.

État actuel. — Il existe sur toutes les régions de la peau des plaques de psoriasis. Les plus remarquables siègent sur le thorax, où les cercles se réunissant par leurs bords forment une surface continue. Elles sont aussi très confluentes sur les parties latérales de l'abdomen, dans le dos, ainsi qu'à la tête (il n'y a pas eu néanmoins perte sensible des cheveux). Ailleurs, elles sont beaucoup plus discrètes. Ces plaques sont arrondies ou ovalaires, d'un rouge vif, et des papules existent à la circonférence. En certains points, la surface se trouve recouverte de larges squames brillantes, nacrées, et s'enlevant assez facilement. Le malade a une otorrhée à droite qui date d'un mois ; l'écoulement est assez abondant. Il éprouve des bourdonnements d'oreilles : depuis cette époque, la céphalalgie sus-orbitaire, qui n'avait jamais cessé, est devenue plus fréquente et plus intense.

Traitement. — Huile de cade en frictions, bains alcalins, arséniate d'ammoniaque.

19 février. Les squames ont disparu dans tous les points ; on ne voit plus que des taches violacées et rosées. Le malade demande à sortir.

Obs. XXII. — *Eczéma généralisé (herpétique).* — *Néphrite albumineuse.*

Barton (Louis), âgé de trente-trois ans, menuisier, est entré dans le service le 22 décembre 1858.

Antécédents. — Le père du malade eut dans sa jeunesse des écrouelles, dont il a conservé de nombreuses cicatrices.

La mère du malade est morte, à l'âge de soixante-huit ans, d'un cancroïde de la face qui a duré quinze ans et avait détruit la moitié de la face ; sa mère, à elle, mourut également d'un cancroïde de la face ; une tante de cette dernière a succombé à une affection semblable.

Le malade, à l'âge de dix mois, eut la gale pour laquelle on fit deux frictions avec une pommade soufrée. La peau fut vivement irritée et déchirée en certains points. Depuis ce temps, le malade eut beaucoup ou peu de dartres sur différentes parties du corps ; il caractérise son état en disant *qu'il a une peau farineuse et se gerçant sous l'influence de la cause la plus légère.*

Jusqu'à l'âge de vingt et un ans, éruptions vésiculeuses fréquentes sur toutes les régions, mais peu abondantes ; à cette époque, éruption plus confluente, accompagnée de rougeur et de gonflement, occupant tout le bras droit. Le malade entre à l'hôpital Saint-Louis, dans le service de M. Gibert : bains de vapeur, fumigations, cataplasmes de fécule. Il retourne au pays, *étant blanchi.* Quelques mois plus tard, l'affection se montre de nouveau sur les bras et sur les pieds : le malade entre dans le service de M. Devergie et y séjourne pendant neuf mois.

On prescrivit des bains sulfureux, des bains alcalins, d'amidon et des pastilles soufrées.

Le malade sort blanchi pour la deuxième fois.

Il s'établit menuisier dans son pays, et l'affection ne tarda pas à reparaître. Pendant trois ans, il fut traité par le médecin de la localité : les moyens les plus variés ont été employés sans succès. C'est dans cet intervalle de temps que se déclarèrent des accès d'asthme ; ces accès furent combattus par des applications répétées de sangsues à l'anus, et ils disparurent en cinq semaines. Au bout d'un an, les accès reparurent de temps en temps ; ils étaient plus violents, lorsque la dartre était moins apparente. Voici comment ils sont décrits par le malade : *J'ai eu beaucoup d'accès, à en perdre la respiration; les plus violents duraient au moins trois jours, et quelquefois quatre ou cinq jours. Quand je com-*

mence à rejeter des crachats épais, je suis soulagé ; alors j'éprouve le besoin d'uriner, et je rends des urines claires comme de l'eau.

Après avoir subi un traitement pendant trois ans, le malade rentre chez M. Devergie : il avait des dartres sous les jarrets. L'asthme se montra à l'hôpital : pendant trois nuits, pas de sommeil, potions éthérées. On ordonna des bains sulfureux, alcalins et d'amidon, une pommade au précipité blanc. Amélioration et sortie. Au bout d'un an, le malade entre et reste cinq mois dans le service de M. Cazenave ; il eut plusieurs accès d'asthme. Quelque temps après, il sortit et chercha la guérison auprès des homœopathes, des somnambules, etc. Enfin le malade ne voyant aucun changement, vient dans le service de M. Bazin, le 21 décembre 1858.

8 janvier. *État actuel.* — La joue droite présente une surface rosée et couverte de squames sèches et grisâtres. La peau qui recouvre les membres supérieurs est sèche, plissée ; elle est parsemée de petites écailles blanchâtres, très faciles à détacher ; au niveau des coudes et des poignets, on aperçoit des plaques rosées parcourues par des sillons cutanés très accusés qui se croisent dans tous les sens ; là existaient aussi de petites squames blanchâtres.

A la partie interne de la cuisse droite, se trouve une plaque, ayant la largeur de la main, à bords sinueux et couverte de croûtes rugueuses, humides et jaunâtres. Ces croûtes sont cassées en quelques points, et des fissures s'écoule un liquide séreux, plastique ; elles sont entourées d'une coloration rosée qui se perd insensiblement sur les parties saines. A la partie supérieure et externe de la cuisse, sur toute la face externe de la jambe, on voit d'autres plaques de même aspect que la précédente. Le genou, le cou-de-pied sont couverts de croûtes irrégulières et rugueuses ; dans l'intervalle qui les sépare, l'épiderme est ridé.

La jambe gauche présente les mêmes lésions que la droite ; on ne voit sur la cuisse gauche qu'une plaque, qui s'étend à toute la face interne du membre. Sur la paroi abdominale, l'épiderme est fendillé, ridé, et l'on observe quelques croûtes disséminées irrégulièrement.

La peau et le tissu cellulaire sous-cutané placés au niveau des parties affectées, sont le siège d'un empâtement œdémateux ; sur les parties saines, la peau est plissée, couverte d'une poussière blanchâtre et accolée sur les muscles et les os : il existe, en effet, une très grande maigreur, qui est masquée à la face par un œdème du tissu cellulaire. On observe aussi un épanchement séreux dans l'abdomen.

L'acide nitrique dévoile la présence d'une grande quantité d'albumine dans ses urines : cette substance, à l'état de coagulum, remplit le tiers du verre dans lequel on recueille l'urine.

Le malade se plaint de démangeaisons ; modéré dans l'intervalle des poussées, le prurit est très intense avant et pendant l'éruption. Depuis son entrée, le malade n'a pas eu d'accès d'asthme, mais deux poussées éruptives.

D'ailleurs, bon appétit, digestions ordinairement faciles, et sommeil. La surface de la peau est remarquable par une grande sécheresse ; absence de transpiration.

Traitement. — Sirop de quinquina, vin de Bordeaux, saupoudrer les surfaces affectées avec la poudre d'amidon, bains d'amidon.

26 janvier. La plupart des croûtes se sont détachées en laissant des surfaces rosées et légèrement humides ; l'œdème de la face et des parties malades a disparu ; de sorte que la maigreur apparaît dans toute sa réalité. L'ascite a diminué d'une manière sensible. Même traitement.

15 février. Le malade est dans l'état précédent. Ses forces semblent revenir. On continue la médication tonique, et on prescrit l'arséniate d'ammoniaque.

On a examiné de temps en temps les urines, et on a constamment rencontré une grande quantité d'albumine ; toutefois, celle-ci est moins abondante maintenant que dans les premiers jours.

27 février. Œdème de la face et du membre supérieur droit, prurit intense, poussée vésiculeuse à la jambe droite sur une étendue de la largeur de la main.

On supprime l'arséniate d'ammoniaque ; poudre d'amidon.

Albumine abondante dans les urines.

2 mars. Œdème persistant à la face et au bras droit ; il apparaît sur la cuisse gauche ; ascite plus développée. Surface couverte de croûtes et de vésicules blanchâtres sur la cuisse et la jambe gauches ; prurit intense. On voit aussi quelques plaques disséminées sur la paroi antérieure de l'abdomen et sur la face.

18 mars. Le prurit a cessé, ou du moins est très faible ; beaucoup de croûtes se sont détachées en laissant des taches rouges et un peu humides. L'hydropisie du tissu cellulaire et l'ascite ont beaucoup diminué.

Traitement tonique, poudre d'amidon et bains d'amidon.

10 avril. Le malade est revenu à l'état qu'il présentait avant la poussée éruptive. On essaye de reprendre les préparations arsenicales.

15 juin Le malade a eu une petite poussée avec œdème de la face vers le milieu de mai ; depuis cette époque, rien de nouveau. Il demande à sortir. Voici son état, qui est un peu amélioré pour le moment :

Il n'y a plus de croûtes ni de surfaces humides. La peau est ridée, jaunâtre et couverte d'une poussière farineuse dans toute son étendue ; sécheresse de la peau et absence de transpiration. Un peu de prurit à l'approche de la nuit. La maigreur est toujours très grande. Les urines n'ont jamais cessé de renfermer une grande quantité d'albumine.

Obs. XXIII. — *Eczéma herpétique.*

Kérouant (Louis), âgé de trente-quatre ans, teinturier, est entré dans le service le 4 février 1859.

Antécédents. — Le père est mort à l'âge de soixante-deux ans, après trois mois de maladie ; il avait beaucoup maigri et avait le teint jaune : le mot de *fièvre gastrique* fut prononcé par le médecin (?).

La mère du malade fut atteinte d'un cancer du sein et succomba à cette affection vers l'âge de cinquante-huit ans. Elle était sujette aux épistaxis, aux migraines, aux gastralgies ; elle était de grande taille et avait le teint coloré ; elle eut une sœur qui avait aussi des migraines, des épistaxis, de la gastralgie, et qui mourut d'une fièvre cérébrale dont la durée a été de six semaines.

Quant au malade, il était sujet aux épistaxis dans sa jeunesse ; il avait souvent des douleurs dans les côtés de la poitrine (névralgies).

Depuis une dizaine d'années, il existe souvent du prurit sur les membres : le malade est obligé de prendre jusqu'à trois bains (de temps en temps) par semaine pour calmer les démangeaisons. A des intervalles plus ou moins éloignés, apparaissaient sur le tronc et les membres de petites taches rouges et couvertes de vésicules ; ces taches n'ont persisté qu'au jarret gauche.

Il y a deux ans, deux larges plaques rouges et humides se montrèrent sur les deux cuisses : le malade entra dans le service de M. Devergie et fut guéri en cinq semaines par les bains alcalins. Au bout de trois mois, des plaques rouges d'abord, puis couvertes de croûtes, se développent sur les bras ; enfin, l'affection s'est manifestée sur la jambe droite depuis six semaines.

Etat actuel. — Homme de grande taille, au teint coloré, il a fait abus des boissons alcooliques.

Sous le jarret gauche, on voit une plaque allongée, d'un rouge foncé, sèche, fendillée et couverte de croûtes minces et noirâtres ; de temps en temps, il existe une sécrétion séreuse : les démangeaisons y sont très vives.

Sur la face dorsale de l'avant-bras gauche, on observe une large plaque rouge, couverte de croûtes minces, jaunâtres et humides ; sur quelques points, se trouvent des érosions du derme produites par le grattage.

Sur les limites de la plaque, la rougeur se confond insensiblement avec la coloration normale de la peau, et l'on voit une desquamation furfuracée.

Sur le bras droit (sur la moitié du bras), se remarque une surface rouge, couverte de lamelles minces et jaunâtres. Le prurit est très intense dans ce point.

Sur la partie postérieure de la jambe droite, existe une plaque d'un rouge foncé, couverte à son centre de croûtes jaunes, humides et foliacées ; çà et là, quelques croûtes brunâtres et érosions du derme.

On voit des papules de prurigo sur tout le membre inférieur droit.

Enfin, on rencontre des plaques d'eczéma disséminées irrégulièrement sur la paroi abdominale et accompagnées de démangeaisons très vives.

D'ailleurs, l'appétit est conservé, les digestions se font bien.

Traitement. — Arséniate d'ammoniaque, houblon, bains d'amidon.

15 février. Le malade ne peut supporter l'arséniate d'ammoniaque, qui détermine de la gastralgie. On supprime ce médicament ; on se contente de badigeonner les surfaces avec de l'huile de cade et de prescrire des bains alcalins, d'amidon.

20 février. Nouvelle poussée sur l'abdomen. On ordonne de nouveau l'arséniate d'ammoniaque à faible dose.

9 mai. L'affection est à peu près guérie ; le malade reste dans les salles et continue son traitement.

Obs. XXIV. — *Eczéma herpétique chez un enfant âgé de trois ans.*

Henri (Léon-Victor), âgé de trois ans, entré le 10 février 1860.

Antécédents. — La mère est âgée de trente-trois ans ; elle n'a jamais présenté aucun signe de scrofule.

Dans sa jeunesse, épistaxis ; à l'âge de quinze ans, menstruation qui est abondante et régulière.

A cette époque, il a existé une fièvre typhoïde grave; consécutivement, apparition de migraines fréquentes, avec douleur lancinante. Il y a eu deux grossesses; l'un des enfants est mort à l'âge de trois mois. D'ailleurs, cette femme présente un teint pâle, se trouve douée d'une constitution sèche et d'un tempérament nerveux.

Le père de l'enfant est âgé de vingt-huit ans. Il jouit en général d'une bonne santé; il est seulement affecté de migraines qui reviennent à des intervalles irréguliers et éloignés. D'un autre côté, il est tourmenté souvent par des éruptions de *petits boutons* qui recouvrent tout le corps et déterminent des démangeaisons atroces; il est quelquefois obligé de quitter le lit et de passer la nuit étendu sur le carreau.

Quant à l'enfant, il est bien constitué; il avait de l'embonpoint, quand il a quitté sa nourrice. Au bout de deux mois après le sevrage, éruption vésiculeuse et croûtes dans le cuir chevelu : une pommade (?) fit promptement disparaître l'affection. Bientôt, après trois mois, l'eczéma, qui existe en ce moment, se développa d'abord sur la figure, puis sur la partie supérieure des cuisses et dans le pli de l'aine.

État actuel. — On observe sur les deux joues et le menton trois plaques qui recouvrent à peu près complétement ces trois régions. Ces plaques sont caractérisées par une coloration rosée et par des squames minces, humides et jaunâtres; elles présentent sur quelques points des croûtes sanguines, brunes et des plaies produites par des coups d'ongle; ailleurs, les parties affectées sont le siége d'une sécrétion séreuse, claire, abondante, et offrent l'aspect pointillé qu'on trouve dans l'eczéma.

Sur les deux cuisses, à leur partie antérieure et interne, on remarque une éruption qui présente les symptômes précédents : rougeur de la peau, croûtes jaunes et humides ou brunes, éraillures du derme produites par les ongles du malade, sur quelques points surface ponctuée et couverte d'une sécrétion transparente et visqueuse. L'abdomen et les membres supérieurs ne sont point atteints d'eczéma; cependant, ils sont couverts de papules, de croûtes brunâtres et de traînées sanguines.

Il existe évidemment un prurit sur tout le corps, comme l'attestent les écorchures résultant du grattage exercé par le petit malade. A part ces démangeaisons, l'enfant se porte bien; il a bon appétit, digère bien. On n'observe ni engorgements ganglionnaires, ni ophthalmies, ni autres affections strumeuses.

Traitement. — Bains d'amidon, solution d'arséniate d'ammoniaque.

10 mars. L'affection a subi une amélioration notable : il n'y a plus de sécrétion et les démangeaisons sont moins vives.

28 mars. Le prurit a augmenté depuis quelques jours ; sur différents points, la sécrétion a reparu.

10 avril. L'eczéma est à l'état squameux. Le petit malade se gratte à peine ; même traitement.

4 mai. L'enfant sort, étant complétement guéri.

Obs. XXV. — *Pemphigus chronique de nature herpétique.*

Chevallier (Noël), âgé de quarante ans, cultivateur (département de l'Eure), est entré le 24 mai 1856.

Antécédents.—Le père est âgé de soixante et dix ans, est bien portant, n'a jamais eu d'affection cutanée.

La mère du malade est âgée de soixante-huit ans, d'une santé très faible ; elle est sujette aux congestions céphaliques, n'a jamais eu d'affection cutanée. Un de ses frères a été atteint d'un eczéma qui a duré plusieurs mois.

Le malade dit n'avoir eu que la rougeole dans son enfance ; aucun accident scrofuleux ni syphilitique.

Un jour, après avoir reçu une pluie torrentielle, il fut pris d'une pleurésie (à gauche) avec toux opiniâtre, point de côté, oppression très vive.

On appliqua quatre vésicatoires, et l'on fit des frictions stibiées. Cette maladie eut lieu dans l'année 1835 ; à elle succéda un asthme, dont les accès avaient une violence extrême et se terminaient par une expuition abondante de mucosités bronchiques. L'asthme a duré deux ans ; il a disparu d'une manière lente sous l'influence de purgatifs légers, fréquemment répétés.

En 1837, à la suite d'une vive frayeur et d'une chute de voiture, il vit son corps couvert d'une éruption érythémateuse qui dura dix-huit jours environ et céda encore cette fois à des purgatifs.

En 1854, après un refroidissement, un eczéma se montra d'abord sur le ventre, puis sur tout le corps ; vésicules, rougeur vive, prurit insupportable, sérosité abondante. Eruptions furonculeuses consécutives, et amélioration de l'état général.

En 1855, le ventre se couvre de bulles ; les unes sont grosses comme de petits pois, les autres comme des fèves ; à leur rupture, il s'écoulait un liquide abondant et clair comme de l'eau ; on voyait çà et là le derme rouge et dénudé.

Tandis que le malade était dans cette situation, il fut pris d'une douleur très vive dans la région lombaire, douleur qui fut traitée par des ventouses. Il fut atteint une autre fois de cette douleur.

L'éruption continua sa marche, de manière que tout le corps fut petit à petit dépouillé d'épiderme. Un œdème, qui commença par les parties génitales, envahit progressivement l'abdomen, les membres et la face. Les yeux et les oreilles versaient du pus ; le malade fut sourd et aveugle momentanément. Malgré la fièvre qui était continue, l'appétit était un peu conservé. Diurétiques : l'anasarque disparaît.

M. le docteur R..., de Verneuil, prescrivit successivement des bains de carbonate de soude, de sulfuré de potassium (dont l'action sur le derme dénudé fut assez douloureuse), des bains de son et de gélatine.

Il proscrivit l'usage des viandes salées qui constituaient la nourriture habituelle du malade, et remplaça le cidre par du vin.

Après quelque temps d'un traitement infructueux, consultation avec M. le docteur H..., d'où résultent : 1° bains avec acide chlorhydrique (2 à 30 grammes); 2° sulfate de soude (20 grammes) à prendre tous les deux jours; 3° deux bouteilles du rob Boyveau-Laffecteur.

Amélioration rapide. Les forces se relèvent, l'éruption cesse d'être douloureuse ; les ulcérations nombreuses de la peau se cicatrisent, ou plutôt se sèchent. La barbe et les cheveux qui avaient disparu repoussent.

Pour en finir plus vite, le malade entre dans le service de M. Bazin.

État actuel. — Le malade n'est pas encore très amaigri. Le corps, la face, le cuir chevelu semblent dépouillés d'épiderme : de larges squames, irrégulières, s'exfolient de toutes parts. La coloration générale des téguments est un fond cuivré et rougeâtre. Sur cette peau, tendue et rugueuse, on aperçoit çà et là des plaques dures, sèches, d'apparence cornée, qui sont les vestiges des bulles après dessiccation : il existe une exsudation de sérosité très abondante, qui redouble d'intensité après chaque bain.

Les démangeaisons sont très intenses : le malade en est extrêmement tourmenté.

Les ganglions inguinaux sont un peu tuméfiés ; douleurs dans les lombes par intervalles.

Légère rétraction des membres inférieurs due à la sécheresse des téguments.

Urines jaunes, chargées de mucus et de sels (carbonates, pas d'albumine).

Appétit conservé, insomnies, alternatives de constipation et de diarrhée.

Surdité assez grande.

Traitement. — Bains d'amidon et de gélatine ; conspersion générale de poudre d'amidon ; houblon ; solution d'arséniate d'ammoniaque.

1er juin. Les bains provoquent des poussées ; ils sont supprimés.

23 juin. Eau de riz gommée.

On supprime tout traitement à cause de la diarrhée.

28 juin. On reprend les préparations arsenicales.

7 juillet. Diarrhée colliquative. Marasme.

Le malade est emmené par les parents.

FIN.

TABLE ANALYTIQUE

Préface.. I
Considérations générales... 1

PREMIÈRE PARTIE.

DE L'ARTHRITIS ET DE LA DARTRE CONSIDÉRÉES COMME UNITÉS PATHOLOGIQUES.

CHAPITRE I.—Étude nosographique de l'arthritis et de la dartre. 24
  § I. Symptomatologie des maladies constitutionnelles en général.. 25
    A. Prodromes des maladies constitutionnelles............... 26
    B. Symptômes.. 27
      a. Affections propres................................... 27
      b. Symptômes communs.................................... 30
      c. Marche et durée des maladies constitutionnelles...... 32
      d. Terminaisons... 33
      e. Complications.. 34
      f. Variétés des maladies constitutionnelles............. 35
        1° Suivant les conditions physiologiques............. 35
        2° Suivant la nature de la maladie................... 35
  § II. Symptômes propres de l'arthritis........................ 36
    Définition de l'arthritis................................. 36
      a. Prodromes.. 37
      b. Première période..................................... 38
      c. Deuxième période..................................... 39
      d. Troisième période.................................... 40
      e. Quatrième période.................................... 41
    Formes de l'arthritis..................................... 41
  § III. Symptômes propres de la dartre......................... 42
    Définition.. 42
      a. Prodromes.. 42
      b. Première période..................................... 43

c. Deuxième période..	45
d. Troisième période...	47
e. Quatrième période...	47
Formes de la dartre...	48
§ IV. Symptômes communs ou généraux...........................	49
a. Première époque..	49
1° Symptômes communs à l'arthritis et à la dartre.........	50
2° Symptômes propres à la dartre et à l'arthritis..........	51
b. Seconde époque...	51
Anatomie pathologique...	53
CHAP. II. Étiologie des maladies constitutionnelles............	53
§ I. Prédisposition ou cause interne..........................	54
1° Hérédité...	55
2° Contagion..	55
3° Prédisposition spontanée...................................	56
§ II. Conditions extérieures ou propres à l'individu, qui favorisent le développement de la maladie............................	56
a. Influences physiologiques..................................	56
b. Influences pathologiques...................................	58
c. Influences exercées par le milieu qui entoure le malade......	58
§ III. Pathogénie...	59
CHAP. III. — Séméiotique......................................	62
§ I. Diagnostic...	62
a. Diagnostic différentiel de la dartre et de l'arthritis......	63
1° Caractères communs...	63
2° Caractères propres...	63
b. Diagnostic différentiel entre la dartre et l'arthritis, et entre les diathèses ou les maladies constitutionnelles................	65
§ II. Pronostic...	67
CHAP. IV. — Thérapeutique générale des arthritides et des herpétides..	71
§ I. Traitement préventif.....................................	71
§ II. Traitement curatif......................................	75
1° Indications tirées de l'unité pathologique.................	75
2° Indications fournies par les périodes......................	79
3° — par les formes..........................	80
4° — par les affections......................	80
5° — par l'état des affections...............	81
6° — par les symptômes prédominants..........	83
7° — par les causes..........................	85
8° Médications..	85
9° Rapports des indications aux médications...................	86

DEUXIÈME PARTIE.

DES ARTHRITIDES.

Caractères communs et différentiels des arthritides............	90
Caractères propres........	94

PREMIÈRE SECTION. — Arthritides pseudo exanthématiques.. 95

CHAP. I. — Arthritides pseudo-exanthématiques érythémateuses;... 98

§ I. De l'érythème noueux...............................	98
Symptômes...	99
Marche et durée......................................	100
Siége..	100
Étiologie...	100
Pathogénie...	101
Diagnostic...	101
Pronostic..	103
Traitement...	103
§ II. De l'urticaire.....................................	104
Symptômes...	104
Marche et durée......................................	105
Siége..	106
Étiologie...	107
Pathogénie...	107
Diagnostic...	108
Pronostic..	110
Traitement...	110
§ III. Du pityriasis aigu disséminé.......................	110
Symptômes...	111
Marche, durée et terminaison..........................	113
Siége..	113
Étiologie...	113
Pathogénie...	114
Diagnostic...	114
Pronostic..	116
Traitement...	116

CHAP. II. — Arthritides pseudo-exanthématiques vésiculeuses...... 116

§ I. De l'herpès phlycténoïde............................	117
Symptômes...	117
Marche et durée......................................	118
Siége..	118
Étiologie...	118

Pathogénie..	119
Diagnostic..	119
Pronostic...	121
Traitement..	121
§ II. De l'herpès zoster, ou zona...........................	121
Symptômes..	122
Siége...	124
Variétés..	124
Étiologie...	125
Diagnostic..	125
Pronostic...	126
Traitement..	126
CHAP. III. — Arthritide pseudo-exanthématique bulleuse........	128
Pemphigus aigu..	128
Symptômes..	128
Marche, durée et terminaison..............................	129
Siége...	129
Étiologie...	129
Pathogénie..	130
Diagnostic..	130
Pronostic...	131
Traitement..	131
DEUXIÈME SECTION. — **Arthritides sèches**.................	132
CHAP. I. — Arthritides sèches érythémateuses.................	133
§ I. Intertrigo arthritique................................	134
Siége...	134
Symptômes..	134
Marche et durée...	135
Étiologie...	135
Diagnostic..	136
Nature..	137
Pronostic...	137
Traitement..	138
§ II. Couperose arthritique................................	138
Siége...	138
Symptômes..	138
Étiologie...	139
Diagnostic..	140
Pronostic...	142
Traitement..	142
§ III. Érythème papulo-tuberculeux.........................	142

Siége.. 143
Symptômes.. 143
Marche, durée.. 144
Diagnostic.. 145
Pronostic... 146
Étiologie et traitement................................... 146
§ IV. Du cnidosis arthritique............................... 146
Symptômes.. 147
Étiologie... 148
Diagnostic.. 148
Traitement... 149

CHAP. II. — ARTHRITIDES SQUAMEUSES.......................... 150
§ I. Pityriasis arthritique................................ 150
Symptômes.. 150
Marche et durée.. 151
Étiologie, diagnostic..................................... 152
Pronostic, traitement..................................... 153
§ II. Psoriasis arthritique................................ 154
Symptômes.. 155
Étiologie.. 157
Diagnostic... 157
Pronostic.. 160
Traitement... 161

CHAP. III. — ARTHRITIDES BOUTONNEUSES....................... 161
§ I. Prurigo arthritique................................... 161
§ II. Lichen arthritique................................... 163
a. Lichen circonscrit................................... 164
b. Lichen pilaris....................................... 168
c. Lichen lividus...................................... 169
§ III. Acné arthritique.................................... 170
a. Acné miliaire.. 172
b. Acné pilaris.. 174
c. Acné indurata....................................... 176
d. Acné rosea.. 177
Étiologie... 179
Traitement.. 180

TROISIÈME SECTION. — **Arthritides humides**................ 181
CHAP. I. — ARTHRITIDES VÉSICO-SQUAMEUSES.................... 182
§ I. De l'eczéma arthritique............................... 182
Siége... 183
Divisions... 184

Symptômes	185
Marche, durée	186
Variétés	187
Etiologie	189
Diagnostic	190
Pronostic	191
Traitement	191
§ II. De l'hydroa arthritique	192
1° Hydroa vésiculeux	193
2° Hydroa vacciniforme	197
3° Hydroa bulleux (pemphigus à petites bulles)	198

CHAP. II. — ARTHRITIDE BULLO-LAMELLEUSE 201

Pemphigus arthritique (pemphigus diutinus)	201
Symptômes	202
Marche, durée, terminaison	204
Étiologie	205
Diagnostic	206
Pronostic	207
Traitement	207

CHAP. III. — ARTHRITIDES PURO-CRUSTACÉES 208

§ I. Mentagre arthritique	208
Siége	210
Symptômes	211
Marche, durée et terminaison	212
Étiologie	212
Diagnostic	213
Pronostic, traitement	215
§ II. De l'ecthyma, du furoncle	216

DES HERPÉTIDES.

Caractères communs et différentiels des herpétides	219
Caractères propres	225

PREMIÈRE SECTION. — **Herpétides pseudo-exanthématiques** 225

CHAP. I. — HERPÉTIDES PSEUDO-EXANTHÉMATIQUES ÉRYTHÉMATEUSES 226

§ I. De la roséole	226
Symptômes	227
Variétés	228
Étiologie	229
Pathogénie	229
Diagnostic	230

Pronostic, traitement...	231
§ II. De l'urticaire..	231
§ III. Du pityriasis aigu disséminé.............................	233
CHAP. II. — HERPÉTIDES PSEUDO-EXANTHÉMATIQUES VÉSICULEUSES......	234
§ I. Eczéma rubrum généralisé	234
Symptômes...	235
Étiologie...	236
Diagnostic, pathogénie...	237
Pronostic, traitement...	238
§ II. De l'herpès phlycténoïde..................................	239
§ III. Du zona...	240
CHAP. III. — HERPÉTIDE PSEUDO-EXANTHÉMATIQUE BULLEUSE..........	242
Pemphigus aigu..	242
DEUXIÈME SECTION. — **Herpétides sèches**.....................	243
CHAP. I. — HERPÉTIDES SÈCHES ÉRYTHÉMATEUSES	244
§ I. Du cnidosis herpétique.....................................	244
Symptômes...	245
Étiologie...	246
Diagnostic	246
Pronostic, traitement	247
§ II. De l'épinyctide...	248
CHAP. II. — HERPÉTIDES SÈCHES SQUAMEUSES......................	250
§ I. Du pityriasis herpétique....................................	250
Première variété (pityriasis simple)...........................	251
Deuxième variété (pityriasis inflammatoire).................	252
Étiologie...	252
Diagnostic	253
Pronostic, traitement...	255
§ II. Psoriasis herpétique.......................................	255
Siége..	257
Symptômes...	257
Marche, durée et terminaison..................................	258
Variétés...	259
Étiologie...	263
Diagnostic...	264
Pronostic..	266
Traitement...	267
CHAP. III. — HERPÉTIDES BOUTONNEUSES...........................	270
§ I. Prurigo herpétique..	270
1. Prurigo mitis...	271

II. Prurigo formicans.. 272
III. Prurigo senilis... 274
    Variétés.. 275
    Étiologie... 276
    Diagnostic... 277
    Pronostic.. 278
    Traitement... 279
§ II. Du lichen herpétique................................... 280
    Symptômes... 280
    Siége.. 282
    Variétés.. 283
    Étiologie... 286
    Diagnostic... 287
    Pronostic.. 289
    Traitement... 290

TROISIÈME SECTION. — **Herpétides humides**................ 290
CHAP. I. — HERPÉTIDE VÉSICO-SQUAMEUSE.................... 291
§ I. De l'eczéma herpétique.................................. 291
    Divisions.. 293
    I. Forme inflammatoire............................... 294
    II. Forme sécrétante.................................. 296
        Marche, durée................................... 298
        Terminaisons, siége.............................. 299
        Variétés... 300
        Complications................................... 303
        Etiologie.. 304
        Diagnostic...................................... 305
        Pronostic....................................... 309
        Traitement...................................... 310

CHAP. II — HERPÉTIDE BULLO-LAMELLEUSE.................... 313
Pemphigus herpétique (*pemphigus diutinus*)................. 313
    Symptômes.. 313
    Marche, durée, terminaison.......................... 315
    Complications....................................... 318
    Étiologie, diagnostic................................. 318
    Pronostic, traitement................................ 321

CHAP. III. — HERPÉTIDES PURO-CRUSTACÉES................... 322
§ I. Mélitagre (impétigo de Willan)........................... 323
    Symptômes.. 324
    Siége.. 326
    Marche, durée et terminaison........................ 327

Diagnostic 327
Pronostic.. 329
Étiologie et traitement.. 329
§ II. De l'ecthyma, du furoncle............................... 330

TROISIÈME PARTIE.

OBSERVATIONS.

Obs. I. Érythème papulo-tuberculeux arthritique................. 332
II. Érythème papulo-tuberculeux arthritique.................. 333
III. Érythème noueux et eczéma arthritiques.................. 335
IV. Arthritides multiples : urticaire avec hémorrhagie, lichen urticans, érythème marginé. — Ulcères variqueux............ 336
V. Hydroa vésiculeux (arthritide)............................ 338
VI. Hydroa vésiculeux (arthritide)........................... 340
VII. Hydroa vésiculeux (arthritide).......................... 341
VIII. Pemphigus chronique (arthritique), mort................ 342
IX. Pemphigus chronique (arthritique), acné pilaris (arthritique), mort.. 344
X. Psoriasis scarlatiniforme (arthritique).................. 547
XI. Psoriasis nummulaire (arthritique)...................... 350
XII. Acné roséa (arthritique)............................... 352
XIII. Eczéma arthritique.................................... 354
XIV. Eczéma arthritique..................................... 356
XV. Eczéma arthritique...................................... 357
XVI. Eczéma arthritique..................................... 359
XVII. Eczéma arthritique.................................... 360
XVIII. Psoriasis herpétique.................................. 361
XIX. Psoriasis herpétique.................................... 362
XX. Psoriasis herpétique..................................... 364
XXI. Psoriasis herpétique.................................... 365
XXII. Eczéma herpétique..................................... 367
XXIII. Eczéma herpétique.................................... 370
XXIV. Eczéma herpétique..................................... 371
XXV. Pemphigus chronique (herpétique)....................... 373

FIN DE LA TABLE ANALYTIQUE.

TABLE ALPHABÉTIQUE.

A

Acné arthritique, 170. — indurata, 176. — miliaire, 172. — pilaris, 174. — rosea, 177.
Arthritides, 90.—boutonneuses, 161. — bullo-lamelleuse, 201. — humides, 181. — pseudo-exanthématiques, 95. — pseudo-exanthématiques érythémateuses, 98. — pseudo-exanthématique bulleuse, 128. — pseudo-exanthématiques vésiculeuses, 116. — puro-crustacées, 208. — sèches, 132. — sèches érythémateuses, 133. — sèches boutonneuses, 161. — sèches squameuses, 150. — vésico-squameuses, 182.
Arthritis considérée comme unité pathologique, 24.

B

Boutonneuses (arthritides), 161. — Boutonneuses (herpétides), 270.—Bulleuse (arthritide pseudo-exanthématique), 128.— Bulleuse (herpétide pseudo-exanthématique), 242. — Bulleux (hydroa), 198. — Bullo-lamelleuse (arthritide), 201. — Bullo-lamelleuse (herpétide), 313.

C

Caractères communs et différentiels des arthritides, 90. — des herpétides, 219.
Caractères propres des arthritides, 94. — des herpétides, 225.

Cause interne ou prédisposition dans les maladies constitutionnelles, 54.
Circonscrit (lichen), 164.
Cnidosis arthritique (urticaire chronique), 146.—herpétique (urticaire chronique), 224.
Conditions extérieures ou propres à l'individu, qui favorisent le développement des maladies constitutionnelles, 56.
Considérations générales sur les affections cutanées, 1.
Couperose arthritique, 138.

D

Dartre considérée comme unité pathologique, 24.
Deuxième partie (arthritides), 90.
Diagnostic différentiel de la dartre et de l'arthritis, 63.— entre la dartre et l'arthritis, et entre les diathèses et les maladies constitutionnelles, 65.

E

Ecthyma, 216 et 330.
Eczéma arthritique, 182. — herpétique, 291. — rubrum généralisé, 234.
Epinyctide, 248.
Erythémateuses (arthritides pseudo-exanthématiques), 98. — (arthritides sèches), 133. — (herpétides pseudo-exanthématiques), 225. — (herpétides sèches), 244.
Erythème noueux, 98. — papulo-tuberculeux, 142.

Étiologie des maladies constitutionnelles, 53.
Étude nosographique de l'arthritis et de la dartre, 24.

F

Furoncle (dans l'arthritis), 216. — (dans la dartre), 330.

G

Générales (considérations), 1.— (thérapeutique des arthritides et des herpétides), 71.

H

Herpès phlycténoïde, 117 et 239. — zoster ou zona, 121 et 240.
Herpétides, 219. — boutonneuses, 270. — bullo-lamelleuse, 313. — humides, 290. — pseudo-exanthématiques érythémateuses, 226. — pseudo-exanthématique bulleuse, 242. — pseudo-exanthématiques vésiculeuses, 234.—puro-crustacées, 322. — sèches, 243. — sèches érythémateuses, 244. — sèches boutonneuses, 270. — sèches squameuses, 250. — vésico-squameuse, 291.
Herpétisme (ou dartre) considéré comme unité pathologique, 24.
Hydroa arthritique, 192.

I

Impétigo herpétique (mélitagre), 323.
Indurata (acné), 176.
Intertrigo arthritique, 134.

L

Lèpre vulgaire, 255.
Lichen arthritique, 163. — circonscrit, 164. — lividus, 169. — pilaris, 168. — herpétique, 280.

M

Mélitagre (impétigo dartreux), 323.
Mentagre arthritique, 208.
Miliaire (acné), 172.

N

Nosographie de l'arthritis et de la dartre, 24.
Noueux (érythème), 98.

O

Observations, 332.
Olophlyctide, 192.
Ophlyctide, 117.

P

Papulo-tuberculeux (érythème), 142.
Pathogénie de l'arthritis et de la dartre, 59.
Pemphigus aigu, 128 et 282. — diutinus arthritique, 201. — diutinus herpétique, 313.
Phlycténoïde (herpès), 117 et 239.
Phlyzacia, 216 et 330.
Pityriasis aigu disséminé arthritique, 110. — herpétique, 253. — Pityriasis arthritique, 150. — herpétique, 250.
Pronostic des maladies constitutionnelles, de la dartre et de l'arthritis en particulier, 67.
Prurigo arthritique, 161. — herpétique, 270.
Psoriasis arthritique, 154. — herpétique, 255.

R

Roséa (acné arthritique), 177.
Roséole herpétique, 226.

S

Séméiotique de l'arthritis et de la dartre, 62.
Squameuses (arthritides), 150. — (herpétides), 250.

Sycosis arthritique, 208.
Symptomatologie des maladies constitutionnelles en général, 25.
Symptômes communs ou généraux, 49. — propres de l'arthritis, 36. — de la dartre, 42.

T

Tableau des affections cutanées, 21.
Thérapeutique générale des arthritides et des herpétides, 71.

U

Urticaire aiguë arthritique, 104. — herpétique, 231. — chronique (voy. *cnidosis*).

V

Vacciniforme (hydroa), 197.
Vésiculeux (hydroa), 193.

Z

Zona arthritique, 121. — herpétique, 240.

FIN DE LA TABLE ALPHABÉTIQUE.

Paris. — Imprimerie de L. MARTINET, rue Mignon, 2.

www.ingramcontent.com/pod-product-compliance
Lightning Source LLC
Chambersburg PA
CBHW050435170426
43201CB00008B/681